TRAITÉ

DE

LA MÉDECINE,

PAR CELSE.

TOME II.

TRAITÉ

DE

LA MÉDECINE,

PAR CELSE,

LATIN-FRANÇAIS EN REGARD,

TEXTE CONFORME A CELUI DE L'ÉDITION
DE LÉONARD TARGA,

TRADUCTION DE HENRI NINNIN, REVUE ET CORRIGÉE
PAR M. L***, DOCTEUR EN MÉDECINE.

TOME SECOND.

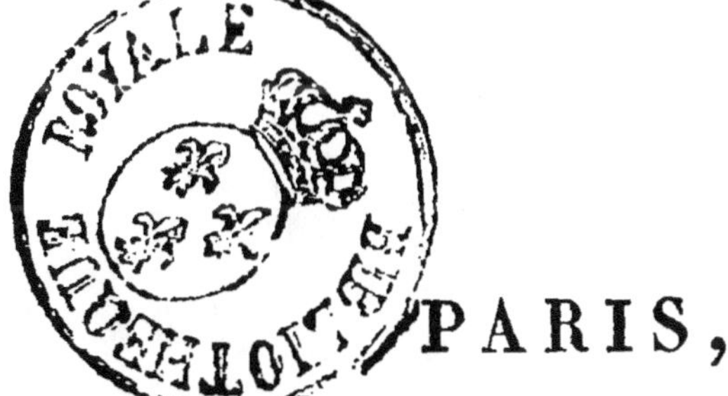

PARIS,

DE L'IMPRIMERIE D'AUGUSTE DELALAIN,
Libraire, rue des Mathurins Saint-Jacques, n°. 5.

1821.

TRAITÉ

DE LA MÉDECINE,

PAR CELSE.

A. CORN. CELSI

DE MEDICINA.

LIBER SEXTUS.

I. Dixi de iis vitiis, quæ per totum corpus orientia, medicamentorum auxilia desiderant : nunc ad ea veniam, quæ non nisi in singulis partibus incidere consuerunt, orsus a capite. In hoc igitur capillis fluentibus maxime quidem sæpe radendo succurritur. Adjicit autem vim quamdam ad continendum ladanum cum oleo mixtum. Nunc de iis capillis loquor, qui post morbum fere fluunt. Nam, quo minus caput quibusdam ætate nudetur, succurri nullo modo potest.

II. Porrigo autem est, ubi inter pilos quædam quasi squamulæ surgunt, eæque a cute resolvuntur; et interdum madent, multo sæpius siccæ sunt. Idque evenit modo sine ulcere, modo exulcerato loco : huic quoque modo malo odore, modo nullo accedente. Fereque id in capillo fit, rarius in barba, aliquando etiam in supercilio : ac neque sine aliquo vitio corporis nascitur, neque ex toto inutile est. Nam bene integro capite, non exit : ubi aliquod in eo vitium est, non incommodum est, summam cutem potius subinde corrumpi, quam id, quod nocet, in aliam partem magis ne-

TRAITÉ
DE LA MÉDECINE,
PAR CELSE.

LIVRE SIXIÈME.

I. Après avoir parlé des maladies, qui ont leur siège dans tous les points de l'habitude du corps indistinctement, et qui exigent le secours des médicamens, je vais traiter de celles qu'on ne rencontre ordinairement que dans certaines parties : je commencerai par la tête. Dans la chute des cheveux, ce qui convient le mieux est de raser souvent la tête; le ladanum, mêlé avec l'huile, est aussi un fort bon remède pour empêcher les cheveux de tomber. Au reste, je ne parle ici que de la chute des cheveux, qui survient ordinairement après une maladie; car, pour celle qui est occasionnée par l'âge, il est absolument impossible d'y remédier.

II. Dans le *porrigo* il s'élève entre les cheveux comme de petites écailles, qui se détachent de la peau. Ces écailles sont quelquefois humides, mais beaucoup plus souvent elles sont sèches. Tantôt il y a ulcération, et tantôt il n'y en a pas. Il est des cas où le porrigo exhale une fort mauvaise odeur; il en est d'autres où il ne sent rien. Il attaque presque toujours les cheveux, plus rarement la barbe, et quelquefois les sourcils. Quoiqu'il suppose toujours une mauvaise disposition du corps; ce n'est pas cependant toujours un mal que d'en être attaqué; car, comme il ne paraît jamais, tant que la tête est parfaitement saine, il vaut mieux, lorsqu'il s'y rencontre quelque chose de vicié, que le mal se jette sur les tégumens, que de se porter sur une partie plus né-

cessariam verti. Commodius est ergo subinde pec-
tendo repurgare, quam id ex toto prohibere. Si
tamen ea res nimium offendit (quod humore
sequente fieri potest; magisque, si is etiam mali
odoris est)', caput sæpe radendum est; dein id
super adjuvandum aliquibus ex leviter reprimentibus; quale est nitrum cum aceto, vel ladanum
cum myrteo et vino, vel myrobalanum cum vino.
Si parum per hæc proficitur, vehementioribus uti
licet; cum eo, ut sciamus, utique in recenti vitio
id inutile esse.

III. Est etiam ulcus, quod a fici similitudine
σύκωσις a Græcis nominatur. Caro excrescit : et id
quidem generale est. Sub eo vero duæ species sunt.
Alterum ulcus durum et rotundum est : alterum
humidum et inæquale. Ex duro exiguum quiddam
et glutinosum exit : ex humido plus, et mali odoris. Fit utrumque in iis partibus, quæ pilis conteguntur : sed id quidem, quod callosum et
rotundum est, maxime in barba; id vero, quod
humidum, præcipue in capillo. Super utrumque
oportet imponere elaterium, aut lini semen contritum et aqua coactum, aut ficum in aqua
decoctam, aut emplastrum tetrapharmacum ex
aceto subactum. Terra quoque eretria ex aceto
liquata recte illinitur.

IV. Arearum quoque duo genera sunt. Commune utrique est, quod emortua summa pellicula pili primum extenuantur, deinde excidunt :
ac, si ictus is locus est, sanguis exit liquidus, et
mali odoris : increscitque utrumque in aliis celeriter, in aliis tarde. Pejus est, quod densam cutem, et subpinguem, et ex toto glabram fecit.
Sed ea, quæ ἀλωπεκία nominatur, sub qualibet
figura dilatatur. Fit et in capillo, et in barba. Id
vero, quod a serpentis similitudine ὀφίασις appel-

cessaire à la vie. Il est donc plus avantageux de nettoyer le porrigo, en peignant souvent la tête, que de
le guérir radicalement. Cependant si ce mal est trop incommode ; comme lorsqu'il découle beaucoup d'humeur
des ulcères, et encore plus, lorsqu'ils exhalent une mauvaise odeur, il faut raser souvent la tête, et appliquer
ensuite dessus des topiques légèrement astringens, tels
que le nitre mêlé avec le vinaigre ; le ladanum avec
l'huile de myrte et le vin, ou le myrobalanum avec le
vin. Si ces remèdes font peu d'effet, on peut en employer de plus forts. Mais il est bon de savoir qu'ils seraient nuisibles, si le mal était récent.

III. Il est un ulcère que les Grecs appellent *sy-
côsis*, à cause de sa ressemblance avec une figue. Généralement, il y a excroissance de chair dans ce mal, dont
on distingue deux espèces ; la première est un ulcère
dur et rond ; la seconde est un ulcère humide et inégal.
Il sort du premier une sorte d'humeur gluante, mais en
petite quantité ; ce qui découle du second, est plus abondant, et de mauvaise odeur. L'un et l'autre attaquent
les parties qui sont couvertes de poil. Celui qui est calleux et rond, se forme plus ordinairement dans la barbe ;
et celui qui est humide, occupe particulièrement la partie chevelue de la tête. Il faut appliquer sur l'un et l'autre
de l'élatérium, ou de la graine de lin broyée et réduite
en consistance de cataplasme, avec de l'eau ; on se sert
aussi d'un cataplasme de figues bouillies dans de l'eau ;
ou bien de l'emplâtre *tétrapharmaque* malaxé avec du
vinaigre ; on se trouve bien encore d'oindre ces ulcères
avec de la terre d'Erétrie, détrempée dans du vinaigre.

IV. On reconnaît aussi deux espèces d'*aréa*. Ce
qu'elles ont de commun, c'est que dans l'une et l'autre,
la cuticule meurt, les poils se dessèchent d'abord, et
tombent ensuite. Si l'on vient à frapper l'endroit affecté,
il en sort un sang liquide, et de mauvaise odeur. Ce
mal fait des progrès plus rapides chez les uns, et plus
lents chez les autres. La plus mauvaise espèce est celle
où la peau paraît épaisse, comme grasse, et entièrement
pelée. Celle qu'on appelle *alopécie*, s'étend sous toutes
sortes de figures ; elle vient aux cheveux, et à la barbe ;
mais celle qu'on nomme *ophiasis*, à cause de sa ressem-

latur, incipit ab occipitio ; duorum digitorum
latitudinem non excedit ; ad aures duobus capitibus serpit; quibusdam etiam ad frontem, donec
se duo capita in priorem partem committant. Illud
vitium in qualibet ætate est ; hoc fere in infantibus : illud vix unquam sine curatione, hoc per se
sæpe finitur. Quidam hæc genera arearum scalpello exasperant : quidam illinunt adurentia ex oleo ;
maximeque chartam combustam : quidam resinam
terebinthinam cum thapsia inducunt. Sed nihil melius est, quam novacula quotidie radere : quia, cum
paulatim summa pellicula excisa est, adaperiun-
tur pilorum radiculæ. Neque ante oportet desistere,
quam frequentem pilum nasci apparuerit. Id autem , quod subinde raditur , illini atramento
scriptorio satis est.

V. Pæne ineptiæ sunt , curare varos, et lenti-
culas, et ephelidas : sed eripi tamen feminis cura
cultus sui non potest. Ex his autem , quæ supra
proposui , vari lenticulæque vulgo notæ sunt ;
quamvis rarior ea species est, quam semion Græci
vocant ; cum sit ea lenticula rubicundior, et inæ-
qualior. Ephelis vero a plerisque ignoratur : quæ
nihil est , nisi asperitas quædam et durities mali
coloris. Cetera non nisi in facie : lenticula etiam
in alia parte nonnunquam nasci solet ; de qua per
se scribere alio loco, visum operæ pretium non
est. Sed vari commodissime tolluntur imposita resina , cui non minus, quam ipsa est , aluminis
scissilis , et paulum mellis adjectum est. Lenticu-
lam tollunt galbanum et nitrum , cum pares portiones habent, contritaque ex aceto sunt , donec
ad mellis crassitudinem venerint. His corpus illinendum , et, interpositis pluribus horis, mane
eluendum est, oleoque leviter ungendum. Ephe-
lidem tollit resina, cui tertia pars salis fossilis et

blance avec un serpent, commence à la région occipitale de la tête ; elle n'excède pas la largeur de deux travers de doigt ; elle s'étend vers les oreilles par deux prolongemens, qui se portent quelquefois dans certains sujets vers le front, et viennent se réunir sur le devant de la tête. Cette dernière espèce d'aréa vient à tout âge, et ne se guérit presque jamais sans remède : la première attaque presque toujours les enfans, et s'en va souvent d'elle-même. Il en est qui raclent fortement avec un scalpel ces différentes sortes d'aréa ; d'autres qui appliquent dessus, des caustiques mêlés avec de l'huile, et surtout le papier brûlé. D'autres se servent de la résine de térébenthine mêlée avec de la thapsie ; mais il n'y a rien de mieux que de passer, chaque jour, le rasoir sur la partie affectée ; en emportant ainsi peu à peu la surpeau, on donne lieu aux racines des poils de se faire jour ; et il faut continuer ce procédé, jusqu'à ce qu'ils reparaissent en grand nombre. Il suffit, au surplus, de frotter avec de l'encre les parties qu'on a rasées.

V. Il y a plus que de la simplicité à s'occuper du traitement des boutons, des lentilles et des éphélides ; mais comment détourner les femmes de l'importance qu'elles mettent à soigner leur beauté ? Les boutons et les lentilles sont connus de tout le monde ; mais l'espèce que les Grecs appellent *signe*, et qui est plus rouge et plus inégale que les autres, est moins fréquente. Peu de personnes connaissent l'*éphélide*, qui ne consiste que dans une aspérité et une dureté revêtues d'une mauvaise couleur. Les boutons et les éphélides ne viennent jamais qu'au visage ; les lentilles attaquent aussi quelquefois d'autres parties ; mais j'ai cru que la chose ne valait pas la peine que j'en traitasse exprès dans un autre endroit. On guérit parfaitement les boutons, en appliquant dessus, de la résine mêlée avec égale quantité d'alun de plume, et un peu de miel. On emporte les lentilles avec un mélange de parties égales de galbanum et de nitre, qu'on fait dissoudre dans du vinaigre, et qu'on réduit en consistance de miel. On frotte les lentilles avec ce liniment, et après plusieurs heures d'intervalle, on les essuie, le matin, et on les oint légèrement d'huile. On fait disparaître les éphélides avec la résine, à laquelle on ajoute une

paulum mellis adjectum est. Ad omnia vero ista, atque etiam ad colorandas cicatrices, potest ea compositio, quæ ad Tryphonem patrem auctorem refertur. In ea pares portiones sunt myrobalani magmatis, cretæ cimoliæ subcæruleæ, nucum amararum, farinæ hordei atque ervi, struthii albi, sertulæ campanæ seminis : quæ omnia contrita, melle quam amarissimo coguntur, illitumque a vespere usque mane eluitur.

VI. 1. Sed hæc quidem mediocria sunt. Ingentibus vero et variis casibus oculi nostri patent : qui cum magnam partem ad vitæ simul et usum et dulcedinem conferant, summa cura tuendi sunt. Protinus autem orta lippitudine , quædam notæ sunt, ex quibus, quid eventurum sit, colligere possimus. Nam si simul et lacrima et tumor et crassa pituita cœperint ; si ea pituita lacrimæ mixta est ; neque lacrima calida est, pituita vero alba et mollis, tumor non durus, longæ valetudinis metus non est. At si lacrima multa et calida, pituitæ paulum , tumor modicus est , idque in uno oculo est; longum id, sed sine periculo, futurum est. Idque lippitudinis genus minime cum dolore est ; sed vix ante vicesimum diem tollitur : nonnunquam per duos menses durat. Quando que finitur, pituita alba et mollis esse incipit, lacrimæque miscetur. At si simul ea utrumque oculum invaserunt, potest esse brevior, sed periculum ulcerum est. Pituita autem sicca et arida dolorem quidem movet, sed maturius desinit, nisi quid exulceravit. Tumor magnus, si sine dolore est, et siccus, sine ullo periculo est: si siccus quidem, sed cum dolore est, fere exulcerat; et nonnunquam

troisième partie de sel fossile, et un peu de miel. On se sert avec succès dans toutes ces sortes de taches, de même que pour donner la couleur convenable aux cicatrices, de la composition de Tryphon le père. Cette composition se fait avec parties égales d'extrait de myrobalans, de terre cimolée bleuâtre, d'amandes amères, de farine d'orge et d'orobe, d'herbe à foulon blanche, de semence de mélilot. On broie toutes ces drogues ensemble ; on les incorpore dans le miel le plus amer qu'on peut trouver ; on en frotte, le soir, les taches ou les cicatrices, et on ne les essuie que le matin.

VI. 1. Les maladies dont nous venons de parler, méritent peu d'attention ; mais il n'en est pas de même de celles des yeux, qui sont sujets à quantité d'accidens graves. Ces organes contribuent trop aux besoins et aux agrémens de la vie, pour qu'on ne prenne pas toutes les précautions possibles pour les conserver. L'ophthalmie, dès son commencement, est accompagnée de signes qui font connaître quelle en sera la suite. Car si les larmes et une pituite épaisse ont commencé à couler en même temps que la tumeur s'est formée ; si la pituite est mêlée avec les larmes ; si ces larmes ne sont point chaudes, et que la pituite soit blanche et douce, et la tumeur sans dureté, on peut être assuré que cette incommodité ne durera pas long-temps. La maladie sera longue, au contraire, mais cependant sans danger, si les larmes sont chaudes et fort abondantes ; s'il y a peu de pituite ; si la tumeur est médiocre, et qu'il n'y ait qu'un œil attaqué. Cette espèce d'ophthalmie n'est point douloureuse, mais il est rare qu'elle finisse avant le vingtième jour ; quelquefois elle dure deux mois ; et quand elle veut se terminer, la chassie commence à devenir blanche, molle, et miscible avec les larmes. Si les deux yeux sont attaqués à la fois, l'ophthalmie en dure moins, mais il est à craindre qu'il ne survienne des ulcères. Lorsque la chassie est sèche, on sent à la vérité de la douleur, mais le mal cesse plus tôt, à moins qu'il n'y ait ulcération. Il n'y a aucun danger, lorsque la tumeur est considérable, qu'elle n'est accompagnée ni de douleur, ni d'écoulement ; mais il arrive presque toujours ulcération, quand la tumeur serait même sans écoulement, s'il y a

ex eo casu fit, ut palpebra cum oculo glutinetur.
Ejusdem exulcerationis timor in palpebris pupil-
lisve est, ubi super magnum dolorem lacrimæ
salsæ calidæque sunt; aut etiam si, tumore jam
finito, diu lacrima cum pituita profluit. Pejus etiamnum est, ubi pituita pallida aut livida est, lacrima calida et multa profluit, caput calet, a temporibus ad oculos dolor pervenit, nocturna vigilia urget : siquidem sub his oculus plerumque
rumpitur; votumque est, ut tantum exulceretur.
Intus ruptum oculum febricula juvat : si foras
jam ruptus procedit, sine auxilio est. Si de nigro
aliquid albidum factum est, diu manet. At si asperum, et crassum est, etiam post curationem vestigium aliquod relinquit. Curari vero oculos sanguinis detractione, medicamento, balneo, vino,
vetustissimus auctor Hippocrates memoriæ prodidit. Sed eorum tempora et causas parum explicuit :
in quibus medicinæ summa est. Neque minus in
abstinentia et alvi ductione sæpe auxilii est. Hos
igitur interdum inflammatio occupat : ubi cum
tumore in his dolor est; sequiturque pituitæ cursus, nonnunquam copiosior vel acrior, nonnunquam utraque parte moderatior. In ejusmodi casu
prima omnium sunt quies et abstinentia. Ergo primo die, loco obscuro cubare debet, sic, ut a
sermone quoque abstineat; nullum cibum assumere; si fieri potest, ne aquam quidem; sin minus,
certe quam minimum ejus. Quod si graves dolores
sunt, commodius secundo die; si tamen res urget,
etiam primo sanguis mittendus est; utique si in

douleur; et il est assez ordinaire, en ce cas, de voir la paupière se coller au globe de l'œil. On doit également appréhender qu'il ne se forme un ulcère à la paupière ou à la prunelle, si, outre la douleur violente, les larmes sont salées et chaudes; ou bien, si, lorsque la tumeur est dissipée, il subsiste encore pendant long-temps un écoulement de larmes et de pituite. C'est encore une plus mauvaise marque, si la pituite est pâle ou livide, les larmes chaudes et abondantes, la tête brûlante; si la douleur s'étend depuis les tempes jusqu'aux yeux, et s'il y a insomnie. Dans ce cas, il arrive presque toujours que l'œil se crève; et l'on doit s'estimer heureux, s'il ne se forme qu'un ulcère. Si l'œil est crevé intérieurement, c'est un bien qu'il s'élève un petit mouvement de fièvre; il n'y a point de remède, si, lorsque l'œil est crevé, il commence à sortir à l'extérieur. Si de noir qu'il était, il blanchit un peu, il est long-temps à se guérir; mais s'il y a dureté et gonflement, la curation n'est jamais parfaite. Hippocrate, l'un de nos plus anciens auteurs, a dit que les maladies des yeux se guérissaient par la saignée, les médicamens, le bain, les fomentations et le vin. Mais il s'est fort peu étendu sur les causes de ces maladies, et sur les temps où il fallait administrer ces remèdes. On ne peut disconvenir néanmoins que ces deux points ne soient les plus essentiels de la médecine. La diète et les lavemens dans les maladies des yeux, sont souvent des remèdes qui ne le cèdent en rien à ceux dont nous venons de parler. Les yeux sont aussi quelquefois sujets à s'enflammer; il y a alors une tumeur accompagnée de douleur, et d'un écoulement de chassie qui est quelquefois fort âcre et fort abondante, et d'autres fois moindre sous ces deux rapports. Dans l'inflammation des yeux, l'abstinence et le repos sont les meilleurs de tous les remèdes; il faut donc, dès le premier jour, faire coucher le malade dans une chambre obscure; lui défendre de parler; ne lui laisser prendre, s'il est possible, aucune sorte d'alimens, pas même de l'eau; ou du moins qu'en très-petite quantité. Si la douleur est très-considérable, il est mieux de ne saigner que le second jour; cependant on peut le faire le premier, si le cas est pressant; surtout si

fronte venæ tument, si firmo corpore materia superest. Si vero minor impetus minus acrem curationem requirit, alvum, sed non nisi secundo ter-
tiove die duci oportet. At modica inflammatio
neutrum ex his auxilium desiderat; satisque est,
uti quiete et abstinentia. Neque tamen in lippientibus longum jejunium necessarium est, ne pituita tenuior atque acrior fiat : sed secundo die
dari debet id, quod levissimum videri potest ex
iis, quæ pituitam faciunt crassiorem ; qualia sunt
ova sorbilia : si minor vis urget, pulticula quoque,
aut panis ex lacte. Insequentibusque diebus, quantum inflammationi detrahetur, tantum adjici cibis
poterit ; sed generis ejusdem : utique ut nihil salsum, nihil acre, nihil ex iis, quæ extenuant, sumatur ; nihil potui præter aquam. Et victus quidem ratio talis maxime necessaria est. Protinus
autem primo die, croci p. * i. et farinæ candidæ
quam tenuissimæ p. * ii. excipere oportet ovi albo,
donec mellis crassitudinem habeat : idque in linteolum illinere, et fronti agglutinare, ut, compressis venis, pituitæ impetum cohibeat. Si crocum non est, thus idem facit. Linteolo an lana
excipiatur, nihil interest. Superinungi vero oculi
debent, sic, ut croci quantum tribus digitis comprehendi potest, sumatur, myrrhæ ad fabæ, papaveris lacrimæ ad lenticulæ magnitudinem, eaque
cum passo conterantur, et specillo super oculum
inducantur. Aliud ad idem : myrrhæ p. * i. mandragoræ succi p. * i. papaveris lacrimæ p. * ii.
foliorum rosæ, cicutæ seminis, singulorum p. *
iii. acaciæ p. * iv. gummi p. * viii. Et hæc quidem
interdiu : noctu vero, quo commodior quies veniat, non alienum est, superimponere candidi panis interiorem partem ex vino subactam : nam et

les veines du front sont gonflées ; si le malade est d'un bon tempérament, et s'il y a pléthore. Si le mal est moins violent, il demande moins d'activité ; on donne des lavemens, mais seulement le deuxième ou le troisième jour. Si l'inflammation est légère, on peut se passer de lavement et de saignée : le repos et la diète suffisent. On ne doit cependant pas , dans l'ophthalmie , faire abstinence pendant long-temps, de crainte de rendre la pituite plus ténue et plus âcre ; mais il faut , dès le second jour , donner quelques alimens fort légers, et qui soient propres à épaissir la pituite , tels que sont les œufs frais : si le mal est moins considérable, on peut donner de la bouillie, ou du pain trempé dans du lait. Les jours suivans , on augmentera la nourriture, à proportion que diminuera l'inflammation ; mais on usera toujours d'alimens de la même espèce ; et l'on ne mangera rien de salé, rien d'âcre , rien de tout ce qui pourrait atténuer les humeurs ; on ne prendra que de l'eau pour toute boisson. Tel est le régime qu'il est nécessaire de suivre. Dès le premier jour , on se servira d'un cataplasme fait avec de safran, p. I. * ; de farine blanche, très-fine, p. II. * qu'on mêlera avec une quantité suffisante de blanc d'œuf pour donner la consistance du miel ; on étendra le tout sur un linge , et on l'appliquera sur le front, pour comprimer les vaisseaux , et diminuer le cours de la pituite ; si on n'a point de safran, on se servira d'encens qui produit le même effet ; il est indifférent qu'on étende ce cataplasme sur un linge , ou sur de la laine. Pour les yeux mêmes, on se sert d'un mélange fait avec une pincée de safran , la grosseur d'une fève de myrrhe , et celle d'une lentille d'opium ; on broie le tout dans du passum , et on l'étend sur les yeux avec un plumasseau. On peut encore employer la préparation suivante. Prenez de myrrhe p. I. * ; de suc de mandragore p. I. * ; d'opium p. II. * ; de feuilles de roses , de semence de ciguë , de chaque p. III. * ; d'acacia p. IV. * ; de gomme p. VIII. *. On fait usage de ces remèdes pendant le jour : pendant la nuit, pour que le malade dorme plus tranquillement , il est bon d'appliquer sur les yeux, un cataplasme fait avec la mie de pain et le vin. Ce cataplasme arrête le cours

pituitam reprimit, et, si quid lacrimae processit, absorbet, et oculum glutinari non patitur. Si grave id et durum, propter magnum oculorum dolorem, videtur, ovi et album et vitellus in vas defundendum est, adjiciendumque eo mulsi paulum, idque digito permiscendum: ubi facta unitas est, demitti debet lana mollis bene carpta, quæ id excipiat, superque oculos imponi. Ea res et levis est, et refrigerando pituitam coërcet, et non exarescit, et glutinari oculum non patitur. Farina quoque hordeacea cocta, et cum malo cotoneo cocto mixta, commode imponitur. Neque ab ratione abhorret, etiam penicillo potissimum uti expresso, si levior impetus est, ex aqua; si major, ex posca. Priora fascia deliganda sunt, ne per somnum cadant: at hoc superimponi satis est, quia et reponi ab ipso commode potest; et, cum inaruit, iterum madefaciendum est. Si tantum mali est, ut somnum diu prohibeat, eorum aliquid dandum est, quæ ἀνώδυνα Græci appellant: satisque est puero, quod ervi; viro, quod fabæ magnitudinem impleat. In ipsum vero oculum primo die, nisi modica inflammatio est, nihil recte conjicitur: sæpe enim potius concitatur eo pituita, quam minuitur. A secundo die, gravi quoque lippitudini per indita medicamenta recte succurritur, ubi vel jam sanguis missus, vel alvus ducta est, aut neutrum necessarium esse manifestum est.

2. Multa autem multorumque auctorum collyria ad id apta sunt; novisque etiamnum mixturis temperari possunt; cum lenia medicamenta, et modice reprimentia, facile et varie misceantur. Ego nobilissima exsequar.

3. Est igitur Philonis, quod habet cerussæ elc-

de la pituite , absorbe les larmes qui peuvent couler, et empêche les yeux de se coller. Si l'on ne peut supporter ce cataplasme , à cause de la violence de la douleur , il faut mettre dans un vase le blanc et le jaune d'un œuf ; y ajouter un peu d'hydromel ; mêler le tout avec le doigt, et lorsqu'il est bien lié, l'étendre sur de la laine molle bien cardée, et l'appliquer sur les yeux. Ce topiqué est léger et rafraîchissant ; il arrête le cours de la pituite, ne se dessèche pas, et empêche les yeux de se coller. On se trouve aussi fort bien d'appliquer un cataplasme de farine d'orge bouillie, mêlée avec de la pulpe de coins qu'on aura fait cuire. On peut pareillement se servir d'une compresse trempée dans de l'eau, si l'inflammation est légère ; et dans de l'oxycrat, si elle est plus considérable ; on applique sur l'œil cette compresse après l'avoir exprimée. Il faut fixer les cataplasmes avec une bande , de peur qu'ils ne tombent pendant le sommeil ; pour la compresse, il suffit de l'appliquer ; parce que le malade peut la remettre aisément lui-même, et parce qu'on peut la mouiller, lorsqu'elle est devenue sèche. Si le mal est porté au point d'empêcher le sommeil , il faut donner quelques anodyns ; la grosseur d'un orobe suffit pour un enfant ; et celle d'une fève, pour un homme. Il ne faut rien injecter dans l'œil, le premier jour ; à moins que l'inflammation ne soit peu considérable ; car, par là ; on augmente plutôt qu'on ne diminue le cours de la pituite ; le second jour, les injections peuvent faire beaucoup de bien, même dans une ophthalmie violente; mais il faut auparavant qu'on ait désempli les vaisseaux par la saignée, et procuré la liberté du ventre par des lavemens; ou du moins qu'il soit évident qu'on n'a besoin ni de l'un , ni de l'autre.

2. Nous avons pour les maladies des yeux, quantité de collyres qui ont été composés par différens médecins. On peut en modifier les vertus par de nouvelles combinaisons : car il est aisé de mêler en plusieurs façons, des médicamens adoucissans et légèrement répercussifs. Je donnerai ici la composition des collyres qui sont le plus en vogue.

3. Le collyre de Philon est fait avec de céruse lavée,

tæ, spodii, gummi, singulorum p. * I. papaveris
lacrimæ combustæ p. * II. Illud scire oportet, hic
quoque omnia medicamenta, singula primum per
se teri, deinde mixta iterum, adjecta paulatim vel
aqua; vel alio humore : gummi cum quasdam alias
facultates habeat, hoc maxime præstare, ut, ubi
collyria diu facta inaruerunt, glutinata sint, neque frientur.

4. Dionysii vero collyrium est : papaveris lacrimæ combustæ, donec tenerescat, p. * I. thuris
combusti, gummi, singulorum p. * II. spodii p.
* IV.

5. Cleonis nobile admodum : papaveris lacrimæ
frictæ p. * I. croci p. * ⚌. gummi p. * I. quibus,
cum teruntur, adjicitur rosæ succus. Aliud ejusdem valentius : squamæ æris, quod στόμωμα appellant, p. * I. croci p. * II. spodii p. * IV. plumbi
eloti et combusti p. * VI. gummi tantumdem. Atta-
lium quoque ad idem est, maxime ubi multa pituita profluit : castorei p. * —. aloës p. * ⚌. croci
p. * I. myrrhæ p. * II. lycii p. * III. cadmiæ cu-
ratæ p. * VIII. stibis tantumdem, acaciæ succi p.
* XII. Quod gummi hoc non habet, liquidum in
pyxidicula servatur. Theodotus vero huic compo-
sitioni adjecit papaveris lacrimæ combustæ p. * I.
æris combusti et eloti p. * II. nucleos palmarum
combustos numero xx. gummi p. * XII.

6. At ipsius Theodoti, quod a quibusdam ἀχάριστ-
τον nominatur, ejusmodi est : castorei, nardi indici, singulorum p. * I. lycii p. * ⚌. papaveris lacrimæ tantumdem, myrrhæ p. * II. croci, cerussæ
elotæ, aloës, singulorum p. * III. cadmiæ botryi-
tidis elotæ, æris combusti, singulorum p. * VIII.
gummi p. * XVIII. acaciæ succi p. * XX. stibis tantumdem ; quibus aqua pluviatilis adjicitur.

7. Præter hæc, ex frequentissimis collyriis est

de tutie, de gomme, de chaque p. 1. *; d'opium torréfié, p. 11. *. Il faut observer, 1°. que l'on broie d'abord chacune de ces drogues en particulier ; qu'on les
broie de nouveau toutes ensemble, lorsqu'on les a mêlées, en y ajoutant peu à peu de l'eau, ou quelque autre
liqueur ; 2°. que la gomme, outre les autres qualités
qu'elle peut avoir, a encore celle de conserver les collyres gluans, et de les empêcher de devenir friables,
lorsqu'étant faits depuis long-temps, ils se sont desséchés.

4. Le collyre de Denys se fait avec d'opium torréfié,
jusqu'à ce qu'il devienne tendre, p. 1. *; d'encens torréfié, de gomme, de chaque p. 11. *; de tutie, p. 1v.*.

5. Le collyre de Cléon est des plus renommés. Il
entre dans sa composition d'opium frit, p. 1. *; de safran, p. * =.; de gomme, p. 1. *. On verse dessus ces
drogues, en les broyant, du suc de roses. En voici un
autre du même auteur, qui est plus fort. Prenez d'écaille
de cuivre, qu'on appelle *stomôma*, p. 1. *; de safran,
p. 11. *; de tutie p. 1v. *; de plomb lavé et brûlé,
p. v1. *; de gomme, égale quantité. Celui d'Attale s'emploie dans les mêmes cas ; surtout lorsqu'il y a un écoulement de pituite considérable. Le voici : Prenez de
castoréum, p. * —.; d'aloès, p. * =.; de safran, p. 1.*;
de myrrhe, p. 11. *; de lycium p. 111 *; de cadmie préparée, p. v111. *; d'antimoine, autant; de suc d'acacia,
p. x11. *. Comme il n'entre pas de gomme dans ce collyre, on le conserve dans une petite boîte. Théodote a
ajouté à cette composition, d'opium torréfié, p. 1. *;
d'airain brûlé et lavé, p. 11. *; d'amandes de dattes
torréfiées, n°. xx, de gomme, p. x11. *.

6. Théodote lui-même a composé un collyre que quelques-uns appellent *achariste*, et que voici. Prenez de
castoréum, de nard d'Inde, de chacun p. 1. *; de lycium, p. * =.; d'opium, autant; de myrrhe, p. 11. *; de
safran, de céruse lavée, d'aloès, de chacun p. 111. *;
de cadmie en grains lavée, de cuivre brûlé, de chacun
p. v111. *; de gomme, p. xv111. *; de suc d'acacia,
p. xx. *; autant d'antimoine, et une quantité suffisante
d'eau de pluie.

7. Outre ces différens collyres, celui que les uns ap

id, quod quidam κύθιον, quidam a cinereo colore
τέφριον appellant. Amyli, tragacanthæ, acaciæ
succi, gummi, singulorum p. * I. papaveris lacrimæ p. * II. cerussæ elotæ p. * IV. spumæ argenti
elotæ p. VIII. quæ æque ex aqua pluviatili conteruntur.

8. Euelpides autem, qui ætate nostra maximus
fuit ocularius medicus, utebatur eo, quod ipse
composuerat : τρυγῶδες nominabat. Castorei p. *
⹀ ⹀. lycii, nardi, papaveris lacrimæ, singulorum
p. * I. croci, myrrhæ, aloës, singulorum p. * IV.
æris combusti p. * VIII. cadmiæ, et stibis, singulorum p. * XII. acaciæ succi p. * XXVI. gummi tantumdem. Quo gravior vero quæque inflammatio est,
eo magis leniri medicamentum debet, adjecto vel
albo ovi, vel muliebri lacte. At si neque medicus,
neque medicamentum præsto est, sæpius utrumlibet horum in oculos penicillo ad id ipsum facto
infusum, id malum lenit. Ubi vero aliquis rele-
vatus est, jamque cursus pituitæ constitit, reli-
quias fortasse leviores futuras discutiunt balneum
et vinum. Igitur lavari debet, leviter ante ex oleo
perfricatus, diutiusque in cruribus et feminibus ;
multaque calida aqua fovere oculos ; deinde per
caput prius calida, tum egelida perfundi : a balneo
cavere ne quo frigore afflatuve lædatur : post hæc,
cibo paulo pleniore, quam ex eorum dierum consuetudine, uti, vitatis tamen omnibus pituitam
extenuantibus ; vinum bibere leve, subausterum,
modice vetus, neque effuse, neque timide, ut neque cruditas ex eo, et tamen somnus fiat, lenian-
turque intus latentia acria. Sed si quis in balneo
sensit majorem oculorum perturbationem, quam
attulerat (quod incidere iis solet, qui, manente
adhuc pituitæ cursu, festinarunt) ; quamprimum
discedere debet ; nihil eo die vini assumere, cibi

pellent *cythion* , et les autres *téphrion* , à cause de sa couleur cendrée , est très en usage. Il est fait avec d'amidon , de gomme adragant , de suc d'acacia , de gomme , de chaque p. 1. *; d'opium , p. 11. *; de céruse lavée , p. 1v. *; de litharge d'argent lavée , p. v111. *. Il faut broyer toutes ces drogues dans de l'eau de pluie.

8. Evelpide , qui fut un fameux oculiste de nos jours , se servait du collyre suivant , qui était de sa composition , et qu'il appelait *trygóde*. Prenez de castoréum , p. * == ==.; de lycium , de nard , d'opium , de chacun p. 1. *; de safran , de myrrhe , d'aloès , de chaque p. 1v. *; de cuivre brûlé , p. v111. *, de cadmie , et d'antimoine , de chaque p. x11. *; de suc d'acacia , p. xxv1. *; de gomme, égale quantité. Plus l'inflammation est considérable , plus le collyre doit être adoucissant ; on y fait entrer, à cet effet, le blanc d'œuf, ou le lait de femme ; et même, à défaut de médecins ou d'autres remèdes, l'un ou l'autre de ces deux moyens appliqué , à diverses reprises, sur l'œil, avec un pinceau fait exprès pour cela , suffit le plus souvent pour adoucir le mal. Lorsque l'ophthalmie est calmée, et qu'il n'y a plus d'écoulement de pituite, s'il reste encore quelques traces légères de la maladie, le vin et le bain les font disparaître. On doit donc se baigner, après s'être fait frotter légèrement d'huile auparavant, et avoir fait des frictions sur les jambes et les cuisses pendant plus long-temps que sur les autres parties ; se bassiner les yeux avec beaucoup d'eau chaude ; se faire répandre sur la tête de l'eau d'abord chaude, puis qui ne soit que dégourdie. Il faut éviter, en sortant du bain, de s'exposer au froid, ou à quelque coup d'air ; prendre ensuite plus de nourriture qu'on n'avait coutume de faire les jours précédens ; en exceptant néanmoins tout ce qui pourrait atténuer la pituite. Le vin dont on fait sa boisson , doit être léger, un peu austère, et médiocrement vieux ; il ne faut en boire ni trop, ni trop peu ; mais de manière que, sans troubler sa digestion, on se procure du sommeil, et qu'on corrige l'âcreté qui domine dans les humeurs. Si on s'aperçoit que le bain augmente le mal (ce qui arrive ordinairement à ceux qui se pressent de se baigner, quand l'écoulement de la pituite subsiste encore), il faut en sortir sur-le-champ ; ne point boire de vin de toute la

minus etiam, quam pridie : deinde cum primum
satis pituita substitit, iterum ad usum balnei re-
dire. Solet tamen evenire nonnunquam, sive tempestatum vitio, sive corporis, ut pluribus diebus
neque dolor, neque inflammatio, et minime pituitae cursus finiatur. Quod ubi incidit, jamque
ipsa vetustate res matura est, ab his eisdem auxilium petendum est, id est, balneo ac vino. Haec
enim ut in recentibus malis aliena sunt, quia con-
citare ea possunt, et accendere ; sic in veteribus,
quae nullis aliis auxiliis cesserunt, admodum effi-
cacia esse consuerunt : videlicet hic quoque, ut
alibi, cum secunda vana fuerint, contrariis adju-
vantibus. Sed ante tonderi ad cutem convenit : deinde in balneo aqua calida quamplurima caput
atque oculos fovere : tum utrumque penicillo
detergere, et ungere caput irino unguento ; conti-
nereque in lectulo se, donec omnis calor, qui
conceptus est, finiatur, desinatque sudor, qui
necessario in capite collectus est: tum ad idem cibi
vinique genus veniendum, sic, uti potiones me-
racae sint; obtegendumque caput, et quiescendum.
Saepe enim post haec, gravis somnus, saepe sudor,
saepe alvi dejectio pituitae cursum finit. Si levatum
malum est (quod aliquanto saepius fit); per plures
dies idem fieri oportet, donec ex toto sanitas resti-
tuatur. Si diebus iisdem alvus nihil reddit, ducenda est ; quo magis superiores partes leventur.
Nonnunquam autem ingens inflammatio tanto
impetu erumpit, ut oculos sua sede propellat :
πρόπτωσιν id, quoniam oculi procidunt, Graeci
appellant. His utique, si vires patiuntur, sangui-

journée ; prendre moins de nourriture que la veille ;
et en revenir au bain, dès que l'écoulement de pituite
aura décidément cessé. Il arrive cependant quelquefois,
soit à cause de la saison qui est contraire, soit parce
que le corps est mal disposé, que la douleur, l'inflammation, et l'écoulement de pituite durent au-delà de
plusieurs jours. Dans ce cas, comme le mal, déjà ancien, est parvenu à maturité, il faut recourir aux mêmes
remèdes, c'est-à-dire, au bain et au vin ; car ces deux
moyens sont aussi efficaces dans les maux d'yeux invétérés, qui ont résisté à tous les autres remèdes, qu'ils
sont pernicieux dans ceux qui ne font que commencer ;
parce qu'alors ils ne peuvent qu'irriter et enflammer
encore davantage. Il arrive donc ici, comme dans certains autres cas, qu'après avoir vainement essayé les
remèdes les plus convenables, on n'obtient de bons
effets qu'en employant des moyens contraires. Mais,
avant d'en venir à l'usage des bains et du vin, on doit
se faire raser la tête ; se la bien bassiner ensuite dans le
bain, de même que les yeux, avec de l'eau chaude,
et se les essuyer avec une compresse ; puis, on se fait
frotter la tête avec de la pommade d'iris ; après quoi,
on se tient au lit jusqu'à ce que la chaleur, occasionnée par le bain, soit passée, et que la sueur qui doit
être abondante vers la tête, soit dissipée. On fait usage
des mêmes espèces d'alimens et de vin que nous avons
prescrites plus haut ; mais on boit son vin pur ; on a
soin de se bien couvrir la tête, et de se tenir en repos :
car alors il survient souvent un profond sommeil, ou
une sueur, ou une diarrhée qui met fin à l'écoulement
de la pituite. Si le mal diminue, ce qui arrive le plus
souvent, il faut continuer le même régime pendant plusieurs jours, jusqu'à ce que la santé soit entièrement
rétablie. Si, pendant ce temps, on ne va point à la selle,
il faut prendre des lavemens, pour débarrasser d'autant
plus les parties supérieures. Mais l'inflammation est
quelquefois si considérable, et elle se jette avec tant de
furie sur les yeux, qu'elle les pousse hors de leur orbite.
Les Grecs appellent ce mal *proptôse*, parce que le globe
de l'œil est déplacé. Dans ce cas, il est absolument nécessaire de saigner, si les forces le permettent ; et si elles

nem mitti; si id fieri non potest, alvum duci, lon-
gioremque inediam indici, necessarium est. Opus
autem lenissimis medicamentis est: ideoque Cleonis collyrio quidam, quod ex duobus ante positum est, utuntur. Sed optimum est Nilei; neque
de ullo magis inter omnes auctores convenit.

9. Id habet nardi indici, papaveris lacrimæ,
singulorum p. * —. gummi p. * 1. croci p. * 11.
foliorum rosæ recentium p. * 1v. quæ vel aqua pluviatili, vel vino levi, subaustero coguntur. Neque
alienum est, malicorium, vel sertulam campanam
ex vino coquere, deinde conterere; aut myrrham
nigram cum rosæ foliis miscere; aut hyoscyami
folia cum ovi cocti vitello; aut farinam cum acaciæ succo, vel passo, aut mulso: quibus si folia
quoque papaveris adjiciuntur, aliquanto valentiora
sunt. Horum aliquo præparato, penicillo fovere
oculos oportet, ex aqua calida expresso, in qua
ante vel myrti vel rosæ folia decocta sint: deinde,
ex illis aliquid imponi. Præter hæc, ab occipitio,
incisa cute, cucurbitula admovenda est. Quod si
per hæc restitutus oculus in sedem suam non est,
eodemque modo prolapsus permanet, scire oportet,
lumen esse amissum; deinde futurum, ut aut in-
durescat is, aut in pus vertatur. Si suppuratio se
ostendit, ab eo angulo, qui tempori propior est,
incidi oculus debet; ut effuso pure, inflammatio
ac dolor finiatur, et intus tunicæ residant, quo minus fœda postea facies sit: utendum deinde vel
iisdem collyriis est ex lacte aut ovo; vel croco, cui
album ovi misceatur. At si induruit, et sic emortuus est, ne in pus verteretur, quatenus fœde pro-
minebit, excidendum erit, sic, ut hamo summa
tunica apprehendatur, infra id deinde scalpellus

ne le permettent pas, il faut donner des lavemens, et faire faire une longue abstinence ; les médicamens qu'on emploie doivent être les plus doux possible ; c'est pourquoi quelques-uns sont d'avis qu'on fasse usage du premier des deux collyres de Cléon ; mais, de l'aveu de tous les médecins, il n'en est point qui convienne mieux que celui de Nilée, dont voici la composition :

9. Prenez du nard d'Inde, d'opium, de chacun p. * —. ; de gomme, p. 1. *; de safran, p. ii. *; de feuilles de roses fraîches, p. iv. *; mêlez le tout dans de l'eau de pluie, ou dans du vin léger un peu austère. Il est utile également de faire bouillir dans du vin de l'écorce de grenade, ou des fleurs de mélilot, et ensuite de les broyer ; ou de mêler de la myrrhe noire avec des feuilles de roses ; ou des feuilles de jusquiame, avec un jaune d'œuf cuit ; ou de la farine, avec du suc d'acacia, ou du passum, ou de l'hydromel ; le remède n'en sera que meilleur, si on y ajoute des feuilles de pavot. On bassine les yeux avec l'un ou l'autre de ces collyres ; et on se sert pour cela, d'une compresse qu'on a trempée auparavant dans de l'eau chaude, où on a fait bouillir des feuilles de myrte ou de roses ; on applique ensuite sur les yeux, quelques-unes des compositions précédentes : de plus, il faut appliquer à la région occipitale, des ventouses avec scarifications. Si l'œil ne rentre point en sa place par le moyen de ces remèdes, et s'il est toujours également saillant hors de l'orbite, on peut être sûr que cet œil est perdu, et qu'il subira l'induration ou la suppuration. Si la suppuration se déclare par l'angle qui est le plus proche de la tempe ; il faut faire une incision dans l'œil, afin que, le pus étant évacué, la douleur et l'inflammation cessent ; que les tuniques rentrent dans l'orbite, et que le visage soit moins défiguré. Ensuite, on applique les mêmes collyres, avec addition de lait ou d'œuf, ou le safran mêlé avec un blanc d'œuf. Mais si l'œil se durcit, et s'il n'y reste point assez de vie pour le faire suppurer ; s'il est saillant, de manière qu'il y ait difformité, il faut l'extirper. Pour cela, on le saisira avec un crochet fixé dans la tunique externe, et l'on incisera en dessous avec le bistouri. On fera ensuite des injections

incidat : tum eadem medicamenta erunt conjicienda, donec omnis dolor finiatur. Iisdem medicamentis in eo quoque oculo utendum est, qui primum procidit, deinde per plura loca fissus est.

10. Solent etiam carbunculi ex inflammatione nasci, nonnunquam in ipsis oculis, nonnunquam in palpebris : et in his ipsis, modo ab interiore , modo ab exteriore parte. In hoc casu alvus ducenda est; cibus minuendus; lac potui dandum, ut acria, quae laeserunt, leniantur. Quod ad cataplasmata et medicamenta pertinet, iis utendum, quae adversus inflammationes proposita sunt : atque hic quoque Nilei collyrium optimum est. Si tamen carbunculus in exteriore palpebrae parte est, ad cataplasmata aptissimum est lini semen ex mulso coctum ; aut, si id non est, tritici farina eodem modo cocta.

11. Pustulae quoque ex inflammatione interdum oriuntur. Quod si inter initia protinus incidit, magis etiam servanda sunt, quae de sanguine et quiete supra proposui : sin serius, quam ut sanguis mitti possit, alvus tamen ducenda est : si id quoque aliqua res inhibet, utique victus ratio servanda est. Medicamentis autem hic quoque lenibus opus est, quale Nilei, quale Cleonis est.

12. Id quoque, quod Philalethes vocatur, huic aptum est. Myrrhae, papaveris lacrimae, singulorum p. * i. plumbi eloti, terrae samiae, quae ἀστήρ vocatur, tragacanthae, singulorum p. * iv. stibis cocti, amyli, singulorum p. * vi. spodii eloti, cerussae elotae, singulorum p. * viii. quae aqua pluviatili excipiuntur. Usus collyrii, vel ex ovo, vel ex lacte est.

15. Ex pustulis ulcera interdum fiunt; eaque recentia aeque lenibus medicamentis nutrienda

avec les mêmes remèdes que nous avons rapportés ci-dessus, et l'on continuera jusqu'à ce que la douleur soit passée. On doit encore employer les mêmes médicamens, lorsque l'œil, qui était d'abord saillant hors de l'orbite, se fend en plusieurs endroits.

10. Il se forme quelquefois, à la suite de l'inflammation, des charbons qui tantôt attaquent le globe de l'œil même, et tantôt la partie externe ou interne des paupières ; dans ce cas, il faut prendre des lavemens ; diminuer la nourriture, et se mettre au lait ; pour adoucir l'acrimonie, qui est la cause du mal. A l'égard des collyres, et des cataplasmes qu'il convient d'employer, ils sont les mêmes que ceux que nous avons prescrits contre l'inflammation ; et le collyre de Nilée est aussi très-bon dans ce cas. Cependant, si le charbon est situé à la partie extérieure de la paupière, on ne peut rien appliquer de mieux, qu'un cataplasme fait avec la graine de lin bouillie dans de l'hydromel, ou, à défaut de graine de lin, avec la farine de froment bouillie dans la même liqueur.

11. L'inflammation fait aussi quelquefois naître des pustules sur les yeux ; si ces pustules paraissent dès le commencement, c'est une raison de plus pour saigner le malade, et lui faire garder un repos absolu. Si, lorsqu'elles paraissent, il n'est plus temps de saigner, il faut du moins donner des lavemens ; et, si quelque raison en empêche, on doit observer exactement le régime que nous avons prescrit plus haut. On se servira de collyres adoucissans, tels que sont ceux de Nilée et de Cléon.

12. Le collyre qui porte le nom de Philalèthe, convient aussi dans cette affection. Il est fait avec de myrrhe, d'opium, de chaque p. 1. * ; de plomb lavé, de terre de Samos, qu'on appelle *aster*, de gomme adragant, de chaque p. iv. * ; d'antimoine cuit, d'amidon, de chacun p. vi. * ; de tutie lavée, de céruse lavée, de chacune p. viii. *. On dissout le tout dans de l'eau de pluie, et lorsqu'on veut se servir du collyre, on y ajoute du blanc d'œuf, ou du lait.

13. Les pustules des yeux se changent quelquefois en ulcères ; on les traite, lorsqu'ils sont récens, avec des médicamens adoucissans, et qui sont à peu près les

sunt, et iisdem fere, quæ supra in pustulis posui. Fit quoque proprie ad hæc, quod διὰ λιβάνου vocatur. Habet æris combusti et eloti, papaveris lacrimæ frictæ, singulorum p. *. ı. spodii eloti, thuris, stibis combusti et eloti, myrrhæ, gummi, singulorum p. *. ıı.

14. Evenit etiam, ut oculi, vel ambo, vel singuli, minores fiant, quam esse naturaliter debeant: idque et acer pituitæ cursus in lippitudine efficit, et continuati fletus, et ictus parum bene curati. In his quoque iisdem lenibus medicamentis ex muliebri lacte utendum est; cibis vero iis, qui maxime corpus alere, et implere consuerunt; vitandaque omni modo causa, quæ lacrimas excitet, curaque domesticorum: quorum etiam si quid tale incidit, ejus notitiæ subtrahendum. Atque acria quoque medicamenta, et acres cibi non alio magis nomine his nocent, quam quod lacrimas movent.

15. Genus quoque vitii est, qui inter pilos palpebrarum pediculi nascuntur: φθειρίασιν Græci nominant. Quod cum ex malo corporis habitu fiat, raro non ultra procedit: sed fere tempore interposito pituitæ cursus acerrimus sequitur; exulceratisque vehementer oculis, aciem quoque ipsam corrumpit. His alvus ducenda est; caput ad cutem tondendum, diuque quotidie jejunis perfricandum: his ambulationibus aliisque exercitationibus diligenter utendum; gargarizandum ex mulso, in quo nepeta et pinguis ficus decocta sit; sæpe in balneo multa calida aqua fovendum caput; vitandi acres cibi; lacte vinoque pingui utendum; bibendumque liberalius, quam edendum est. Medicamenta vero intus quidem lenia danda sunt; ne quid acrioris pituitæ concitent: super ipsos vero pedi-

mêmes que ceux que j'ai indiqués pour les pustules. Il y a aussi un collyre qui est spécifique pour ces ulcères ; on l'appelle *dialiban*. Il se prépare avec de cuivre brûlé et lavé, d'opium frit, de chacun p. I.* ; de tutie lavée, d'encens, d'antimoine brûlé et lavé, de myrrhe, de gomme, de chaque p. II. *.

14. Il arrive aussi quelquefois qu'un œil, ou tous les deux, deviennent plus petits qu'ils ne doivent être naturellement. Ce mal vient ordinairement ou à la suite d'une ophthalmie, où il y aura eu un écoulement de pituite opiniâtre, ou bien, parce qu'on aura pleuré pendant long-temps, ou parce qu'on aura reçu dans l'œil quelque coup dont on aura été mal guéri. Dans ce cas, les collyres doivent être aussi fort adoucissans ; on y fait entrer, à cet effet, le lait de femme ; on prescrit d'user d'alimens nourrissans et très-substantiels ; d'éviter tout ce qui pourrait faire couler les larmes ; de ne songer à aucune affaire domestique ; et s'il en survient, d'en dérober la connaissance au malade. Tous les alimens et les médicamens âcres sont fort contraires, principalement en ce qu'ils peuvent exciter les larmes.

15. Il existe une autre espèce de maladie dans laquelle il naît des poux parmi les poils des paupières : les Grecs appellent ce mal *phthiriasis*. Il vient ordinairement d'une mauvaise disposition du corps, et se borne rarement à l'endroit affecté ; il arrive presque toujours qu'au bout d'un certain temps, il est suivi d'un écoulement de pituite des plus opiniâtres ; les yeux mêmes s'ulcèrent fortement, et la vue s'altère. Il faut prendre des lavemens, se faire raser la tête, et, chaque jour à jeun, se la faire frotter longuement. On doit se promener et s'exercer beaucoup ; user de gargarismes faits avec l'hydromel, dans lequel on aura fait bouillir du calament et des figues grasses ; se faire souvent dans le bain, des fomentations sur la tête avec beaucoup d'eau chaude ; éviter les alimens âcres ; user de lait et d'un vin onctueux ; boire plus qu'on ne mange ; ne prendre à l'intérieur que des médicamens adoucissans, pour ne pas donner d'âcreté à la pituite ; appliquer sur les paupières des remèdes qui soient propres à tuer les poux, et à

culos alia, quæ necare eos, et prohibere, ne similes nascantur, possint. Ad id ipsum spumæ nitri p.*. 1.; sandarachæ p.*. 1.; uvæ taminiæ p.*. 1.; simul teruntur, adjiciturque vetus oleum pari portione, atque acetum, donec mellis ei crassitudo sit.

16. Hactenus oculorum morbi lenibus medicamentis nutriuntur. Genera deinde alia sunt, quæ diversam curationem desiderant; fereque ex inflammationibus nata, sed finitis quoque his manentia. Atque inprimis in quibusdam perseverat tenuis pituitæ cursus. Quibus alvus ab inferiore parte evocanda est, demendumque aliquid ex cibo. Neque alienum est, illini frontem compositione Andreæ: quæ habet gummi p.*. 1.. cerussæ, stibis, singulorum p.*. 11. spumæ argenti coctæ et elotæ p.*. 1v. Sed et ea spuma ex aqua pluviatili coquitur, et arida hæc medicamenta ex succo myrti conteruntur. His illita fronte, cataplasma quoque superinjiciendum est ex farina, quæ frigida aqua coacta sit, cuique aut acaciæ succus, aut cupressus adjecta sit. Cucurbitula quoque, inciso vertice, recte accommodatur; aut ex temporibus sanguis emittitur. Inungi vero eo debet, quod habet squamæ æris, papaveris lacrimæ, singulorum p. *. 1. cervini cornu combusti et eloti, plumbi eloti, gummi, singulorum p. *. 1v. thuris p. *. x11. Hoc collyrium quia cornu habet, διὰ κέρατος nominant. Quotiescumque non adjicio, quod genus humoris adjiciendum sit, aquam intelligi volo.

17. Ad idem Euelpidis, quod μεμιγμένον nominabat. In eo papaveris lacrimæ, et albi piperis, singulæ unciæ sunt, gummi libra, æris combusti p. *. 1. s. Inter has autem curationes, post intermissionem aliquam, prosunt balneum et vinum.

empêcher qu'il ne s'en produise de nouveaux. Telle est la composition suivante. Prenez d'écume de nitre p. 1. *; de sandaraque p. 1.*; de staphisaigre, p. 1.*. Broyez le tout ensemble, et ajoutez-y parties égales de vieille huile et de vinaigre, pour lui donner la consistance de miel.

16. Jusqu'ici nous avons parlé des maladies des yeux qui se traitent par des moyens adoucissans; mais il en est d'une autre espèce, qui exigent un traitement différent; ces maladies viennent presque toujours à la suite de l'inflammation, mais elles subsistent, après que celle-ci est passée; il reste, principalement dans quelques-unes, un écoulement de pituite fort ténue. Il faut, dans ce cas, donner des lavemens, et retrancher quelque chose de la nourriture. Il convient aussi de faire des onctions sur le front avec le collyre d'André. Ce collyre se prépare avec de gomme, p. 1. *; de céruse, d'antimoine, de chaque p. 11. *; de litharge d'argent bouillie et lavée p. iv. *. On fait bouillir la litharge dans de l'eau de pluie; et on broie les autres médicamens secs dans du suc de myrte. Après qu'on a fait des onctions sur le front avec ce mélange, on applique dessus un cataplasme de farine détrempée dans de l'eau froide, et à laquelle on a ajouté le suc d'acacia ou de cyprès. On se trouve bien aussi d'appliquer sur le sommet de la tête des ventouses avec scarifications, ou de tirer du sang aux tempes. On fait encore des onctions avec un mélange d'écaille de cuivre, d'opium, de chaque p. 1.*; de corne de cerf brûlée et lavée, de plomb lavé, de gomme, de chaque p. iv. *; d'encens p. xii. *. On appelle ce collyre *diakéra*, parce qu'il entre de la corne dans sa composition. Toutes les fois que je ne dénomme pas spécialement la liqueur qu'il faut ajouter au collyre, j'entends parler de l'eau.

17. Le collyre d'Evelpide, qu'il appelait *mémigménon*, convient aussi dans le même cas. Il est fait avec une once d'opium, autant de poivre blanc, une livre de gomme, et de cuivre brûlé, p. 1. * s. Durant le traitement, il est bon de suspendre, pendant quelque temps, l'usage des remèdes, pour se mettre à celui

Cumque omnibus lippientibus vitandi cibi sint,
qui extenuant ; tum præcipue, quibus tenuis humor diu fertur. Quod si jam fastidium est eorum,
quæ pituitam crassiorem reddunt, sicut in hoc
genere materiæ maxime promtum est; confugien-
dum est ad ea, quæ, quia ventrem, corpus quoque adstringunt.

18. At ulcera, si cum inflammatione finita non
sunt, aut supercrescentia, aut sordida, aut cava,
aut certe vetera esse consuerunt. Ex his supercrescentia collyrio, quod μεμιγμένον vocatur, optime
reprimuntur. Sordida purgantur et eodem, et eo,
quod σμίλιον nominatur.

19. Habet æruginis p. *. iv. gummi tantumdem,
ammoniaci, minii sinopici, singulorum p. *. xvi.
quæ quidam ex aqua, quidam, quo vehementiora
sint, ex aceto terunt.

20. Id quoque Euelpidis, quod Phynona appel-
labat, huic utile est. Croci p. *. i. papaveris lacrimæ, gummi, singulorum p. ii. æris combusti et
eloti, myrrhæ, singulorum p. iv. piperis albi p. *.
vi. Sed ante lenitum hoc inungendum est.

21. Id quoque ejusdem, quod Sphærion nominabat, eodem valet. Lapidis hæmatitis eloti p. *. i.
=. piperis grana sex, cadmiæ elotæ, myrrhæ,
papaveris lacrimæ, singulorum p *. ii. croci p. *.
iv. gummi p. viii. quæ cum vino aminæo conteruntur.

22. Liquidum quoque medicamentum ad idem
componebat, in quo erant hæc : æruginis p. *. =.
misy combusti, atramenti sutorii, cinnamomi, singulorum p. *. i. croci, nardi, papaveris lacrimæ,
singulorum p. *. i. =. myrrhæ p. *. ii. æris combusti p. *. iii. cineris ex odoribus p. *. iv. piperis

du bain et du vin. S'il est nécessaire d'éviter tous les alimens atténuans, dans les différentes sortes d'ophthalmies, c'est surtout dans celle où la pituite est fort ténue, et coule depuis long-temps. Si le malade vient à se dégoûter des alimens incrassans, comme cela est assez ordinaire, il doit passer à ceux qui, par la raison qu'ils resserrent le ventre, resserrent, en même temps, tout le corps.

18. Si les ulcères ne se terminent point en même temps que l'inflammation, ils ont coutume de devenir fongueux ou sordides, ou profonds, ou au moins de durer très-long-temps. Il n'y a rien de mieux pour réprimer les ulcères fongueux, que le collyre appelé *mémigménon ;* il convient aussi, de même que celui qu'on appelle *smilion*, pour déterger les ulcères sordides.

19. Le collyre smilion est fait avec de verdet p. IV. * ; de gomme, autant ; d'ammoniac, de vermillon de sinope, de chaque p. XVI. *. Quelques-uns font dissoudre ces ingrédiens dans de l'eau, et d'autres dans du vinaigre, pour les rendre plus actifs.

20. On emploie aussi avec succès, dans ces ulcères, le collyre d'Evelpide, qu'il appelait *phynon ;* ce collyre se prépare avec de safran p. I. * ; d'opium, de gomme, de chaque p. II. * ; de cuivre brûlé et lavé, de myrrhe, de chaque p. IV. * ; de poivre blanc p. VI. *. Mais avant de s'en servir, il faut avoir soin de munir les ulcères d'un liniment convenable.

21. Le collyre appelé *sphærion*, et qui est du même oculiste, a les mêmes propriétés. Il entre dans sa composition, de pierre hématite lavée p. I. * = ; de poivre six grains, de cadmie lavée, de myrrhe, d'opium, de chaque p. II. * ; de safran p. IV. * ; de gomme p. VIII. *. On broie le tout dans du vin d'Amine.

22. Evelpide se servait aussi, dans les mêmes cas, d'un collyre liquide, qu'il composait avec de verdet, p. * = ; de misy brûlé, de vitriol, de canelle, de chaque p. I. * ; de safran, de nard, d'opium, de chaque p. I. * = ; de myrrhe p. II. * ; de cuivre brûlé p. III. * ; de cendres de substances odoriférantes p. IV. * ; de poivre, grains XV. *. Il broyait tous ces ingrédiens dans du vin

grana xv. Hæc ex vino austero teruntur ; deinde
cum passi tribus heminis decoquuntur, donec corpus unum sit : idque medicamentum vetustate effi-
cacius fit.

23. Cava vero ulcera commodissime implent ex
iis , quæ supra posita sunt, sphærion, et id, quod
philalethes vocatur. Idem sphærion vetustis ulceribus , et vix ad cicatricem venientibus optime
succurrit.

24. Est etiam collyrium , quod cum ad plura
valeat , plurimum tamen proficere in his ulceribus videtur : refertur ad Hermonem auctorem.
Habet piperis longi p. *. 1. ══ albi p. *. cinnamomi,
costi, singulorum p. *, 1. atramenti sutorii , nardi,
casiæ , castorei, singulorum p. *. 11. gallæ p. *. v.
myrrhæ, croci, thuris , lycii , cerussæ , singulorum p. *. viii. papaveris lacrimæ p. *. xii. aloës,
æris combusti, cadmiæ, singulorum p. *. xvi. acaciæ , stibis, gummi, singulorum p. *. xxv.

25. Factæ vero ex ulceribus cicatrices duobus
vitiis periclitantur ; ne aut cavæ, aut crassæ sint.
Si cavæ sunt, potest eas implere id , quod sphærion vocari dixi ; vel id, quod Asclepios nominatur. Habet papaveris lacrimæ p. *. 11. sagapeni ,
opopanacis, singulorum p. *. 111. æruginis p. *. iv.
gummi p. *. viii. piperis p. *. xii. cadmiæ elotæ ,
cerussæ, singulorum p. *. xvi. At si crassæ cicatrices sunt, extenuat vel smilion, vel Canopite collyrium ; quod habet cinnamomi, acaciæ , singulorum p. *. 1. cadmiæ elotæ , croci, myrrhæ, papaveris lacrimæ, gummi , singulorum p. *. 11. piperis
albi , thuris, singulorum p. *. 111. æris combusti p.
*. ix. Vel Euelpidis Pyxinum, quod ex his constat :
salis fossilis p. *. iv. ammoniaci thymiamatis p. *.
viii. papaveris lacrimæ p. *. xii. cerussæ p. xv. piperis albi, croci siculi, singulorum p. *. xxxii.

austère, et les faisait ensuite bouillir dans trois hémines de passum, jusqu'à ce que le tout ne formât plus qu'un corps. Plus ce collyre est vieux, et plus il est efficace.

23. Le collyre philalèthe, et celui qu'on appelle sphærion, dont nous avons rapporté plus haut la composition, sont très-propres pour incarner les ulcères profonds. Le collyre sphærion convient aussi parfaitement dans les ulcères invétérés, et qui sont difficiles à cicatriser.

24. Le collyre d'Hermon, qui convient dans plusieurs maux d'yeux, est utile principalement dans les ulcères de ces organes; il est fait avec de poivre long p. I. * = ; de poivre blanc p. *; de canelle, de costus, de chaque p. I. *; de vitriol, de nard, de cassia, de castoréum, de chaque p. II. *; de noix de galle p. V. *; de myrrhe, de safran, d'encens, de lycium, de céruse, de chaque p. VIII. *; d'opium p. XII. *; d'aloès, de cuivre brûlé, de cadmie, de chaque p. XVI. *; d'acacia, d'antimoine, de gomme, de chaque p. XXV. *.

25. Les cicatrices qui se forment à la suite des ulcères des yeux, sont sujettes à deux inconvéniens; elles peuvent être ou creuses, ou trop épaisses. Si les cicatrices sont creuses, on peut les incarner avec le collyre appelé sphærion, ou avec celui qu'on nomme *asclépios*, et dans la composition duquel il entre d'opium, p. II. *; de sagapénum, d'opopanax, de chacun p. III. *; de verdet p. IV. *; de gomme, p. VIII. *; de poivre, p. XII. *; de cadmie lavée, de céruse, de chaque p. XVI. *. Si les cicatrices sont trop épaisses, on les rend plus minces avec le collyre smilion, ou le collyre *canopite*, qui se prépare avec de canelle, d'acacia, de chaque p. I. *; de cadmie lavée, de safran, de myrrhe, d'opium, de gomme, de chaque p. II. *; de poivre blanc, d'encens, de chaque p. III. *; de cuivre brûlé, p. IX. *, mêlés avec de l'eau de pluie. On peut aussi se servir du collyre d'Evelpide, que cet auteur appelait *pyxinum*, et qui est fait avec de sel fossile, p. IV. *; d'ammoniac, p. VIII. *; d'opium, p. XII. *; de céruse, p. XV *; de poivre blanc, de safran de Sicile, de chacun p. XXXII. *; de gomme, p. XIII. *;

gummi p. *. xiii. cadmiæ elotæ p. *. ix. Maxime
tamen tollere cicatricem videtur id, quod habet
gummi p. *. ═. æruginis p. *. i. crocomagmatis
p. *. iv.

26. Est etiam genus inflammationis, in qua, si
cui tument ac distenduntur cum dolore oculi, sanguinem ex fronte mitti necessarium est; multaque
aqua calida caput atque oculos fovere; gargarizare
ex lenticula, vel ex fici cremore : inungi acribus
medicamentis, quæ supra comprehensa sunt; maximeque eo, quod sphærion nominatur, quod lapi-
dem hæmatiten habet. Atque alia quoque utilia
sunt, quæ ad extenuandam aspritudinem fiunt; de
qua protinus dicam.

27. Hæc autem inflammationem oculorum fere
sequitur; interdum major, interdum levior. Nonnunquam etiam ex aspritudine lippitudo fit; ipsam
deinde aspritudinem auget, fitque ea in aliis brevis, in aliis longa, et quæ vix unquam finiatur.
In hoc genere valetudinis, quidam crassas duras-
que palpebras, et ficulneo folio, et asperato specillo, et interdum scalpello eradunt; versasque
quotidie medicamentis suffricant. Quæ neque nisi
in magna vetustaque aspritudine, neque sæpe facienda sunt : nam melius eodem ratione victus et
idoneis medicamentis pervenitur. Ergo exercitationibus utemur, et balneo frequentiore; multaque
oculos aqua calida fovebimus : cibos autem sume-
mus acres et extenuantes ; at medicamentum id,
quod Cæsarianum vocatur. Habet atramenti sutorii p. *. i. misy p. *. ═. piperis albi p. *. ═ ═.
papaveris lacrimæ, gummi, singulorum p. *. ii.
cadmiæ lotæ p. *. viii. stibis p. *. vi. Satisque

de cadmie lavée, p. ıx. *. Cependant un des meilleurs collyres, pour diminuer la cicatrice, est celui dans la composition duquel il entre de gomme, p. *=; de verdet, p. ı. *; de fécule d'onguent de safran, p. ıv. *.

26. Il est encore une espèce d'inflammation dans laquelle, lorsque les yeux sont gonflés et tendus avec douleur, il est nécessaire de tirer du sang à la veine frontale; de fomenter toute la tête, et de bassiner les paupières avec beaucoup d'eau tiède; d'user de gargarismes faits avec une décoction de lentille, ou le suc de figuier; de se frotter les paupières avec les collyres âcres dont nous avons rapporté ci-dessus la composition, et d'user principalement de celui qu'on appelle sphærion, dans lequel entre la pierre hématite. On peut aussi employer les médicamens qui sont propres à atténuer la rugosité dont il va être question.

27. Cette incommodité vient presque toujours à la suite de l'inflammation des yeux; elle est tantôt plus, tantôt moins considérable. Elle donne aussi quelquefois lieu à une ophthalmie, qui contribue encore à l'augmenter. Ce mal dure moins chez les uns, plus chez les autres : quelquefois même il est presque impossible de le guérir. Quelques-uns frottent les paupières qui sont dures et épaissies, avec une feuille de figuier, ou une sonde crenellée , et même quelquefois les ratissent avec le scalpel; et, après les avoir renversées, ils frottent tous les jours légèrement le dedans avec des médicamens. On ne doit employer ces moyens, que lorsque la rugosité est considérable , et dure depuis long-temps; encore ne faut-il pas les répéter souvent ; on parviendra mieux au but qu'on se propose , en usant de régime et de remèdes convenables; il faut s'exercer beaucoup , se baigner souvent, se bassiner les paupières avec beaucoup d'eau chaude, user d'alimens âcres et atténuans ; et employer le collyre qu'on nomme *césarien* , dont voici la composition : Prenez de vitriol, p. ı. ; de misy, p. *=; de poivre blanc, p. *==; d'opium, de gomme, de chaque p. ıı. * ; de cadmie lavée, p. ııı. *; d'antimoine, p. vı. *. On convient assez généralement que ce

constat, hoc collyrium adversus omne genus oculorum valetudinis idoneum esse ; exceptis iis, quae lenibus nutriuntur.

28. Id quoque , quod Hieracis nominatur, ad aspritudinem potest. Habet myrrhae p. *. 1. ammoniaci thymiamatis p. *. 11. aeruginis rasae p. *. 1v. Ad idem idoneum est etiam id , quod canopite, et id quod smilion vocatur, et id quod pyxinum, et id quod sphaerion. Si composita medicamenta non adsunt, felle caprino, vel quam optimo melle satis commode aspritudo curatur.

29. Est etiam genus aridae lippitudinis : ξηροφθαλμίαν Graeci appellant. Neque tument, neque fluunt oculi , sed rubent tantum, et cum dolore quodam graves sunt, et noctu prae gravi pituita inhaerescunt : quantoque minor generi huic impetus, tanto finis minus expeditus est. In hoc vitio multum ambulare , multum exerceri , lavari saepe, ibique desudare , multaque frictione uti necessarium est. Cibi neque qui implent, neque nimium acres, apti sunt, sed inter hos medii. Mane , ubi concoxisse manifestum est, non est alienum ex sinapi gargarizare; tum deinde caput atque os diutius defricare.

30. Collyrium vero aptissimum est, quod Rhinion vocatur. Habet myrrhae p. *. =. papaveris lacrimae, acaciae succi, piperis, gummi, singulorum p. *. 1. lapidis haematitis, lapidis phrygii, lycii, lapidis scissilis, singulorum p. *. 11, aeris combusti p. *. 1v. Ac pyxinum quoque eodem accommodatum est.

31. Si vero scabri oculi sunt, quod maxime in angulis esse consuevit, potest prodesse rhinion, id quod supra positum est ; potest similiter id, quod habet aeruginis rasae, piperis longi, papaveris lacrimae, singulorum p. *. 11. piperis albi , gum-

collyre est bon dans toutes les maladies des yeux , excepté dans celles où il faut des remèdes adoucissans.

28. Le collyre d'Hiérax est bon aussi contre la rugosité des paupières. On le prépare avec de myrrhe, p. i. *; d'ammoniac, p. ii.*; de verdet ratissé , p. iv. *. Les collyres canopite, smilion , pyxinum et sphærion conviennent pareillement dans cette espèce de maladie. Si l'on n'a pas de collyres composés, on peut employer avec quelque avantage, dans la rugosité des paupières , le fiel de chèvre, ou d'excellent miel.

29. Il y a aussi une ophthalmie sèche, que les Grecs appellent *xérophthalmie*. Dans cette affection , il n'y a ni tumeur , ni écoulement de pituite; les yeux sont seulement rouges ; on y éprouve un sentiment de pesanteur, accompagné de quelque douleur. Les paupières se collent l'une à l'autre pendant la nuit, par l'écoulement d'une chassie fort épaisse. En général, ce mal dure d'autant plus long-temps, qu'il est plus léger. Dans l'ophthalmie sèche , on doit se promener et s'exercer beaucoup ; se baigner souvent, et suer dans le bain ; et faire des frictions répétées ; les alimens dont on fait usage, ne doivent être ni fort nourrissans, ni très-âcres; mais tenir le milieu entre ces deux qualités. Le matin , lorsque la digestion est faite, il est bon de se gargariser avec une décoction de moutarde, et de s'en frotter ensuite la bouche et la tête pendant long-temps.

3o. Le meilleur collyre qu'on puisse employer dans ce cas, est celui qu'on appelle *rhinion*; il entre dans sa composition, de myrrhe, p. * =; d'opium, de suc d'acacia, de poivre, de gomme, de chaque p. i. *; de pierre hématite, de pierre phrygienne, de lycium, de schiste, de chaque p. ii.*; de cuivre brulé, p. iv.*. Le collyre pyxinum convient aussi dans cette ophthalmie.

3i. Lorsque les yeux sont affectés d'aspérités, ce qui arrive principalement aux angles , on peut se servir du collyre rhinion, dont nous venons de rapporter la composition : le suivant est également bon. Prenez de verdet ratissé, de poivre long, d'opium, de chaque p. ii. *; de poivre blanc, de gomme, de chaque p. iv.*;

mi, singulorum p. *. iv. cadmiæ elotæ, cerussæ, singulorum p. *. vi. Nullum tamen melius est, quam Euelpidis, quod βασιλικόν nominabat. Habet papaveris lacrimæ, cerussæ, lapidis asii, singulorum p. *. ii. gummi p. *. iii. piperis albi p. *. iv. croci p. *. vi. psorici p. *. xiii. Nulla autem per se materia est, quæ psoricum nominetur; sed chalcitidis aliquid, et cadmiæ dimidio plus ex aceto simul conteruntur, idque in vas fictile additum, et contectum ficulneis foliis, sub terra reponitur, sublatumque post dies viginti rursus teritur, et sic appellatur. Verum in basilico quoque collyrio convenit, ad omnes affectus oculorum id esse idoneum, qui non lenibus medicamentis curantur. Ubi non sunt autem medicamenta composita, scabros angulos lævant et mel et vinum: succurritque et his et aridæ lippitudini, si quis panem ex vino subactum super oculum imponit. Nam, cum fere sit humor aliquis, qui modo ipsum oculum, modo angulos, aut palpebras exasperat, sic, et si quid prodit humoris, extrahitur, et si quid juxta est, repellitur.

32. Caligare vero oculi nonnunquam ex lippitudine, nonnunquam etiam sine hac, propter senectutem, imbecillitatemve aliam, consuerunt. Si ex reliquiis lippitudinis id vitium est, adjuvat collyrium, quod asclepios nominatur; adjuvat id, quod ex crocomagmate fit.

33. Proprie etiam ad id componitur, quod διὰ κρόκου vocant. Habet piperis p. *. i. croci cilicii, papaveris lacrimæ, cerussæ, singulorum p. *. ii. psorici, gummi, singulorum p. *. iv.

34. At si ex senectute, aliave imbecillitate id est, recte inungi potest, et melle quam optimo, et cyprino, et oleo vetere. Commodissimum tamen

de cadmie lavée, de céruse, de chaque p. vi. *. Cependant celui qui convient le mieux, est le collyre d'Evelpide, appelé *basilicon;* il entre dans sa composition, d'opium, de céruse, de pierre asienne, de chaque p. ii. *; de gomme, p. iii. *; de poivre blanc, p. iv.*; de safran, p. vi. *; de *psoricum,* p. xiii. *. Il n'est point de subsance qui par elle-même s'appelle psoricum; mais on donne ce nom à un mélange de chalcitis et de cadmie, qu'on broie ensemble dans le double de vinaigre; on met le tout dans un pot, qu'on recouvre de feuilles de figuier, et qu'on laisse pendant vingt jours sous terre; ensuite on le retire, et on le broie de nouveau. Le collyre basilicon convient dans toutes les maladies des yeux, excepté dans celles où il faut des adoucissans. Dans l'aspérité des paupières, lorsqu'on n'a point de collyres composés, on se sert, avec succès, de miel et de vin. On se trouve bien aussi dans cette maladie, de même que dans l'ophthalmie sèche, d'appliquer sur les yeux un cataplasme de mie de pain trempé dans du vin; car, comme dans ces deux cas, c'est presque toujours une humeur âcre qui irrite tantôt les yeux, tantôt leurs angles ou les paupières, on absorbe, par le moyen de ce cataplasme, l'humeur qui suinte, et on répercute celle qui pourrait s'être amassée dans les environs.

30. La vue s'obscurcit quelquefois à la suite d'une ophthalmie; quelquefois aussi seulement par l'effet de la vieillesse, ou de quelque autre infirmité. Dans le premier cas, on se trouve bien du collyre appelé asclépios, ou de celui qui se prépare avec la fécule d'onguent de safran.

33. Il est aussi un collyre qui est spécifique pour cette maladie; on l'appelle *diacrocou;* il est composé de poivre, p. i. *; de safran de Cilicie, d'opium, de céruse, de chaque p. ii. *; de psoricum, de gomme, de chaque p. iv. *.

34. Si l'obscurcissement de la vue provient de la vieillesse, ou de quelque autre infirmité, on peut frotter les yeux avec un mélange d'excellent miel, d'onguent de souchet et de vieille huile; mais le meilleur

est, balsami partem unam, et olei veteris, aut cy-
prini partes duas, mellis quam acerrimi partes
tres miscere. Utilia huic quoque medicamenta
sunt, quæ ad caliginem proxime, quæque ad ex-
tenuandas cicatrices supra comprehensa sunt. Cui-
cumque vero oculi caligabunt, huic opus erit multa
ambulatione, atque exercitatione, frequenti balneo; ubi totum quidem corpus perfricandum est,
præcipue tamen caput, et quidem irino, donec
insudet; velandumque postea, nec detegendum,
antequam sudor et calor domi conquierint. Tum
cibis utendum acribus, et extenuantibus; inter-
positisque aliquibus diebus, ex sinapi gargarizandum.

35. Suffusio quoque, quam Græci ὑπόχυσιν nominant, interdum oculi potentiæ, qua cernit, se
opponit. Quod, si inveteravit, manu curandum
est: inter initia nonnunquam certis observationi-
bus discutitur. Sanguinem ex fronte vel naribus
mittere; in temporibus venas adurere; gargari-
zando pituitam evocare; suffumigare; oculos acribus medicamentis inungere, expedit. Victus optimus est, qui pituitam extenuat.

36. Ac ne resolutio quidem oculorum, quam
παράλυσιν Græci nominant, alio victus modo, vel
aliis medicamentis curanda est. Exposuisse tantum
genus vitii satis est. Igitur interdum evenit, modo
in altero oculo, modo in utroque, aut ex ictu aliquo, aut ex morbo comitiali, aut ex distentione
nervorum, qua vehementer ipse oculus concussus
est, ut is neque quoquam intendi possit, neque
omnino consistat; sed huc illucve sine ratione moveatur, ideoque ne conspectum quidem rerum
præstet.

remède que l'on puisse faire, est de prendre une partie de baume, deux de vieille huile ou d'onguent de souchet, et trois de miel fort âcre. Les collyres que nous avons conseillés dans la première espèce d'obscurcissement de la vue, conviennent pareillement dans celle-ci; de même que ceux qui sont propres à amincir les cicatrices, et que nous avons précédemment indiqués. En général, ceux qui sont attaqués de ce mal, doivent se promener et s'exercer beaucoup, se baigner fréquemment, se faire frotter tout le corps dans le bain, et principalement la tête, avec de l'huile d'iris, jusqu'à ce qu'ils suent; ensuite se tenir bien couverts, jusqu'à ce qu'ils soient rentrés chez eux, et que la chaleur et la sueur soient passées. Les alimens dont on fait usage, doivent être âcres et atténuans. Il faut, au bout de quelques jours, user de gargarismes faits avec la moutarde.

35. La cataracte, que les Grecs appellent *hypochysis*, bouche quelquefois l'ouverture de la prunelle, et empêche de voir. Si la cataracte est ancienne, elle demande l'opération de la main; si elle est récente, on peut quelquefois, au moyen de certaines précautions, parvenir à la résoudre. Pour cela, il faut tirer du sang au front ou par les narines; appliquer le feu aux veines des tempes; faire couler la pituite par des gargarismes convenables; employer les fumigations, et bassiner les yeux avec des collyres âcres. Le régime propre à atténuer la pituite, est celui qui convient le mieux dans ce cas.

36. La paralysie des yeux ne demande point d'autre régime, ni d'autres médicamens, que ceux que nous venons d'indiquer; ainsi, il nous suffira de faire mention de cette maladie. Tantôt la paralysie n'attaque qu'un œil; tantôt elle les attaque tous les deux à la fois: elle est produite ou par quelque coup, ou par l'épilepsie, on par des convulsions qui se communiquent avec violence, jusqu'à l'œil même. Il en résulte que l'organe ne peut plus être dirigé vers un point quelconque, ni se fixer en aucune façon; mais qu'il se porte çà et là d'une manière déréglée, et ne transmet plus l'impression des objets.

37. Non multum ab hoc malo distat id, quod μυδρίασιν Græci vocant. Pupilla funditur et dilatatur, aciesque ejus hebetescit; ac pæne difficillime genus id imbecillitatis eliditur. In utraque vero, id est, et paralysi et mydriasi, pugnandum est per eadem omnia, quæ in caligine oculorum præcepta sunt, paucis tantum mutatis : siquidem ad caput irino interdum acetum, interdum nitrum adjiciendum est : melle inungi satis est. Quidam in posteriore vitio calidis aquis usi, relevatique; quidam sine ulla manifesta causa subito occæcati sunt. Ex quibus nonnulli, cum aliquamdiu nihil vidissent, repentina profusione alvi, lumen receperunt. Quo minus alienum videtur, et recenti re, et interposito tempore, medicamentis quoque moliri dejectiones, quæ omnem noxiam materiam in inferiora depellant.

38. Præter hæc, imbecillitas oculorum est, ex qua quidam interdiu satis, noctu nihil cernunt : quod in feminam bene respondentibus menstruis non cadit. Sed sic laborantes inungi oportet sanie jocinoris, maxime hircini, sin minus, caprini, ubi id assum coquitur, excepta : atque edi quoque ipsumjecur debet. Licet tamen etiam iisdem medicamentis non inutiliter uti, quæ vel cicatrices, vel aspritudinem extenuant. Quidam contrito semine portulacæ mel adjiciunt eatenus, ne id ex specillo destillet, eoque inungunt. Exercitationibus, balneo, frictionibus, gargarizationibus iisdem his quoque utendum est.

39. Et hæc quidem in ipsis corporibus oriuntur. Extrinsecus vero interdum sic ictus oculum lædit, ut sanguis in eo suffundatur. Nihil commodius est, quam sanguine vel columbæ, vel palumbi, vel hirundinis inungere. Neque id sine causa

37. La *mydriase* diffère peu de la paralysie ; la prunelle se relâche et se dilate ; et la vue est considérablement affaiblie : il est très-difficile de remédier à cette espèce d'infirmité. On doit employer dans la paralysie et la mydriase, les mêmes moyens que dans l'obscurcissement de la vue, à peu de chose près : car on ajoute tantôt le vinaigre, tantôt le nitre à l'huile d'iris qu'on emploie pour frotter la tête ; mais pour les yeux, il suffit d'appliquer dessus du miel. Quelques-uns, dans la mydriase, ont fait usage des eaux thermales, et ont été guéris ; d'autres ont perdu subitement la vue, sans aucune cause manifeste. Parmi ces derniers, quelques-uns, après avoir été aveugles pendant un certain temps, ont recouvré la vue par une diarrhée qui leur est tout à coup survenue : ce qui fait voir que, dès le commencement même de ce mal, il est bon de purger de temps en temps, pour expulser, par les voies inférieures, toute la matière nuisible.

38. Outre ces maladies des yeux, il existe une faiblesse de la vue, qui permet bien de distinguer suffisamment les objets pendant le jour, mais empêche de rien voir pendant la nuit. Les femmes qui sont bien réglées ne sont pas sujettes à cette incommodité. Ceux qui en sont affligés, doivent se frotter les yeux avec le jus qui découle d'un foie de bouc ou de chevreau, qu'on fait rôtir, et manger ce foie ensuite. On peut aussi employer avec avantage, les collyres qui sont propres à atténuer les cicatrices, et à corriger les aspérités des paupières. Quelques-uns se servent de la graine de pourpier écrasée, à laquelle ils ajoutent ce qu'il faut de miel, pour que le mélange ne quitte pas le pinceau, avec lequel on en fait des applications sur les yeux. L'exercice, les bains, les frictions et les gargarismes, prescrits dans les cas ci-dessus indiqués, conviennent également dans celui-ci.

39. Les maladies dont nous venons de parler, naissent dans l'intérieur même du corps ; mais l'œil peut encore être lésé par une cause extérieure ; ce qui donne lieu à la formation d'une ecchymôse. Dans ce cas, on ne peut rien faire de mieux, que d'appliquer sur l'œil du sang de pigeon, ou de ramier, ou d'hirondelle. Ce n'est

fit ; cum horum acies extrinsecus læsa, interposito
tempore in antiquum statum redeat, celerrimeque
hirundinis. Unde etiam locus fabulæ factus est,
per parentes id herba restitui, quod per se sanescit. Eorum ergo sanguis nostros quoque oculos ab
externo casu commodissime tuetur, hoc ordine,
ut sit hirundinis optimus, deinde palumbi, minime efficax columbæ, et illi ipsi, et nobis. Supra
percussum vero oculum, ad inflammationem le-
niendam, non est alienum imponere etiam cataplasmata. Sal ammoniacus, vel quilibet alius
quam optime teri debet, sic, ut ei paulatim oleum
adjiciatur, donec crassitudo strigmenti fiat : id
deinde miscendum est cum hordeacea farina, quæ
ex mulso decocta sit. Facile autem, recognitis omnibus, quæ medici prodiderunt, apparere cuilibet
potest, vix ullum ex iis, quæ supra comprehensa
sunt, oculi vitium esse, quod non simplicibus
quoque, et promtis remediis submoveri possit.

VII. 1. Hactenus in oculis ea reperiuntur, in
quibus medicamenta plurimum possunt : ideoque
ad aures transeundum est, quarum usum proximum a luminibus natura nobis dedit. Sed in his
aliquanto majus periculum est : nam vitia oculorum intra ipsos nocent ; aurium inflammationes
doloresque, interdum etiam ad dementiam mor-
temque præcipitant. Quo magis inter initia protinus succurrendum est, ne majori periculo locus
sit. Ergo ubi primum dolorem aliquis sensit, abstinere et continere se debet. Postero die, si vehementius malum est, caput tondere, idque irino

pas sans raison, qu'on se sert de ce remède; car lorsque les oiseaux, dont je viens de parler, ont été blessés à l'œil, leur vue se rétablit bientôt dans son premier état, et même très-promptement dans l'hirondelle. D'où est venue la fable qui lui attribue la science de guérir, avec une herbe, les yeux malades de ses petits ; tandis que cette guérison arrive tout naturellement. Nous pouvons donc trouver dans le sang de ces animaux, un excellent remède contre les blessures de l'œil; mais il faut savoir que relativement à cette propriété, tant pour eux-mêmes que pour nous, le sang le meilleur est celui de l'hirondelle ; puis, celui du ramier ; et enfin, celui du pigeon, qui est le moins efficace. Il faut aussi, lorsqu'on a reçu un coup sur l'œil, y appliquer des cataplasmes, pour appaiser l'inflammation. À cet effet, on pile exactement du sel ammoniac ou tout autre, en y ajoutant peu-à-peu de l'huile, pour donner à cette préparation la consistance convenable ; puis, on la mêle avec de la farine d'orge qu'on a fait bouillir dans de l'hydromel. Mais il est facile de reconnaître, par tout ce que les médecins ont écrit, qu'il n'est presque aucune des maladies de l'œil dont nous avons fait mention, qu'on ne puisse guérir aussi par des remèdes simples, et qui se trouvent, pour ainsi dire, sous la main.

VII. 1. Nous venons de parler des maladies de l'œil, qui se guérissent principalement par le secours des médicamens ; nous allons maintenant passer à celles de l'oreille ; organe qui, après celui de la vue, nous est naturellement le plus nécessaire. Les maladies de l'oreille sont beaucoup plus dangereuses que celles des yeux ; car les dérangemens que celles-ci occasionnent, se bornent presque toujours à la partie affectée ; mais il n'en est pas de même des inflammations et des douleurs d'oreilles ; elles entraînent quelquefois après elles, le délire et la mort. On doit donc y remédier avec soin dès le commencement ; pour prévenir des suites qui pourraient devenir plus fâcheuses. Dès qu'on ressent de la douleur à l'oreille, il faut rester tranquille, et faire abstinence ; le lendemain, si le mal est plus considérable, on rasera la tête ; on la frottera ensuite avec de

unguento calido perungere, et operire. At magnus cum febre vigiliaque dolor exigit, ut sanguis quoque mittatur. Si id aliquæ causæ prohibent, alvus solvenda est. Cataplasmata quoque calida, subinde mutata, proficiunt; sive fœni græci, sive lini, sive alia farina ex mulso decocta. Recte etiam subinde admoventur spongiæ, ex aqua calida expressæ. Tum, levato dolore, ceratum circumdari debet ex irino, aut cyprino factum : in quibusdam tamen melius, quod ex rosa est, proficit. Si vehemens inflammatio somnum ex toto prohibet, adjici cataplasmati debent papaveris cortices fricti atque contriti, sic, ut ex his pars dimidia sit; eaque tum simul ex passo mixto decoquuntur. In aurem vero infundere aliquod medicamentum oportet; quod semper ante tepefieri convenit : commodissimeque per strigilem instillatur. Ubi auris repleta est, super lana mollis addenda ea est, quæ humorem intus contineat. Et hæc quidem communia sunt. Medicamentum vero est et rosa, et radicum arundinis succus, et oleum, in quo lumbrici cocti sunt, et humor ex amaris nucibus, aut ex nucleo mali persici expressus. Composita vero ad inflammationem doloremque leniendum hæc fere sunt : castorei, papaveris lacrimæ, pares portiones conteruntur, deinde adjicitur his passum : vel papaveris lacrimæ, croci, myrrhæ par modus sic teritur, ut invicem modo rosa, modo passum instilletur : vel id, quod amarum in ægyptia faba est, conteritur, rosa adjecta ; quibus myrrhæ quoque paulum a quibusdam miscetur, vel papaveris lacrimæ, aut thus cum muliebri lacte, vel amararum nucum cum rosa succus : vel castorei, myrrhæ, papaveris lacrimæ pares portiones cum passo : vel croci p. *. =. myrrhæ, aluminis scissilis, singulorum p. *. =.

l'onguent d'iris chaud, et on la tiendra bien couverte.
Si la douleur est violente, accompagnée de fièvre et
d'insomnie, il est nécessaire de saigner; si quelque
chose s'oppose à la saignée, il faut donner des lavemens; appliquer des cataplasmes chauds qu'on renouvelle souvent : ces cataplasmes se font avec la farine de
fenugrec, de lin, ou autre, bouillie dans de l'hydromel.
On se trouve bien aussi d'appliquer fréquemment sur
l'oreille, des éponges trempées dans de l'eau chaude.
Lorsque la douleur est appaisée, il faut oindre le con-
tour de l'oreille avec du cérat fait avec l'huile d'iris,
ou de souchet : celui dans lequel entre l'huile rosat fait
mieux néanmoins dans certains cas. Si l'inflammation est
violente, et empêche totalement le sommeil, on ajoute
aux cataplasmes, moitié de têtes de pavot, frites et
pilées; et on fait bouillir le tout ensemble dans du
passum ou de l'hydromel : il faut aussi injecter quelque
liqueur tiède dans l'oreille : le strigile est très-commode
pour cela. Lorsque la cavité de l'oreille est remplie, on
applique par-dessus de la laine molle, pour empêcher
la liqueur injectée de s'échapper : ce qu'il faut observer
dans tous les cas. On emploie, pour ces injections,
l'huile rosat, le suc extrait des racines de roseau, l'huile
dans laquelle on a fait bouillir des vers de terre, l'huile
d'amandes amères, ou de noyaux de pêches. Les remèdes
composés dont on se sert, pour adoucir la violence de
l'inflammation et de la douleur, sont les suivans : on fait
un mélange de parties égales de castoréum et d'opium,
auxquels on ajoute le passum : ou bien, on prend parties
égales d'opium, de safran, et de myrrhe, que l'on pile,
en y versant alternativement de l'huile rosat, et du
passum; ou l'on emploie la partie amère de la fève
d'Egypte, que l'on pile, et à laquelle on ajoute l'huile
rosat. Quelques-uns mêlent à ces diverses compositions
un peu de myrrhe, ou d'opium, ou l'encens avec le lait
de femme, ou l'huile d'amandes amères, avec l'huile
rosat. On peut aussi se servir d'une préparation faite
avec parties égales de castoréum, de myrrhe, d'opium
mêlés avec du passum; ou avec de safran p. * =; d'alun
de plume, de myrrhe, de chaque p. * =. En broyant

quibus, dum teruntur, paulatim miscentur passi
cyathi tres, mellis minus cyatho ; idque ex primis
medicamentis est: vel papaveris lacrima ex aceto.
Licet etiam compositione uti Themisonis ; quae
habet castorei, opopanacis, papaveris lacrimae,
singulorum p.*. II. spumae lycii p. *. IV. quae contrita passo excipiuntur, donec cerati crassitudinem
habeant, atque ita reponuntur. Ubi usus requirit,
rursus id medicamentum, adjecto passo, specillo
teritur. Illud perpetuum est, quotiescumque crassius medicamentum est, quam ut in aurem instillari
possit, adjiciendum eum esse humorem, ex quo id
componi debet, donec satis liquidum sit.

2. Si vero pus quoque aures habent, recte lycium per se infunditur, aut irinum unguentum ;
aut porri succus cum melle ; aut centaurii succus
cum passo ; aut dulcis mali punici succus in ipsius
cortice tepefactus, adjecta myrrhae exigua parte.
Recte etiam miscentur myrrhae, quam σταχτήν
cognominant, p. * I. croci tantumdem, nuces amarae xxv. mellis sesquicyathus ; quae contrita, cum
utendum est, in cortice mali punici tepefiunt. Ea
quoque medicamenta, quae oris exulcerati causa
componuntur, aeque ulcera aurium sanant. Quae si
vetustiora sunt, et multa sanies fluit, apta compositio est, quae ad auctorem Erasistratum refertur:
piperis p. *. ⹀. croci p. *. ⹀. myrrhae, misy cocti,
singulorum p. *. I. aeris combusti p. *. II. Haec ex
vino teruntur: deinde ubi inaruerunt, adjiciuntur passi heminae tres, et simul incoquuntur, cum
utendum est, adjiciuntur his mel et vinum. Est
etiam Ptolemaei chirurgi medicamentum, quod
habet lentisci p. *. ⹀. gallae p. *. ⹀. omphacii p.
*. I. succum punici mali. Est Menophili validum

ees drogues, on y verse peu à peu trois verres de passum, et un peu moins d'un verre de miel : c'est un des moyens les plus efficaces : on emploie aussi l'opium dissous dans le vinaigre On peut encore mettre en usage la composition de Thémison, dans laquelle il entre de castoréum, d'opopanax, d'opium, de chaque p. ii. * ; d'écume de lycium, p. iv. *. On broie ces ingrédiens dans du passum, jusqu'à ce qu'ils aient acquis la consistance de cérat ; puis, on les met en réserve. Lorsqu'on veut s'en servir, on agite de nouveau le mélange, en y ajoutant du passum. C'est d'ailleurs une règle constante, que toutes les fois qu'une composition est trop épaisse, pour qu'on puisse l'injecter dans l'oreille, il faut, pour la rendre suffisamment liquide, y ajouter de la même liqueur qui est déjà entrée dans sa préparation.

2. S'il s'est formé du pus dans l'oreille, on se trouvera bien d'y insinuer du lycium seul, ou de l'onguent d'iris, ou du suc de poireau mêlé avec du miel, ou du suc de centaurée avec du passum, ou du suc de grenade douce, qu'on fait tiédir dans l'écorce même de ce fruit, et auquel on ajoute un peu de myrrhe. On peut aussi se servir d'un mélange fait avec de myrrhe en larmes, p. i. * ; autant de safran ; de vingt-cinq amandes amères, et d'un demi-verre de miel : on broie toutes ces drogues ensemble, et lorsqu'on veut s'en servir, on fait tiédir le tout dans une écorce de grenade. On emploie encore pour les ulcères des oreilles, les mêmes remèdes que pour les ulcères de la bouche. Si ces ulcères sont anciens, et s'il en sort beaucoup de sanie, on aura recours à une composition d'Erasistrate, dans laquelle il entre de poivre p. * =. de safran p * =. de myrrhe, de mysi cuit, de chaque p. i. * ; de cuivre brûlé p. ii. *. On broie ces ingrédiens dans du vin ; et ensuite, lorsqu'ils se sont desséchés, on y ajoute trois hémines de passum, et on fait bouillir le tout ensemble : lorsqu'on veut s'en servir, on y joint une dose de vin et de miel. Le chirurgien Ptolémée avait, dans ce cas, une composition qu'il préparait avec de lentisque p. * =. de noix de galle p. * =. de verjus p. i. *, et le suc d'une grenade. La composition de Ménophile est des plus efficaces.

admodum, quod ex his constat : piperis longi p.
*. 1. castorei p. *. 11. myrrhæ, croci, papaveris la-
crimæ, nardi syriaci, thuris, malicorii, ex ægyptia faba partis interioris, nucum amararum, mellis
quam optimi, singulorum p. *. 1v. quibus, dum
teruntur, adjicitur acetum quam acerrimum, donec crassitudo in his passi fiat. Est Cratonis : cinnamomi, casiæ, singulorum p. *. ⚌. lycii, nardi,
myrrhæ, singulorum p. *. 1. aloës p. *. 11. mellis
cyathi tres, vini sextarius : ex quibus lycium cum
vino decoquitur, deinde his alia miscentur. At si
multum puris, malusque odor est, æruginis rasæ,
thuris, singulorum p.*. 11. mellis cyathi duo, aceti
quatuor simul incoquuntur : ubi utendum est,
dulce vinum miscetur. Aut aluminis scissilis,
papaveris lacrimæ, acaciæ succi par pondus miscetur, hisque adjicitur hyoscyami succi dimidio
minor, quam unius ex superioribus, portio; eaque trita ex vino diluuntur. Per se quoque hyoscyami succus satis proficit.

3. Commune vero auxilium adversus omnes aurium casus, jamque usu comprobatum, Asclepiades composuit. In eo sunt cinnamomi, casiæ, singulorum p. *. 1. floris junci rotundi, castorei,
albi piperis, longi, amomi, myrobalani, singulorum p. *. 11. thuris masculi, nardi syriaci,
myrrhæ pinguis, croci, spumæ nitri, singulorum
p. *. 111. quæ separatim contrita, rursus mixta,
ex aceto conteruntur; atque ita condita, ubi utendum est, aceto diluuntur. Eodem modo commune
auxilium auribus laborantibus est Polybi sphragis
ex dulci vino liquata : quæ compositio priori libro
continetur. Quod si et sanies profluit, et tumor
est, non alienum est, mixto vino per oricularium

Elle se fait avec de poivre long p. I. * ; de castoréum p. II. * ; de myrrhe, de safran, d'opium, de nard de Syrie, d'encens, d'écorce de grenade, de partie intérieure de fève d'Egypte, d'amandes amères, d'excellent miel, de chaque p. IV. *. A mesure qu'on broie ces drogues, on y verse du vinaigre le plus fort, jusqu'à ce que le tout ait acquis la consistance de passum. Nous avons encore la composition de Craton, où il entre de canelle, de cassia, de chaque p. * ⇌. de nard, de lycium, de myrrhe, de chaque p. I. * ; d'aloès p. II.* ; de miel trois verres, et un setier de vin : on fait bouillir le lycium avec le vin, ensuite on mêle avec les autres drogues. Mais s'il y a beaucoup de pus, et qu'il soit de mauvaise odeur, il faut avoir recours à une préparation faite avec de verdet ratissé, d'encens, de chaque p. II. * ; deux verres de miel, et quatre de vinaigre : on fait bouillir le tout ensemble, et, lorsqu'on veut s'en servir, on y ajoute du vin doux. Ou bien, on mêle parties égales d'alun de plume, d'opium, et de suc d'acacia ; on y ajoute le suc de jusquiame, mais à une dose moitié moindre que celle des autres ingrédiens ; on broie le tout ensemble, et on le délaie dans du vin. Le suc de jusquiame seul fait aussi beaucoup de bien.

3. Asclépiade nous a laissé la composition d'un remède universel et éprouvé pour les maladies de l'oreille. Ce remède se prépare avec de canelle, de cassia, de chaque p. I. * ; de fleurs de jonc rond, de castoréum, de poivre blanc, de poivre long, d'amome, de myrobalans, de chaque p. II. * ; d'encens mâle, de nard de Syrie, de myrrhe grasse, de safran, d'écume de nitre, de chaque p. III. *. On broie toutes ces drogues séparément, et lorsqu'on les a mêlées, on les broie de nouveau dans du vinaigre ; on conserve le tout de la sorte, et quand on veut s'en servir, on le délaie dans du vinaigre. Le *sphragis* de Polybe, dont nous avons rapporté la composition dans le livre précédent, est aussi un remède général pour les maladies de l'oreille ; on le liquéfie dans du vin doux, avant d'en faire usage. S'il y a tumeur, et s'il coule de la sanie, il conviendra de déterger cette sanie avec du vin mixtionné qu'on injec-

clysterem eluere; et tum infundere vinum austerum cum rosa mixtum , cui spodii paulum sit adjectum , aut lycium cum lacte , aut herbæ sanguinalis succum cum rosa, aut mali punici succum
cum exigua myrrhæ parte.

4. Si sordida quoque ulcera sunt, melius mulso
eluuntur ; et tum aliquod ex iis , quæ supra scripta
sunt , quod mel habeat , infunditur. Si magis pus
profluit , et caput utique tondendum , et multa calida aqua perfundendum , et gargarizandum , et
usque ad lassitudinem ambulandum , et cibo modico utendum est. Si cruor quoque ex ulceribus
apparuit, lycium cum lacte debet infundi ; vel
aqua , in qua rosa decocta sit, succo aut herbæ
sanguinalis , aut acaciæ adjecto. Quod si super ulcera caro increvit, eaque mali odoris saniem fun-
dit, aqua tepida elui debet ; tum infundi id , quod
ex thure et ærugine et aceto et melle fit ; aut mel
cum ærugine incoctum. Squama quoque æris cum
sandaracha contrita per fistulam recte instillatur.

5. Ubi vero vermes orti sunt, si juxta sunt, pro-
trahendi oriculario specillo sunt : si longius, medicamentis enecandi ; cavendumque , ne postea
nascantur. Ad utrumque proficit album veratrum
cum aceto contritum. Elui quoque aurem oportet
vino, in quo marrubium decoctum sit. Emortui
vermes in primam auris partem prolabuntur, unde facillime educi possunt.

6. Sin foramen auris compressum est, et intus
crassa sanies subest, mel quam optimum adden-
dum est. Si id parum proficit, mellis cyatho et
dimidio, æruginis rasæ p. *. ii. adjiciendum est,
incoquendumque, et eo utendum. Iris quoque cum

tera par le moyen d'une petite seringue : on versera ensuite dans le tuyau de l'oreille , du vin austère mêlé avec de l'huile rosat , à laquelle on aura ajouté un peu de tutie : on pourra aussi se servir du lycium mêlé avec le lait , ou du suc de renouée avec l'huile rosat , ou du suc de grenade avec un peu de myrrhe.

4. Si les ulcères sont sordides , il vaut mieux les déterger avec de l'hydromel ; ensuite on insinue dans l'oreille quelques-uns des médicamens que nous avons indiqués plus haut, et auxquels il faut ajouter du miel. Si le pus coule en grande quantité, il faut raser la tête ; répandre dessus beaucoup d'eau chaude ; user de gargarismes ; se promener jusqu'à se lasser, et manger peu. S'il coule aussi du sang des ulcères, il faut introduire dans l'oreille du lycium mêlé avec du lait, ou de l'eau dans laquelle on aura fait bouillir des feuilles de roses, et y ajouter le suc de renouée, ou d'acacia. Si les ulcères sont remplis de chairs fongueuses et qu'il en découle une sanie de mauvaise odeur , on nettoie l'oreille avec de l'eau tiède ; puis on y introduit un mélange d'encens, de verdet , de vinaigre et de miel ; ou bien, on se sert simplement de miel bouilli avec le verdet. On peut aussi souffler dans l'oreille, par le moyen d'un tuyau, de l'écaille de cuivre pilée avec de la sandaraque.

5. Lorsqu'il s'est formé des vers dans l'oreille, s'ils sont à proximité , il faut les retirer avec un cure-oreille ; s'ils sont plus avant, il faut les détruire par des moyens appropriés , et empêcher qu'ils ne se reproduisent. L'ellébore blanc broyé dans du vinaigre , produit ces deux effets. On peut aussi nettoyer l'oreille avec du vin dans lequel on aura fait bouillir du marrube. Lorsqu'on a fait ainsi mourir les vers, ils tombent dans la partie antérieure de l'oreille, d'où il est facile de les retirer.

6. Si le tuyau de l'oreille est bouché et rempli d'une sanie épaisse, il faut introduire dans l'oreille d'excellent miel. Si cela ne suffit pas, il faut prendre un verre et demi de miel , de verdet p. II. * ; faire bouillir ensemble, et s'en servir. L'iris mêlé avec le miel, est aussi fort bon dans ce cas. On peut encore se servir

melle idem proficit. Item galbani p. *. ii. myrrhæ et fellis taurini, singulorum p. *. ===. vini quantum satis est ad myrrham diluendam.

7. Ubi vero gravius aliquis audire cœpit, (quod maxime post longos capitis dolores evenire consuevit) in primis aurem ipsam considerare oportet: apparebit enim aut crusta, qualis super ulcera innascitur, aut sordium coitus. Si crusta est, infundendum est aut oleum calidum, aut cum melle ærugo, vel porri succus, aut cum mulso nitri paulum : atque ubi crusta a corpore jam recedit, eluenda auris aqua tepida est, quo facilius ea per se diducta oriculario specillo protrahatur. Si sordes, eæque molles sunt, eodem specillo eximendæ sunt : at si duræ sunt, acetum et cum eo nitri paulum conjiciendum est; cumque emollitæ sunt, eodem modo elui aurem, purgarique oportet. Quod si capitis gravitas manet, attondendum idem, et leniter, sed diu perfricandum est, adjecto vel irino vel laureo oleo, sic, ut utrilibet paulum aceti misceatur; tum diu ambulandum, leniterque post unctionem aqua calida caput fovendum ; cibisque utendum ex imbecillissima et media materia ; magisque assumendæ dilutæ potiones ; nonnunquam gargarizandum est. Infundendum autem in aurem castoreum cum aceto et laureo oleo et succo radiculæ corticis; aut cucumeris agrestis succus, adjectis contritis rosæ foliis. Immaturæ quoque uvæ succus cum rosa instillatus, adversus surditatem satis proficit.

8. Aliud vitii genus est, ubi aures intra se ipsæ sonant. Atque hoc quoque fit, ne externum sonum accipiant. Levissimum est, ubi id ex gravedine est : pejus, ubi ex morbo, capitisve longis

du mélange suivant : Prenez de galbanum, p. 11. *; de myrrhe et de fiel de taureau, de chaque p. * = =.; de vin, quantité suffisante pour délayer la myrrhe.

7. Lorsqu'on commence à avoir l'ouïe dure (ce qui a coutume d'arriver principalement après les longues douleurs de tête), il faut d'abord bien examiner l'oreille : on y apercevra ou une croûte semblable à celle qui se forme sur les ulcères, ou un amas d'ordures. Si c'est une croûte, il faut insinuer dans l'oreille de l'huile chaude, ou du verdet mêlé avec du miel, ou du suc de poireau, ou un peu de nitre dissous dans de l'hydromel. Lorsque la croûte s'est détachée, on injecte de l'eau tiède, afin de retirer plus facilement cette croûte avec le cure-oreille. Si ce sont des ordures, et qu'elles soient molles, il faut les tirer avec le même instrument; mais si elles sont dures, il faut injecter du vinaigre dans lequel on aura fait dissoudre un peu de nitre; et lorsque par là on aura ramolli ces ordures, on les retirera par les mêmes moyens que dans le cas précédent. Si l'on continue d'avoir la tête pesante, il faut la faire raser, puis frotter légèrement, mais long-temps, avec l'huile d'iris, ou de laurier, à laquelle on ajoute un peu de vinaigre : il faut ensuite marcher pendant long-temps, et se faire étuver doucement la tête avec de l'eau tiède, après se l'être fait oindre : les alimens dont on fera usage, seront tirés de la classe moyenne, et on choisira les moins nourrissans; les boissons seront, de préférence, très-délayées; on se gargarisera de temps en temps. Il faut introduire dans l'oreille, du castoréum avec du vinaigre, de l'huile de laurier, et du suc d'écorce de raifort; ou bien, du suc de concombre sauvage, dans lequel on aura mêlé des feuilles de roses pilées. Le jus de raisin qui n'est pas mûr, et qu'on verse dans le tuyau de l'oreille avec l'huile rosat, fait aussi un assez bon effet dans la surdité.

8. Il est une autre maladie, dans laquelle on éprouve au dedans de l'oreille un bourdonnement qui empêche de percevoir les sons extérieurs. Ce mal est très-léger, lorsqu'il est occasionné par un coryza; il est plus sérieux, lorsqu'il est produit par quelque maladie, ou par

doloribus incidit : pessimum, ubi, magnis morbis venientibus, maximeque comitiali, provenit. Si ex gravedine est, purgare aurem oportet, et spiritum continere, donec inde humor aliquis exspumet. Si ex morbo vel capitis dolore, quod ad exercitationem, frictionem, perfusionem, gargarizationemque pertinet, eadem facienda sunt : cibis non utendum nisi extenuantibus : in aurem dandus radiculæ succus cum rosa, vel cum succo radicis ex cucumere agresti ; vel castoreum cum aceto, et laureo oleo. Veratrum quoque ex aceto conteritur, deinde melle cocto excipitur, et inde collyrium factum in aurem demittitur. Si sine his cœpit, ideoque novo metu terret, in aurem dari debet castoreum cum aceto, vel irino, aut laureo oleo ; aut huic mixtum castoreum cum succo nucum amararum ; aut myrrha et nitrum cum rosa et aceto. Plus tamen in hoc quoque proficit victus ratio : eademque facienda sunt, quæ supra comprehendi, cum majore quoque diligentia; et præterea, donec is sonus finiatur, a vino abstinendum. Quod si simul et sonus est, et inflammatio, laureum oleum conjecisse abunde est, aut id, quod ex amaris nucibus exprimitur; quibus quidam vel castoreum, vel myrrham miscent.

9. Solet etiam interdum in aurem aliquid incidere ; ut calculus, aliquodve animal. Si pulex intus est, compellendum eo lanæ paululum est ; quo ipse is subit, et simul extrahitur. Si non est secutus, aliudve animal est, specillum lana involutum in resinam quam glutinosissimam, maxi-

de longues douleurs de tête : il est très-dangereux, lorsqu'il survient au commencement de quelque grande maladie, et principalement d'une attaque d'épilepsie. Si le mal provient d'un coryza, il faut se nettoyer l'oreille, et retenir son haleine, jusqu'à ce que l'humeur se fasse jour au dehors. S'il est produit par une maladie, ou par une douleur de tête, il faut suivre, quant aux exercices, aux frictions, aux fomentations, et aux gargarismes, la même méthode que dans la curation de l'ouïe dure : on ne fait usage que d'alimens atténuans ; on injecte dans l'oreille, du suc de raifort mêlé avec l'huile rosat, ou avec le suc de racine de concombre sauvage, ou du castoréum mêlé avec le vinaigre et l'huile de laurier. On peut aussi broyer de l'ellébore blanc dans du vinaigre ; l'incorporer ensuite dans du miel cuit, et former du tout une tente qu'on introduit dans l'oreille. Si le bourdonnement est survenu, sans avoir été précédé des causes que nous avons rapportées, c'est un nouveau sujet de craindre : il faut alors introduire dans le tuyau de l'oreille, du castoréum avec du vinaigre, ou avec de l'huile d'iris ou de laurier; ou bien du castoréum mêlé avec l'huile de laurier et celle d'amandes amères ; ou bien enfin, de la myrrhe mêlée avec du nitre, du vinaigre et de l'huile rosat. Au reste, dans cette incommodité, le régime fait plus que les remèdes : il faut observer, et même avec encore plus d'exactitude, tout ce que j'ai conseillé plus haut ; et de plus, il faut entièrement retrancher l'usage du vin, pendant tout le temps que ce bourdonnement durera. S'il est accompagné d'inflammation, il suffit de verser dans l'oreille, de l'huile de laurier, ou de l'huile d'amandes amères : quelques-uns ajoutent cependant à ces huiles le castoréum ou la myrrhe.

9. Il arrive aussi quelquefois qu'il entre dans l'oreille quelque corps étranger; comme une petite pierre, ou quelque animal ; si c'est une puce, on la retire par le moyen d'un petit flocon de laine, qu'on aura placé dans le conduit auditif. Si la puce n'est pas sortie, ou si c'est un autre animal, il faut envelopper une sonde avec de la laine ; tremper ensuite cette laine dans une résine

meque terebinthinam demittendum, idque in aurem conjiciendum, ibique vertendum est : utique enim comprehendet et eximet. Sin aliquid exanime est, specillo oriculario protrahendum est, aut hamulo retuso paulum recurvato : si ista nihil proficiunt, potest eodem modo resina protrahi. Sternutamenta quoque admota id commode elidunt, aut oriculario clystere aqua vehementer intus compulsa. Tabula quoque collocatur media inhærens, capitibus utrimque pendentibus, superque eam homo deligatur in id latus versus, cujus auris eo modo laborat, sic, ut extra tabulam non emineat : tum malleo caput tabulæ, quod a pedibus est, feritur ; atque ita concussa aure, id quod inest, excidit.

VIII. 1. Nares vero exulceratas fovere oportet vapore aquæ calidæ. Id et spongia expressa atque admota fit, et subjecto vase oris angusti, calida aqua repleto. Post id fomentum, illinenda ulcera sunt, aut plumbi recremento, aut cerussa, aut argenti spuma; cum quodlibet horum aliquis conterit, eique, dum teritur, invicem vinum et oleum myrteum adjicit, donec mellis crassitudinem fecerit. Sin autem ea ulcera circa os sunt, pluresque crustas et odorem fœdum habent; quod genus Græci ὄζαιναν appellant; sciri quidem debet, vix ei malo posse succurri : nihilominus tamen hæc tentari possunt; ut caput ad cutem tondeatur, assidueque vehementer perfricetur; multa calida aqua perfundatur; multa eidem ambulatio sit; cibus modicus, neque acer, neque valentissimus. Tum in narem ipsam mel cum exiguo modo resinæ terebinthinæ conjiciatur, (quod specillo quoque involuto lana fit) attrahaturque spiritu is

fort visqueuse, principalement dans la térébenthine ; l'introduire dans le tuyau de l'oreille, et l'y faire tourner à différentes reprises ; on viendra sûrement à bout par là de retirer l'animal. Si c'est quelque chose d'inanimé, il faut l'extraire avec le cure-oreille, ou bien avec un petit crochet obtus et recourbé. Si l'on ne réussit pas avec ces instrumens, on se servira de la sonde avec la résine, comme il vient d'être dit ; ou bien on fera éternuer, ou on injectera avec force, dans le tuyau de l'oreille, de l'eau, par le moyen d'une seringue. On peut aussi se servir d'une table appuyée sur deux montans, et sur laquelle on fait coucher la personne, du côté de l'oreille dans laquelle il est entré quelque chose ; ensuite on frappe, avec un marteau, le montant qui est vers les pieds ; il se fait dans l'oreille un ébranlement qui en fait sortir ce qui y était entré.

VIII. 1. Lorsque les narines sont ulcérées, il faut les fomenter avec la vapeur de l'eau chaude ; ce qui se fait par le moyen d'une éponge trempée dans cette eau, et introduite dans les narines, ou à l'aide d'un vase d'une embouchure étroite, que l'on remplit de cette même eau, et qu'on tient au-dessous du nez : après cette fomentation, il faut appliquer sur les ulcères, un liniment fait avec la scorie de plomb, ou la céruse, ou la litharge d'argent. A mesure qu'on broie l'une ou l'autre de ces drogues, on verse dessus, alternativement du vin et de l'huile de myrte, jusqu'à ce que le liniment ait acquis la consistance de miel. Mais si ces ulcères sont situés près de l'os ; s'ils sont croûteux, et répandent une mauvaise odeur, ce que les Grecs appellent *ozène*, il est presque impossible d'y remédier. On peut néanmoins en faire l'essai : il faut raser la tête ; la frotter fortement et fréquemment ; répandre dessus beaucoup d'eau chaude ; marcher beaucoup ; prendre peu d'alimens, et qui ne soient ni âcres, ni fort nourrissans. On porte ensuite dans les narines mêmes, du miel mêlé avec un peu de résine de térébenthine : pour cela, on se sert d'une sonde enveloppée de laine ; et l'on fait renifler, jusqu'à ce que l'odeur du topique se

succus, donec in ore gustus ejus sentiatur : sub his enim crustæ resolvuntur, quæ tum per sternutamenta elidi debent. Puris ulceribus vapor aquæ calidæ subjiciendus est : deinde adhibendum aut lycium ex vino dilutum, aut amurca, aut omphacium, aut menthæ, aut marrubii succus; aut atramentum sutorium, quod candefactum, deinde contritum sit; aut interior scillæ pars contrita; sic, ut horum cuilibet mel adjiciatur : cujus in ceteris admodum exigua pars esse debet; in atramento sutorio tanta, ut ea mixtura liquida sit; cum scilla utique pars major. Involvendumque lana specillum est, et in eo medicamento tingendum, eoque ulcera implenda sunt : rursusque linamentum involutum et oblongum eodem medicamento illinendum, demittendumque in narem, et ab inferiore parte leniter deligandum. Idque per hiemem et vere bis die; per æstatem et autumnum, ter fieri debet.

2. Interdum vero in naribus etiam carunculæ quædam similes muliebribus mammis nascuntur, eæque imis partibus, quæ carnosissimæ sunt, inhærent. Has curare oportet medicamentis adurentibus, sub quibus ex toto consumuntur. Polypus vero est caruncula, modo alba, modo subrubra, quæ narium ossibus inhæret; ac modo ad labra tendens narem implet, modo retro per id foramen, quo spiritus a naribus ad fauces descendit, adeo increscit, ut post uvam conspici possit; strangulatque hominem, maxime austro aut euro flante : fereque mollis est, raro dura; eaque magis spiritum impedit, et nares dilatat; quæ fere καρκινώδης est; itaque attingi non debet. Illud aliud genus fere quidem ferro curatur; interdum tamen inarescit, si addita in narem per linamentum aut penicillum ea compositio est, quæ habet minii sino-

fasse sentir dans la bouche. Par ce moyen, on détache les croûtes des ulcères, et on les fait sortir du nez, en faisant éternuer le malade. Lorsque les ulcères sont détergés, on fait respirer la vapeur de l'eau chaude; ensuite, on prend du suc de lycium dissous dans du vin, ou de la lie d'huile d'olives, ou du verjus, ou du suc de menthe ou de marrube, ou du vitriol qu'on expose d'abord au feu, et qu'on broie ensuite, ou la partie intérieure de la scille pilée. Soit que l'on emploie l'un ou l'autre de ces ingrédiens, il faut y ajouter le miel, mais en petite quantité, excepté avec le vitriol; car alors il faut en mettre assez, pour que le mélange soit liquide; si c'est avec la scille, il en faut encore davantage. On roule autour d'une sonde de la laine que l'on trempe dans cette composition, avec laquelle on panse les ulcérés; ensuite, on introduit dans les narines une tente oblongue, imprégnée du même mélange, et on l'y maintient par un léger bandage. Il faut panser ainsi deux fois par jour, en hiver et au printemps; et trois fois, en été et en automne.

2. Il se forme quelquefois dans les narines, des caroncules qui ressemblent aux mamelons des femmes: ces caroncules adhèrent aux parties inférieures des narines, qui sont les plus charnues. Il faut les consumer entièrement par le moyen des caustiques. Le polype est une caroncule tantôt blanche, tantôt rougeâtre, qui s'attache aux os des narines: il se porte quelquefois vers les lèvres, et bouche totalement la narine qu'il occupe; d'autres fois, il descend dans la bouche par les fosses nasales, et augmente au point qu'on l'aperçoit derrière la luette: il gêne considérablement la respiration, surtout lorsque le vent vient du midi ou de l'est. Le polype est ordinairement mou, rarement dur; cette dernière espèce oppose plus d'obstacle à la respiration, et dilate davantage les narines: elle est presque toujours carcinomateuse; ainsi il ne faut pas y toucher. On attaque l'autre ordinairement avec le fer; cependant on parvient quelquefois à le dessécher, en introduisant dans les narines, par le moyen d'une mèche ou d'une tente, la composition suivante: pre-

pici, chalcitidis, calcis, sandarachæ, singulorum
p. *. i. atramenti sutorii p. *. ii.

IX. In dentium autem dolore, qui ipse quoque
maximis tormentis annumerari potest, vinum ex
toto circumcidendum est : cibo quoque primo abstinendum, deinde eo modico mollique utendum,
ne mandentis dentes irritet : tum extrinsecus admovendus per spongiam vapor aquæ calidæ, imponendumque ceratum ex cyprino aut irino factum, lanaque id comprehendendum, caputque velandum est. Quod si gravior dolor est, utiliter et
alvus ducitur, et calida cataplasmata super maxillam injiciuntur, et ore humor calidus cum medicamentis aliquibus continetur, sæpiusque mutatur.
Cujus rei causa et quinquefolii radix in vino mixto coquitur ; et hyoscyami radix vel in posca, vel
in vino mixto coquitur, sic, ut paulum his salis adjiciatur ; et papaveris non nimium aridi cortices, et
mandragoræ radix, eodem modo. Sed in his tribus
utique vitandum est, ne, quod haustum erit, devo-
retur. Ex populo quoque alba cortex radicis in hunc
usum in vino mixto recte coquitur ; et in aceto
cornu cervini ramentum ; et nepeta cum teda pingui, ac ficu item pingui vel in mulso, vel in aceto et melle ; ex quibus cum ficus decocta est, is
humor percolatur. Specillum quoque lana involutum in calidum oleum demittitur, eoque ipse
dens fovetur. Quin etiam quædam quasi cataplasmata in dentem ipsum illinuntur : ad quem usum
ex malo punico acido atque arido malicorii ous
interior cum pari portione et gallæ et pinei corticis conteritur ; misceturque his minium ; eoque
contrita aqua pluviatili coguntur : aut panacis,
papaveris lacrimæ, peucedani, uvæ taminiæ sine

nez de minium de sinope , de chalcitis , de chaux, de sandaraque, de chaque p. i. * ; de vitriol, p. ii. *.

IX. Lorsque le mal de dents se fait sentir, mal qu'on peut mettre au nombre des plus grands tourmens , il faut retrancher absolument le vin ; garder d'abord la diète ; ensuite, ne prendre que des alimens peu abondans et mous ; pour que la mastication n'irrite pas le mal davantage. On fait parvenir dans la bouche, au moyen d'une éponge, la vapeur de l'eau chaude ; on applique de la laine enduite de cérat fait avec l'onguent d'iris ou de souchet , et l'on se tient la tête bien couverte. Si la douleur est très-vive, on se trouve bien de prendre des lavemens ; d'appliquer des cataplasmes chauds sur la mâchoire ; de tenir dans la bouche quelque liqueur médicamenteuse et chaude qu'on renouvelle souvent. Pour cet effet , on fait bouillir la racine de quintefeuille dans du vin mixtionné ; celle de jusquiame dans de l'oxycrat, ou dans le même vin ; on y ajoute un peu de sel ; on fait bouillir, de la même façon , de l'écorce de pavot, qui ne soit pas trop desséchée, et de la racine de mandragore ; mais il faut avoir soin de ne point avaler la liqueur dans laquelle sera entrée l'une des trois dernières plantes dont nous venons de parler. On peut aussi se servir de l'écorce de la racine de peuplier blanc, bouillie dans du vin mixtionné ; de la râpure de corne de cerf bouillie dans du vinaigre ; d'une décoction de calament, de bois de pin, et de figue grasse dans l'hydromel ou le vinaigre, avec addition de miel : lorsque la figue a suffisamment bouilli, on passe la liqueur au travers d'un linge. Il en est qui trempent un stylet recouvert de laine, dans de l'huile chaude, et qui le portent ensuite sur la dent malade. D'autres appliquent comme des espèces de cataplasmes sur la dent même. Pour cela , ils se servent ou de la partie intérieure de l'écorce d'une grenade aigre et desséchée, qu'ils broient avec autant de noix de galle, d'écorce de pin, de minium, qu'on lie ensemble avec de l'eau de pluie ; ou bien ils broient parties égales d'opopanax, d'opium, de pain de pourceau, de staphisaigre dépouillée de

seminibus pares portiones conteruntur : aut galbani partes tres, papaveris lacrimæ pars quarta. Quidquid dentibus admotum est, nihilominus supra maxillam ceratum, quale supra posui, esse debet, lana obtectum. Quidam etiam myrrhæ, cardamomi, singulorum p. *. I. croci, pyrethri, ficorum partes, singulorum p. *. IV. sinapis p. *. VIII. contrita linteolo illinunt, imponuntque in humero partis ejus, qua dens dolet; si is superior est, a scapulis; si inferior, a pectore : idque dolorem levat; et cum levavit, protinus submovendum est. Si vero exesus est dens, festinare ad eximendum eum, nisi res coëgit, non est necesse : sed tum omnibus fomentis, quæ supra posita sunt, adjiciendæ quædam valentiores compositiones sunt, quæ dolorem levant; qualis fere est. Habet autem papaveris lacrimæ p. *. I. piperis p. *. II. soreos p. *. X. quæ contrita galbano excipiuntur, idque circumdatur. Aut Menemachi, maxime ad maxillares dentes; i n qua sunt croci p. *. I. cardamomi, thuris fuliginis, ficorum partes, pyrethri, singulorum p. *. IV. sinapis p. *. VIII. Quidam autem miscent pyrethri, piperis, elaterii, singulorum p. *. I. aluminis scissilis, papaveris lacrimæ, uvæ taminiæ, sulphuris ignem non experti, bituminis, lauri baccarum, sinapis, singulorum p. *. II. Quod si dolor eximi eum cogit, et piperis semen cortice liberatum, et eodem modo bacca hederæ conjecta in ejus foramen, dentem findit, isque per testas excidet; et plani piscis, quam pastinacam nostri, τρυγῶνα Græci vocant, aculeus torretur, deinde

ses graines ; ou ils mêlent trois parties de galbanum avec une d'opium. Quelque chose qu'on puisse mettre sur les dents, on ne doit pas moins tenir appliquée sur la mâchoire, de la laine sur laquelle ou aura étendu l'un ou l'autre des cérats dont j'ai parlé plus haut. Quelques médecins se servent de la préparation suivante : ils prennent de myrrhe, de cardamome, de chaque p. I.*; de safran, de pyrèthre, de figues, de chaque p. IV.*; de graine de moutarde, p. VIII.*; ils broient toutes ces drogues, et les étendent sur un linge qu'ils appliquent au bras, du côté de la dent malade ; postérieurement, si c'est une dent d'en haut ; antérieurement, si c'est une dent d'en bas. Ce remède appaise ordinairement la douleur ; il faut l'ôter dès qu'il a produit son effet. Quand même la dent serait cariée, il ne faut point se presser de l'arracher, à moins qu'on n'y soit absolument forcé ; mais il faut, outre les topiques qui viennent d'être indiqués, employer des préparations plus efficicaces, pour appaiser la douleur. Telle est celle-ci : prenez d'opium, p. I, *; de poivre, p. II.*, de sory, p. x. *. On broie ces drogues ensemble ; on les incorpore dans du galbanum, et on en applique sur la dent. La composition de Ménémachus procure aussi beaucoup de soulagement ; surtout dans la douleur des dents molaires. Il entre dans cette composition, de safran, p. I.*; de cardamome, de suie d'encens, de figues, de pyrèthre, de chaque p. IV.*; de graine de moutarde, p. VIII.*. D'autres emploient un mélange fait avec de pyrèthre, de poivre, d'élatérium, de chaque p. I.*; d'alun de plume, d'opium, de staphisaigre, de soufre qui n'a pas passé par le feu, de bitume, de baies de laurier, de graine de moutarde, de chaque p. II.*. Si la douleur est telle, qu'on ne puisse garder la dent, il faut se servir de semence de poivre écorcée, ou bien de baies de lierre préparées de même, qu'on introduit dans le creux de la dent : ces substances ont la propriété de la fendre, et de la faire tomber par esquilles. Le dard du poisson plat que nous appelons *pastinaca*, et les Grecs *trygon*, étant torréfié, et ensuite pulvérisé et mêlé avec de la résine, fait aussi

conteritur, resinaque excipitur, quæ denti circumdata hunc solvit : et alumen scissile in id foramen conjectum dentem citat. Sed id tamen involutum lanula demitti commodius est, quia sic, dente servato, dolorem levat. Hæc a medicis accepta sunt. Sed agrestium experimento cognitum est, cum dens dolet, herbam menthastrum cum suis radicibus evelli debere, et in pelvem mitti, supraque aquam infundi, collocarique juxta sedentem hominem undique veste contectum ; tum in pelvem candentes silices demitti, sic, ut aqua tegantur, hominemque cum hiante ore vaporem excipere, ut supra dictum est, undique inclusum. Nam et sudor plurimus sequitur, et per os continens pituita defluit ; idque sæpe longiorem, semper annuam valetudinem bonam præstat.

X. Si vero tonsillæ sine exulceratione per inflammationem intumuerunt, caput velandum est; extrinsecus is locus vapore calido fovendus; multa ambulatione utendum; caput in lecto sublime habendum; gargarizandumque reprimentibus. Radix quoque ea, quam dulcem appellant, contusa et in passo mulsove decocta, idem præstat. Leniterque quibusdam medicamentis eas illini non alienum est; quæ hoc modo fiunt. Ex malo punico dulci succus exprimitur, et ejus sextarius in leni igne coquitur, donec ei mellis crassitudo sit; tum croci, myrrhæ, aluminis scissilis, singulorum p. *. II. per se conteruntur, paulatimque his adjiciuntur vini lenis cyathi duo, mellis unus ; deinde priori succo ista miscentur, et rursus leniter incoquuntur : aut ejusdem succi sextarius eodem modo coquitur, atque eadem ratione trita hæc adjiciuntur ; nardi p. *. —. omphacii p. *. i. cinnamomi, myrrhæ, casiæ, singulorum p. *. i. Eadem autem

tomber la dent sur laquelle on l'applique; il en est de même de l'alun de plume qui, introduit dans la dent cariée, en accélère la chute. Cependant il vaut mieux étendre ce dernier médicament sur un petit flocon de laine qu'on enfonce dans le trou de la dent; par ce moyen, on la conserve et on appaise la douleur. Tels sont les remèdes que les médecins mettent en usage. En voici un autre dont les gens de campagne se servent dans leurs maux de dents : ils arrachent avec ses racines, la plante appelée menthe sauvage; ils la mettent dans un bassin qu'ils remplissent d'eau, et qu'ils placent près du malade qui est assis et bien couvert; ils jettent ensuite dans le bassin, des cailloux brûlans, et le malade ouvre la bouche, pour recevoir la vapeur qu'on enferme de tous côtés avec des couvertures, pour qu'elle ne puisse s'échapper. Ce remède fait suer beaucoup, et fait couler de la bouche une quantité considérable de pituite : il garantit du mal de dents, souvent pour long-temps; et toujours, au moins, pour un an.

X. Si les amygdales sont gonflées et enflammées, sans être ulcérées, il faut se tenir la tête bien couverte ; diriger extérieurement sur ces parties, quelque vapeur chaude ; se promener beaucoup ; avoir la tête élevée, lorsqu'on est au lit ; employer des gargarismes astringens. La réglisse concassée et bouillie dans de l'hydromel ou du passum, fait également bien ; il est bon aussi d'oindre légèrement les amygdales avec quelques linimens que l'on prépare de la façon suivante. On prend un setier du suc exprimé de grenade douce, qu'on fait bouillir à petit feu, jusqu'à ce qu'il soit réduit en consistance de miel; alors on broie de safran, de myrrhe, d'alun de plume, de chaque p. ii. *; on verse lentement dessus, en les remuant, deux verres de vin doux, et un de miel ; on mêle ensuite ces ingrédiens avec le suc de grenade épaissi, et on fait bouillir, de nouveau, légèrement le tout ensemble ; ou bien, on prend un setier du même suc préparé comme nous l'avons dit, et on y ajoute de nard, p. * —. de verjus, p. i. *; de canelle, de myrrhe, de cassia, de chaque p. i. *. Ces linimens conviennent

autem hæc et auribus et naribus purulentis accommodata sunt. Cibus in hac quoque valetudine lenis
esse debet; ne exasperet. Quod si tanta inflammatio est, ut spiritum impediat, in lecto conquies-
cendum; cibo abstinendum, neque assumendum
quidquam præter aquam calidam est; alvus quoque ducenda est; gargarizandum ex fico et mulso;
illinendum mel cum omphacio; extrinsecus admovendus, sed aliquanto diutius, vapor calidus, donec ea suppurent, et per se aperiantur. Si pure
substante non rumpuntur hi tumores, incidendi i
sunt: deinde ex mulso calido gargarizandum. At
si modicus quidem tumor, sed exulceratio est,
furfurum cremori ad gargarizandum paulum mellis adjiciendum est, illinendaque ulcera hoc medicamento: passi quam dulcissimi tres heminæ ad
unam coquuntur; tum adjicitur thuris p. *. 1. croci, myrrhæ, singulorum p. *. ℈ leniterque omnia
rursus fervescunt. Ubi pura ulcera sunt, eodem
furfurum cremore, vel lacte gargarizandum est.
Atque hic quoque cibis lenibus opus est; quibus
adjici dulce vinum potest.

XI. Ulcera autem oris, si cum inflammationes
sunt, et parum pura ac rubicunda sunt, optime
iis medicamentis curantur, quæ supra posita ex
malis punicis fiunt: continendusque sæpe ore
reprimens cremor est, cui paulum mellis sit adjectum. Utendum ambulationibus, et non acri
cibo. Simul atque vero pura ulcera esse cœperunt, lenis humor, interdum etiam quam optima aqua ore continenda est: prodestque assum-
tum purum vinum, pleniorque cibus, dum acribus vacet: inspergique ulcera debent alumine

aussi dans les ulcères des narines et des oreilles. Dans cette maladie, les alimens doivent être d'une qualité douce, pour ne pas augmenter l'irritation. Si l'inflammation est portée au point d'empêcher la respiration, le malade doit garder le lit ; s'abstenir de tout aliment ; s'en tenir à l'eau chaude pour toute boisson ; prendre des lavemens ; user de gargarismes faits avec les figues et l'hydromel, et de linimens préparés avec le miel et le verjus ; fomenter, mais pendant plus long-temps, les parties affectées, avec la vapeur de l'eau chaude ; et continuer jusqu'à ce que les amygdales suppurent, et s'ouvrent d'elles-mêmes. Si, lorsque le pus est formé, ces tumeurs ne s'ouvrent point, il faut les inciser et gargariser ensuite avec de l'hydromel chaud. Si la tumeur est peu considérable, mais avec ulcération, on fera les gargarismes avec une décoction de son, à laquelle on ajoutera un peu de miel, et on appliquera sur les ulcères, le liniment suivant : prenez du passum très-doux trois hémines ; faites-les bouillir jusqu'à diminution des deux tiers ; ajoutez-y d'encens, p. ɪ. * ; de safran, de myrrhe, de chaque p. * ⊤, Faites ensuite, de nouveau, bouillir le tout doucement. Lorsque les ulcères sont suffisamment détergés, on recommence à gargariser avec la décoction de son ou le lait. Les alimens doivent aussi alors être choisis parmi les doux ; de même que le vin qu'on peut y ajouter.

XI. Lorsqu'il y a ulcères à la bouche avec inflammation ; s'ils sont sordides et rouges, il n'y a rien de mieux pour les déterger, que les gargarismes faits, comme je l'ai dit ci-dessus, avec le suc de grenade. Il faut aussi tenir souvent dans la bouche, quelque décoction astringente, à laquelle on aura ajouté un peu de miel ; se promener, et user d'alimens qui ne soient point âcres. Lorsque les ulcères commencent à se déterger, on tient dans la bouche une liqueur douce ; quelquefois même de l'eau bien pure suffit. On se trouve bien de boire du vin non trempé, et d'augmenter sa nourriture, en évitant néanmoins toutes les choses âcres. On répand ensuite sur les ulcères,

scissili, cui dimidio plus gallæ immaturæ sit adjectum. Si jam crustas habent, quales in adustis, esse consuerunt, adhibendæ sunt eæ compositiones, quas Græci ἀνθηρὰς nominant. Junci quadrati, myrrhæ, sandarachæ, aluminis, pares portiones: aut croci, myrrhæ, singulorum p. *. II. iridis, aluminis scissilis, sandarachæ, singulorum p.*. IV., junci quadrati p. *. VIII. aut gallæ, myrrhæ, singulorum p. *. I. aluminis scissilis p. *. II rosæ foliorum p.*. IV. Quidam autem croci p. *. ͞I.. aluminis scissilis, myrrhæ, singulorum p. *. I. sandarachæ p. *. II. junci quadrati p.*. IV. miscent. Priora arida insperguntur; hoc cum melle illinitur; neque ulceribus tantum, sed etiam tonsillis.

Verum ea longe periculosissima sunt ulcera, quas ἄφθας Græci appellant; sed in pueris: hos enim sæpe consumunt. In viris et mulieribus idem periculum non est. Hæc ulcera a gingivis incipiunt: deinde palatum, totumque os occupant: tum ad uvam faucesque descendunt; quibus obsessis, non facile fit, ut puer convalescat. Ac miserius etiam est, si lactens adhuc infans est; quo minus imperari remedium aliquod potest. Sed in primis nutrix cogenda est exerceri et ambulationibus, et iis operibus, quæ superiores partes movent: mittenda in balneum, jubendaque ibi calida aqua mammas perfundere: tum alenda cibis lenibus, et iis qui non facile corrumpuntur; potione, si febricitat puer, aquæ; si sine febre est, vini diluti: ac si alvus nutrici subsistit, ducenda est. Si pituita in os ejus coit, vomere debet. Tum

de l'alun de plume, auquel on ajoute moitié plus de
noix de galle verte. Si les ulcères sont couverts de
croûtes, comme il s'en forme sur les brûlures, il faut
avoir recours aux compositions que les Grecs appellent
anthères. Elles se font avec de jonc carré, de myrrhe, de sandaraque, d'alun, parties égales; ou avec
de safran, de myrrhe, de chaque p. II. *; d'iris,
d'alun de plume, de sandaraque, de chaque p. IV. *;
de jonc carré, p. VIII. *; ou avec de noix de galle,
de myrrhe, de chaque p. I. *; d'alun de plume, p.
II. *; de feuilles de roses, p. IV. *. Quelques-uns prennent de safran p. * ⸴; d'alun de plume, de myrrhe.
de chaque p. I. *; de sandaraque, p. II. *; de jonc
carré, p. IV. *, et mêlent le tout ensemble. On emploie les premières compositions sous une forme sèche; on incorpore la dernière avec du miel, et on
en touche non-seulement les ulcères, mais encore les
amygdales.

Les ulcères que les Grecs appellent *aphthes*, sont
beaucoup plus dangereux; mais seulement chez les
enfans, qui souvent en périssent. Il n'en est pas de
même des personnes de l'un et de l'autre sexe plus
avancées en âge. Ces ulcères attaquent d'abord les gencives, ensuite le palais, puis toute la bouche; alors
ils s'étendent jusqu'à la luette, et jusqu'a l'entrée du
gosier. Il n'est pas facile, lorsque le mal est porté à
ce point, de guérir les enfans qui en sont attaqués;
surtout s'ils tettent encore, parce qu'il est presque
impossible de leur faire prendre aucun remède. Il faut,
en ce cas, prescrire à la nourrice de se promener beaucoup, et de se livrer à un travail qui mette en action
les parties supérieures; on doit lui ordonner le bain,
où elle se répandra sur les mamelles, beaucoup d'eau
chaude; la nourrir avec des alimens doux, et qui ne se
corrompent pas facilement; ne lui donner pour boisson
que de l'eau, si l'enfant a de la fièvre; et s'il n'en a pas,
du vin trempé avec de l'eau; lui faire prendre des lavemens, si elle a de la constipation; et la faire vomir, si la
pituite abonde dans sa bouche. Quant aux ulcères, on les

ipsa ulcera perungenda sunt melle, cui rhus, quem syriacum vocant, aut amarae nuces adjectae sunt: vel mixtis inter se rosae foliis aridis, pineis nucleis, menthae coliculo, melle : vel eo medicamento, quod ex moris fit; quorum succus eodem modo, quo punici mali, ad mellis crassitudinem coquitur, eademque ratione ei crocum, myrrha, alumen, vinum, mel miscetur. Neque quidquam dandum, a quo humor evocari possit. Si vero jam firmior puer est, gargarizare debet iis fere, quae supra comprehensa sunt. Ac, si lenia medicamenta in eo parum proficiunt, adhibenda sunt ea, quae adurendo crustas ulceribus inducant; quale est scissile alumen, vel chalcitis, vel atramentum sutorium. Prodest etiam fames et abstinentia, quanta maxima imperari potest. Cibus esse debet lenis : ad purganda tamen ulcera, interdum caseus ex melle recte datur.

XII. Linguae quoque ulcera non aliis medicamentis egent, quam quae prima parte superioris capitis exposita sunt. Sed quae in latere ejus nascuntur, diutissime durant. Videndumque est, num contra dens aliquis acutior sit, qui sanescere saepe ulcus eo loco non sinit; ideoque limandus est.

XIII. Solent etiam interdum juxta dentes in gingivis tubercula quaedam oriri dolentia : παρ-ουλίδας Graeci appellant. Haec initio leniter sale contrito perfricare oportet ; aut inter se mixtis sale fossili combusto, cupresso, nepeta ; deinde eluere os cremore lenticulae, et inter haec hiare, donec pituitae satis profluat. In majore vero inflammatione iisdem medicamentis utendum est, quae ad ulcera oris supra posita sunt : et mollis linamenti paulum involvendum aliqua compositione ex iis,

déterge avec du miel auquel on ajoute du sumac de Syrie, ou des amandes amères; ou bien on fait un mélange avec les feuilles de roses sèches, les amandes de pin, les tiges de menthe et le miel. On se sert aussi d'une composition faite avec les mûres; on en prend le suc à la même dose que celui de grenade; on le fait cuire de même, jusqu'à ce qu'il soit réduit en consistance de miel; et ou y ajoute pareillement, et dans la même quantité, le safran, la myrrhe, l'alun, le vin et le miel. Il ne faut rien donner qui puisse faire couler la pituite. Si l'enfant est déjà un peu grand, il doit se servir à peu près des mêmes gargarismes que j'ai rapportés dans l'article précédent. Si les remèdes adoucissans produisent peu d'effet, il faut employer les escharotiques tels que l'alun de plume, le chalcitis et le vitriol. Il faut garder la diète la plus sévère qu'il est possible; puis, n'user que d'alimens doux : néanmoins, pour déterger les ulcères, il convient de donner, de temps en temps, du fromage mêlé avec du miel.

XII. Les ulcères de la langue ne demandent pas d'autres remèdes, que ceux que nous avons rapportés dans la première partie de l'article précédent; ceux qui se forment sur ses côtés, durent ordinairement très-long-temps. Il faut examiner si c'est quelque dent voisine qui, par ses aspérités, empêche souvent l'ulcère de se guérir dans cet endroit; auquel cas, il faut limer la dent.

XIII. Il se forme quelquefois sur les gencives, près des dents, certains tubercules douloureux que les Grecs appellent *parulies*. Il faut, dans le commencement, se frotter légèrement avec du sel écrasé; ou bien avec du sel gemme décrépité, du cyprès et du calament mêlés ensemble : ensuite, on se sert d'une décoction de lentille, avec laquelle on se nettoie la bouche qu'on tient ouverte, jusqu'à ce qu'il se soit écoulé une quantité suffisante de pituite. Si l'inflammation est considérable, on use des remèdes que nous avons prescrits pour les ulcères de la bouche; on imprègne un peu de charpie molle de quelqu'une des compositions appelées *an-*

quas ἀνθηράς vocari dixi; demittendumque id inter
dentem et gingivam Quod si durior erit, et id
prohibebit, extrinsecus admovendus erit spongiæ
vapor calidus, imponendumque ceratum. Si suppuratio se ostendet, diutius eo vapore utendum
erit; et continendum ore calidum mulsum, in
quo ficus decocta sit : idque suberudum incidendum, ne, si diutius ibi pus permanserit, os lædat. Quod si major is tumor est, commodius totus
exciditur, sic, ut ex utraque parte dens liberetur.
Pure exemto, si levis plaga est, satis est ore calidam aquam continere, et extrinsecus fovere eodem vapore; si major est, lenticulæ cremore uti,
iisdemque medicamentis, quibus cetera ulcera oris
curantur. Alia quoque ulcera in gingivis plerumque oriuntur; quibus eadem, quæ in reliquo ore,
succurrunt : maxime tamen mandere ligustrum
oportet, succumque eum ore continere. Fit etiam
interdum, ut ex gingivæ ulcere, sive παρουλίς fuit,
sive non fuit, diutius pus feratur : quod aut corrupto dente, aut fracto, vel aliter vitiato osse,
maximeque id per fistulam evenire consuevit. Ubi
incidit, locus aperiendus ; dens eximendus ; testa
ossis, si qua abscessit, recipienda est ; si quid vitiosi est, radendum. Post quæ, quid fieri debeat,
supra in aliorum ulcerum curatione comprehensum est. Si vero a dentibus gingivæ recedunt, cæ-
dem antheræ succurrunt. Utile est etiam pira aut
mala non permatura mandere, et ore eum humorem continere. Idemque præstare non acre acetum in ore retentum potest.

thères, et l'on place cette charpie entre les dents et la gencive; si on ne le peut, parce que la gencive est trop dure, il faut, par le moyen d'une éponge, la fomenter avec la vapeur de l'eau chaude, et faire des applications de cérat. S'il paraît des signes de suppuration, on continue, pendant plus long-temps, l'usage de la vapeur de l'eau chaude; on tient dans sa bouche, de l'hydromel chaud, dans lequel on a fait bouillir des figues. On doit ouvrir ces abcès, avant qu'ils soient entièrement mûrs; de crainte que, si le pus y séjourne long-temps, il ne carie l'os. Si la tumeur est un peu considérable, on fera mieux de l'emporter entièrement, pour dégager la dent de part et d'autre. Lorsqu'on a ôté le pus, s'il n'y a qu'une petite plaie, il suffit de tenir dans la bouche, de l'eau chaude, et de fomenter les gencives à l'extérieur, avec la même vapeur. Si l'incision est plus grande, il faut employer la décoction de lentille, et les mêmes remèdes dont on se sert, pour guérir les autres ulcères de la bouche. Quant aux autres ulcères, qui attaquent souvent aussi les gencives, ils ne demandent pas d'autres remèdes que ceux qu'on emploie pour les ulcères mêmes de la bouche : mais il est bon surtout de mâcher du troène, et de tenir, pendant quelque temps, le suc de cette plante dans la bouche. Il arrive quelquefois qu'à la suite d'un ulcère des gencives, soit qu'il y ait eu parulie ou non, il survient un écoulement de pus, qui dure très-long-temps; parce qu'il y a quelque dent cariée ou cassée, ou parce que l'os de la mâchoire est endommagé de quelque autre façon : cet écoulement provient presque toujours d'une fistule. Dans ce cas, il faut faire une incision à l'endroit même d'où découle le pus; arracher la dent; emporter les esquilles de l'os de la mâchoire, s'il y en a quelqu'une de séparée; et limer tout ce qu'il peut y avoir de vicié. On panse ensuite, comme dans les autres ulcères. Si les gencives s'écartent des dents, on fait usage des *anthères* : il est bon aussi de mâcher des poires, ou des pommes vertes, et d'en garder le suc dans la bouche : le vinaigre qui n'est point trop âcre, peut produire le même effet.

XIV. Uvæ vehemens inflammatio terrere quoque debet. Itaque in hac et abstinentia necessaria est; et sanguis recte mittitur; et, si id aliqua res prohibet, alvus utiliter ducitur: caputque super hæc velandum, et sublimius habendum est: tum aqua gargarizandum, in qua simul rubus et lenticula decocta sit. Illinenda autem ipsa uva vel omphacio, vel galla, vel alumine scissili, sic, ut cuilibet eorum mel adjiciatur. Est etiam medicamentum huic aptum, quod Andronium appellatur. Constat ex his: alumine scissili, squama æris rubri, atramento sutorio, galla, myrrha, misy: quæ per se contrita, mixtaque, rursus, paulatim adjecto vino austero, teruntur, donec his mellis crassitudo sit. Chelidoniæ quoque succo per cochlear illita uva maxime prodest. Ubi horum aliquo illita uva est, fere multa pituita decurrit: cumque ea quievit, ex vino calido gargarizandum. Quod si minor inflammatio est, laser terere, eique adjicere frigidam aquam satis est, eamque aquam cochleari exceptam ipsi uvæ subjicere. Ac mediocriter eam tumentem aqua quoque frigida, eodem modo subjecta, reprimit. Ex eadem autem aqua gargarizandum quoque est, quæ vel cum lasere, vel sine eo hac ratione uvæ subjecta est.

XV. Si quando autem ulcera oris cancer invasit, primum considerandum est, num malus corporis habitus sit, eique occurrendum: deinde ipsa ulcera curanda. Quod si in summa parte id vitium est, satis proficit anthera, humido ulceri arida inspersa; sicciori, cum exigua parte mellis illita: si paulo altius, chartæ combustæ partes duæ, auripigmenti pars una: si penitus malum descendit, chartæ combustæ partes tres, auripigmenti pars quarta; aut pares portiones salis fricti, et iridis frictæ; aut

XIV. Une violente inflammation de la luette n'est pas non plus sans danger. Dans cette maladie, la diète et la saignée sont absolument nécessaires; et si quelque raison empêche qu'on ne saigne, il faut donner des lavemens. On doit se tenir la tête bien couverte, et l'avoir élevée, lorsqu'on est au lit : il faut se gargariser avec une décoction de ronce et de lentille ; toucher la luette avec du verjus, de la noix de galle, ou de l'alun de plume, auxquels on aura ajouté du miel. Nous avons encore un médicament appelé *andronien*, et qui convient dans cette maladie : il est composé d'alun de plume, d'écaille de cuivre rouge, de vitriol, de noix de galle, de myrrhe et de misy. On broie toutes ces drogues séparément ; ensuite on les mêle, et on les broie de nouveau, en versant dessus, peu à peu, du vin austère, jusqu'à ce que le tout ait acquis la consistance de miel. On peut encore, au moyen d'une cuillère, tremper la luette dans du suc de chélidoine ; ce qui est un très-bon remède, et fait, ainsi que les précédens, couler une grande quantité de pituite. On se gargarise ensuite avec du vin chaud. Si l'inflammation est moins considérable, l'eau froide, dans laquelle on a mis du laser pilé, suffit : on met cette eau dans une cuillère, que l'on porte sous la luette. L'eau froide suffit aussi, lorsque la tumeur n'est que médiocre : cette même eau seule, ou mêlée de laser, dans laquelle on a trempé la luette, peut servir également en gargarisme.

XV. Lorsque les ulcères de la bouche deviennent gangréneux, il faut examiner d'abord si le malade n'est pas cacochyme ; commencer par corriger cette mauvaise disposition, et en venir ensuite à la curation de ces ulcères. S'ils sont superficiels et humides, on répand dessus de la poudre d'anthère; s'ils sont secs, on mêle cette poudre avec un peu de miel, et on en fait un liniment. Pour peu qu'ils creusent davantage, on use d'un mélange fait avec deux parties de papier brûlé, et une d'orpiment : s'ils sont fort profonds, on prend trois parties du premier et une du dernier. On peut aussi mêler parties égales de sel et d'iris grillés :

item pares portiones chalcitidis, calcis, auripigmenti.
Necessarium autem est linamentum in rosa tingere,
et super adurentia medicamenta imponere ; ne vi-
cinum et sanum locum lædant. Quidam etiam in
acris aceti heminam frictum salem conjiciunt,
donec tabescere desinat ; deinde id acetum coquunt, donec exsiccetur ; eumque salem contritum inspergunt. Quoties autem medicamentum
injicitnr, et ante et post, os diluendum est vel
cremore lenticulæ, vel aqua, in qua aut ervum,
aut oleæ, aut verbenæ decoctæ sint, sic, ut cuilibet eorum paulum mellis misceatur. Acetum
quoque ex scilla, retentum ore, satis adversus
hæc ulcera proficit : et ex aceto cocto sali, sicut
supra demonstratum est, rursus mixtum acetum.
Sed et diu continere utrumlibet, et id bis aut ter
die facere, prou. ehemens malum est, necessarium est. Quod si puer est, cui id incidit, specillum
lana involutum in medicamentum demittendum
est, et super ulcus tenendum, ne per impruden-
tiam adurentia devoret. Si dolor in gingivis est,
moventurque aliqui dentes, refigi eos oportet :
nam curationem vehementer impediunt. Si nihil
medicamenta proficient, ulcera erunt adurenda.
Quod tamen in labris ideo non est necessarium,
quoniam excidere commodius est. Et id quidem,
æque adustum, atque excisum, sine ea curatione,
quæ corpori manu adhibetur, impleri non potest.
Gingivarum vero ossa, quæ hebetia sunt, in perpetuum ustione nudantur ; neque enim postea caro
increscit. Imponenda tamen adustis lenticula est,
donec sanitatem, qualis esse potest, recipiaut.

XVI. Hæc in capite fere medicamentis egent.

le chalcitis, la chaux, l'orpiment, mêlés en parties égales, conviennent pareillement. Mais il faut tremper un plumasseau dans de l'huile rosat, et l'appliquer sur ces médicamens caustiques, de crainte qu'ils ne rongent les parties voisines qui sont saines. Il en est qui versent dans une hémine de fort vinaigre, du sel décrépité, jusqu'à ce que le vinaigre en soit saturé; ils font ensuite bouillir ce vinaigre jusqu'à siccité; ils réduisent alors le sel en poudre, et le répandent ainsi sur les ulcères. Avant de se servir, et après qu'on s'est servi de l'un ou de l'autre de ces médicamens, il faut se rincer la bouche avec une décoction de lentille, ou avec de l'eau dans laquelle on aura fait bouillir de l'orobe, des olives, ou de la verveine, avec addition d'un peu de miel. Le vinaigre scillitique, gardé dans la bouche, produit encore un assez bon effet dans ces sortes d'ulcères; ainsi que le sel préparé comme nous l'avons dit plus haut, et dissous, de nouveau, dans du vinaigre. Mais, quelque soit le remède qu'on emploie, il faut le garder long-temps dans la bouche, et en réitérer l'usage deux ou trois fois par jour, selon que le mal est plus ou moins violent. Si c'est un enfant qui est attaqué de ces ulcères, il faut garnir de laine une sonde; la tremper dans ces compositions, et la tenir sur l'endroit ulcéré; de crainte que l'enfant ne vienne, par mégarde, à avaler ces médicamens caustiques. Si les gencives sont douloureuses, et que quelques dents soient ébranlées, il faut les arracher; car elles seraient un grand obstacle à la guérison. Si les médicamens n'y font rien, il faut cautériser les ulcères; à moins qu'ils ne soient situés sur les lèvres; auquel cas, il vaut mieux les exciser. Mais, soit qu'on cautérise ou qu'on excise, il est impossible, sans le secours de la main, d'amener ces ulcères à cicatrice. Les os des gencives, lorsqu'une fois on a porté le feu dessus, restent pour toujours découverts, parce que les chairs n'y renaissent pas. Il faut, cependant, employer la lentille en topique sur les endroits brûlés; afin qu'ils reviennent en aussi bon état qu'il est possible.

XVI. Telles sont les maladies de la tête, qui exigent

Sub ipsis vero auribus oriri παρωτίδες solent; modo
in secunda valetudine, ibi inflammatione orta,
modo post longas febres, illuc impetu morbi con-
verso. Id abscessus genus est: itaque nullam novam
curationem desiderat. Animadversionem tantummo-
modo hanc habet necessariam ; quia si sine morbo
id intumuit, primum reprimentium experimentum
est ; si ex adversa valetudine, illud inimicum
est, maturarique et quam primum aperiri commodius est.

XVII. Ad umbilicos vero prominentes, ne manu
ferroque utendum sit, ante tentandum est, ut
abstineant ; alvus his ducatur ; imponatur super
umbilicum id, quod ex his constat : cicutae et fuliginis, singulorum p. *. I. cerussae elotae p. *. IV.
plumbi eloti p. *. VIII. ovis duobus; quibus etiam
solani succus adjicitur. Hoc diutius impositum
esse oportet ; et interim conquiescere hominem ;
cibo modico uti, sic, ut vitentur omnia inflantia.

XVIII. I. Proxima sunt ea, quae ad partes ob-
scoenas pertinent : quarum apud Graecos vocabula
et tolerabilius se habent, et accepta jam usu sunt ;
cum in omni fere medicorum volumine atque sermone jactentur : apud nos foediora verba, ne consuetudine quidem aliqua verecundius loquentium
commendata sunt : ut difficilis haec explanatio sit,
simul et pudorem, et artis praecepta servantibus.
Neque tamen ea res a scribendo deterrere me debuit : primum, ut omnia, quae salutaria accepi,
comprehenderem ; dein, quia in vulgus eorum
curatio etiam praecipue cognoscenda est, quae in-
vitissimus quisque alteri ostendit.

le secours des médicamens. Quant aux *parotides* , elles ont leur siège ordinaire tout auprès des oreilles , où elles paraissent tantôt lorsqu'on est en santé , par suite d'une inflammation qui s'y est formée ; tantôt vers la fin des longues fièvres, parce qu'il s'est fait dans ces glandes un dépôt de la matière morbifique. Ce sont de vrais abcès , dont le traitement n'a rien de particulier. Il faut seulement observer que, si elles ont lieu, sans avoir été précédées d'aucune maladie, il faut d'abord employer les répercussifs ; mais que, si elles viennent à la suite de quelque maladie , cette méthode serait dangereuse : il vaut mieux les faire suppurer, et les ouvrir le plus tôt possible.

XVII. Dans les hernies du nombril, on doit, pour éviter, s'il se peut, d'en venir à l'opération, commencer par faire abstinence ; prendre des lavemens ; appliquer sur le nombril un topique fait avec de ciguë et de suie, p. i. * ; de céruse lavée, p. iv. * ; de plomb lavé, p. viii. * ; deux œufs, et le suc de solanum. Il faut porter ce topique pendant long-temps ; on oblige le malade à garder le lit ; on ne lui donne que peu de nourriture, et on a soin d'éviter tous les alimens qui peuvent produire des vents.

XVIII. 1. J'ai présentement à parler des maladies des parties honteuses. Les mots dont on se sert chez les Grecs, pour désigner ces parties, sont moins choquans, et ont été adoptés par l'usage ; puisqu'on les trouve employés dans presque tous les écrits et les discours des médecins ; mais, parmi nous, ces expressions ont toujours quelque chose d'indécent ; et l'autorité des personnes qui parlent avec le plus de retenue, ne peut les faire excuser : ce n'est donc pas une entreprise facile de traiter de ces maladies, pour quiconque veut garder les règles de la bienséance, sans s'écarter de celles de l'art. Cependant, je n'ai pas cru que ce motif dût m'arrêter, et cela pour deux raisons ; la première , parce que je ne dois rien omettre de tout ce que j'ai appris concernant la médecine ; la seconde, parce qu'on ne peut trop faire connaître les moyens de guérir des maux, qu'on ne découvre jamais aux autres, que malgré soi.

* 4

2. Igitur si ex inflammatione coles intumuit, reducique summa cutis, aut rursus induci non potest, multa calida aqua fovendus locus est: ubi vero glans contecta est, oriculario quoque clystere inter eam cutemque aqua calida inserenda est. Si mollita sic et extenuata cutis ducenti paruit, expeditior reliqua curatio est: si tumor vicit, imponenda est vel lenticula, vel marrubium, vel oleæ folia ex vino cocta, sic, ut cuilibet eorum, dum teritur, mellis paulum adjiciatur: sursumque coles ad ventrem deligandus est, quod in omni curatione ejus necessarium est: isque homo continere se, et abstinere a cibo debet, et potione aquæ tantum a siti vindicari. Postero die rursus adhibendum iisdem rationibus aquæ fomentum est, et cum vi quoque experiundum, an cutis sequatur: eaque, si non parebit, leviter summa scalpello concidenda erit: nam, cum sanies profluxerit, extenuabitur is locus, et facilius cutis ducetur. Sive autem hoc modo victa erit, sive nunquam repugnaverit; ulcera vel in cutis ulteriore parte, vel in glande, ultrave eam in cole reperientur: quæ necesse est, aut pura siccaque sint, aut humida et purulenta. Si sicca sunt, primum aqua calida fovenda sunt: deinde imponendum lycium ex vino est, aut amurca cocta cum eodem, aut cum rosa butyrum. Si levis iis humor inest, vino eluenda sunt: tum butyro et rosæ mellis paulum, et resinæ terebinthinæ pars quarta adjicienda est, eoque utendum. At si pus ex iis profluit, ante omnia elui mulso calido debent: tum imponi piperis p. *. ɪ. myrrhæ p. *. ɔ. croci, misy cocti, singulorum

2. Lorsque, par suite d'une inflammation, la verge est gonflée, de façon qu'on ne peut découvrir le gland, ou le recouvrir, il faut fomenter les parties avec beaucoup d'eau chaude : si le gland est recouvert, il faut injecter, avec une seringue à oreille, de cette même eau entre le gland et le prépuce. Si par là on vient à bout de ramollir et de désenfler la peau, de sorte qu'elle se prête aux mouvemens qu'on lui imprime, le reste de la cure est facile. Si le gonflement persiste, il faut appliquer un cataplasme fait avec la lentille, ou le marrube, ou les feuilles d'olivier, bouillies dans du vin, avec addition d'un peu de miel, pendant la trituration de l'une ou de l'autre de ces substances. Il faut redresser la verge, et la tenir attachée au ventre ; précaution qu'il faut toujours prendre dans toutes les maladies de cette partie. Le malade doit rester tranquille ; observer une diète rigoureuse, et ne boire que de l'eau, pour étancher sa soif. Le lendemain, on réitère les fomentations avec l'eau chaude, de la même façon que le premier jour, et on essaie, en faisant même quelque violence, de rabaisser le prépuce. Si on ne peut en venir à bout, il faut faire de légères scarifications avec la lancette : l'écoulement de sanie qui s'en suit, fait que l'engorgement diminue, et que le prépuce obéit plus facilement. Soit qu'on ait été obligé, ou non, d'employer ces moyens, pour vaincre la résistance du prépuce, on aperçoit, lorsqu'il est abaissé, des ulcères qui sont situés ou à sa partie intérieure, ou au gland, ou à la verge, au-delà du gland. Ces ulcères sont nets et secs, ou bien ils sont humides et purulens. S'ils sont secs, il faut les fomenter d'abord avec de l'eau chaude; appliquer ensuite dessus, du lycium mêlé avec du vin, ou de la lie d'huile d'olives bouillie dans du vin, ou de l'huile rosat avec du beurre : s'ils ne sont que légèrement humides, il faut les laver avec du vin, et les panser avec un liniment fait avec le beurre, l'huile rosat, un peu de miel, et un quart de résine de térébenthine. Mais s'il en sort du pus, on les déterge d'abord avec de l'hydromel chaud, et on applique ensuite un mélange fait avec de poivre, p. 1. *; de myrrhe, p. *–; de safran, de misy

p.*. II. quae ex vino austero coquuntur, donec mellis crassitudinem habeant. Eadem autem compositio tonsillis, uvae madenti, oris nariumque ulceribus accommodata est. Aliud ad eadem : piperis p. *. ⁊. myrrhae p. *. ⁊. croci p. *. ⁊ ⁊. misy cocti p. *. I. aeris combusti p.*. II. quae primum ex vino austero conteruntur; deinde, ubi inaruerunt, iterum teruntur ex passi tribus cyathis, et incoquuntur, donec visci crassitudinem habeant. Ærugo quoque cum cocto melle, et ea, quae ad oris ulcera supra comprehensa sunt, curant. Aut Erasistrati compositio, aut Cratonis, recte super purulenta naturalia imponitur. Folia quoque oleae ex novem cyathis vini coquuntur; his adjicitur aluminis scissilis p.*. IV. lycii p.*. VIII. mellis sesquicyathus: ac, si plus puris est, id medicamentum ex melle; si minus, ex vino diluitur. Illud perpetuum est, post curationem, dum inflammatio manet, quale supra positum est, cataplasma superdare, et quotidie ulcera eadem ratione curare. Quod si pus et multum, et cum malo odore coepit profluere, elui cremore lenticulae debet, sic, ut ei mellis paulum adjiciatur : aut oleae, vel lentisci folia, vel marrubium decoquendum est, eoque humore eodem modo cum melle utendum : imponendaque eadem; aut etiam omphacium cum melle; aut id, quod ex aerugine et melle ad aures fit; aut compositio Andronis; aut anthera, sic, ut ei paulum mellis adjiciatur. Quidam ulcera omnia, de quibus adhuc dictum est, lycio ex vino curant. Si vero ulcus latius atque altius serpit, eodem modo elui debet: imponi vero,

cuit, de chaque p. ii. *, qu'on fait bouillir dans du vin austère, jusqu'à ce que le tout soit réduit en consistance de miel. La même composition est bonne pour les maladies des amygdales, le relâchement de la luette, et pour les ulcères de la bouche et du nez. En voici une autre pour les mêmes cas : on prend de poivre, p. * ⸚; de myrrhe, p. * ⸚; de safran, p. * ⸚⸚; de misy calciné, p. * ⸚; de cuivre brûlé, p. ii. *. On broie d'abord toutes ces drogues dans du vin austère ; on les laisse ensuite sécher ; puis on les broie de nouveau, et on les fait bouillir dans trois verres de passum, jusqu'à ce qu'elles soient épaisses comme de la glu. Le verdet mêlé avec du miel cuit, et les moyens ci-dessus indiqués pour les ulcères de la bouche, conviennent aussi à ceux de la verge. Pour ces ulcères purulens, on se servira de même avec succès de la composition d'Erasistrate, ou de celle de Craton. On fait aussi bouillir dans neuf verres de vin, des feuilles d'olivier ; on y ajoute d'alun de plume, p. iv. *; de lycium, p. * viii.; et un demi-verre de miel. On délaye ce médicament avec du miel, s'il y a beaucoup de pus ; et s'il y en a peu, avec du vin. C'est une règle générale, qu'après le dégonflement du prépuce, si l'inflammation persiste, il faut appliquer sur la partie, le cataplasme dont j'ai parlé plus haut, et panser, chaque jour, les ulcères comme je l'ai dit. Si ces ulcères fournissent un pus abondant et de mauvaise odeur, il faut les déterger avec une forte décoction de lentille, dans laquelle on aura délayé un peu de miel. On peut aussi se servir d'une décoction de feuilles d'olivier, ou de lentisque, ou de marrube, mêlée toujours avec un peu de miel : on applique les mêmes remèdes que nous avons rapportés plus haut ; ou bien on emploie le verjus avec le miel ; ou une préparation dont on se sert pour les maladies d'oreilles, et qui se fait avec le verdet et le miel. La composition d'Andron, l'anthère à laquelle on a ajouté un peu de miel, conviennent également. D'autres n'emploient pour la cure de tous ces ulcères, que le lycium délayé dans du vin. Mais si l'ulcère est large et creuse beaucoup, il faut le déterger de la même façon, et appliquer dessus, du verdet ou du

aut ærugo, aut omphacium cum melle; aut Andronis compositio; aut marrubii, myrrhæ, croci,
aluminis scissilis cocti, rosæ foliorum aridorum,
gallæ, singulorum p. *. i. minii sinopici p. *. ii.
quæ per se singula primum teruntur, deinde juncta
iterum, melle adjecto, donec liquidi cerati crass-
situdinem habeant; tum in æneo vase leniter coquuntur, ne superfluant; cum jam guttæ indures-
cunt, vas ab igne removetur: idque medicamentum, prout opus est, aut ex melle aut ex vino li-
quatur. Idem autem per se etiam ad fistulas utile
est. Solet etiam interdum ad nervos ulcus descendere; profluitque pituita multa, sanies tenuis ma-
lique odoris, non coacta, at aquæ similis, in qua
caro recens lota est; doloresque is locus, et punctiones habet. Id genus quamvis inter purulenta est,
tamen lenibus medicamentis curandum est; quale
est emplastrum τετραφάρμακον ex rosa liquatum,
sic, ut thuris quoque paulum ei misceatur; aut id,
quod ex butyro, rosa, resina, melle fit; supra vero
a me positum est. Præcipueque id ulcus multa calida aqua fovendum est, velandumque, neque
frigori committendum. Interdum autem per ipsa
ulcera coles sub cute exesus est, sic, ut glans excidat. Sub quo casu cutis ipsa circumcidenda est.
Perpetuumque est, quoties glans, aut ex cole aliquid, vel excidit, vel abscinditur, hanc non esse
servandam, ne considat, ulcerique agglutinetur,
ac neque reduci possit postea, et fortasse fistulam
quoque urinæ claudat.

Tubercula etiam, quæ φύματα Græci vocant,
circa glandem oriuntur: quæ vel medicamentis,
vel ferro aduruntur; et cum crustæ exciderunt,
squama æris inspergitur, ne quid ibi rursus increscat.

verjus mêlé avec du miel, ou la composition d'Andron,
ou bien un mélange fait avec de marrube, de myrrhe,
de safran , d'alun de plume calciné, de feuilles de roses
sèches, de noix de galle, de chaque p. I. *; de minium
de Sinópe, p. II. *. On broie d'abord toutes ces drogues
séparément ; puis on les mêle, et on les broie de nouveau, en versant du miel dessus, jusqu'à consistance de
cérat liquide; on fait bouillir ensuite légèrement le tout
dans un vase de cuivre , pour ôter la fluidité de la matière. Lorsque les gouttes qu'on en laisse tomber sur un
marbre, se durcissent, on retire le vase du feu. On délaye cette composition avec du miel ou du vin, selon le
besoin. On peut s'en servir également dans le traitement des fistules. Ces ulcères pénètrent quelquefois
jusqu'aux nerfs; il en sort beaucoup d'humeur séreuse,
et une sanie claire et de mauvaise odeur, qui n'est point
liée, et qui ressemble à de la lavure de chair ; on y
ressent de la douleur et des picotemens. Quoiqu'on
doive ranger ces ulcères dans la classe des purulens,
il faut cependant les panser avec des remèdes adoucissans, comme l'emplâtre tétrapharmaque malaxé avec
l'huile rosat, et mêlé avec un peu d'encens; tel est encore le liniment dont j'ai parlé plus haut, et qui se fait
avec le beurre, l'huile rosat, la résine et le miel. Il faut
surtout faire des fomentations avec l'eau chaude sur ces
sortes d'ulcères ; les tenir bien couverts, et à l'abri du
froid. Quelquefois la verge est tellement rongée, sous
le prépuce, par ces ulcères, que le gland tombe ; alors
le prépuce lui-même doit être retranché, et c'est, en
général, ce qu'il faut faire toutes les fois qu'il se détache, ou qu'on coupe quelque chose du gland ou de la
verge, pour éviter que le prépuce ne contracte adhérence avec l'ulcération, et ne soit dans le cas de ne
pouvoir plus être abaissé, ou même de boucher le canal de l'urèthre.

Il se forme aussi quelquefois à la couronne du gland,
de ces tubercules que les Grecs appellent *phyma ;* il
faut les brûler avec les caustiques ou le fer, et répandre
dessus, lorsque les eschares sont tombées, de l'écaille
de cuivre en poudre, pour les empêcher de revenir.

3. Hæc citra cancrum sunt; qui cum in reliquis partibus, tum in his quoque vel præcipue ulcera infestat. Incipit a nigritie : quæ si cutem occupavit, protinus specillum subjiciendum, eaque incidenda est; deinde oræ vulsella prehendendæ; tum, quidquid corruptum est, excidendum, sic, ut ex integro quoque paulum dematur, idque adurendum. Quoties quid ustum est, id quoque sequitur, ut imponenda lenticula sit; deinde, ubi crustæ exciderunt, ulcera sicut alia curentur. At si cancer ipsum colem occupavit, inspergenda aliqua sunt ex adurentibus, maximeque id, quod ex calce, chalcitide, auripigmento componitur. Si medicamenta vincuntur, hic quoque scalpello, quidquid corruptum est, sic, ut aliquid etiam integri trahat, præcidi debet. Illud quoque æque perpetuum est, exciso cancro, vulnus esse adurendum. Sed sive ex medicamentis, sive ex ferro crustæ occalluerunt, magnum periculum est, ne his decidentibus, ex cole profusio sanguinis insequatur. Ergo longa quiete et immobili pæne corpore opus est, donec ex ipso crustæ puræ leniter resolvantur. At si vel volens aliquis, vel imprudens, dum ingreditur immature, crustas diduxit, et fluit sanguis, frigida aqua adhibenda est : si hæc parum valet, decurrendum est ad medicamenta, quæ sanguinem supprimant : si ne hæc quidem succurrunt, aduri diligenter et timide debet, neque ullo postea motu dandus eidem periculo locus est.

4. Nonnunquam etiam id genus ibi cancri, quod φαγέδαινα a Græcis nominatur, oriri solet. In quo minime differendum, sed protinus iisdem medicamentis, et, si parum valent, ferro adurendum. Quædam etiam nigrities est, quæ non sentitur,

3. Les accidens dont nous venons de parler, n'ont rien de la nature du chancre qui peut survenir aux ulcères de toutes les parties du corps, mais principalement à ceux de la verge. Le chancre commence par une noirceur ; si elle se manifeste sur le prépuce, il faut aussitôt introduire une sonde entre le gland et le prépuce, et ouvrir ce dernier ; on saisit ensuite, avec des pinces, les bords de l'incision, et on emporte tout ce qu'il y a de vicié, en coupant même un peu dans le vif. Après quoi, on cautérise la plaie, sur laquelle il faut toujours faire des applications de lentille : lorsque les eschares sont tombées, on panse ces sortes d'ulcères, comme les autres. Si le chancre attaque la verge même, il faut répandre dessus quelque poudre caustique ; on doit surtout se servir d'un mélange fait avec la chaux, le chalcitis et l'orpiment. Si le mal résiste aux caustiques, il faut ici de même employer le bistouri, et emporter tout ce qu'il y a de vicié, et même un peu de ce qui ne l'est pas. On doit toujours observer aussi de cautériser la plaie. Si les eschares se durcissent, soit qu'on ait employé le fer ou le feu, il est fort à craindre, lorsqu'elles viendront à se détacher, qu'il ne survienne une hémorrhagie ; il faut donc garder un long repos, et tenir le corps, pour ainsi dire, immobile ; jusqu'à ce que les croûtes parvenues à maturité, se détachent doucement d'elles-mêmes. S'il arrive que, par imprudence ou autrement, on se presse trop tôt de marcher, et que ces croûtes viennent à s'ouvrir, et à laisser échapper le sang, il faut appliquer dessus, de l'eau froide ; si cela fait peu d'effet, on aura recours aux styptiques ; s'ils sont insuffisans, on cautérisera de nouveau la plaie avec soin, mais cependant avec retenue ; on prendra bien garde aussi de ne plus se donner aucun mouvement, qui puisse exposer au même danger.

4. Il se forme aussi quelquefois sur la verge, une espèce d'ulcère chancreux que les Grecs appellent *phagédénique*. Ce mal demande un prompt secours, et veut être traité de la même manière que les précédens ; si les médicamens n'y font rien, il faut employer le cautère actuel. Cet ulcère est aussi accompagné d'une noir-

sed serpit, ac, si sustinuimus, usque ad vesicam tendit; neque succurri postea potest. Si id in summa glande circa fistulam urinæ est, prius in eam tenue specillum demittendum est, ne claudatur; deinde in ferro adurendum : si vero alte penetravit, quidquid occupatum est, præcidendum est. Cetera eadem, quæ in aliis cancris, facienda sunt.

5. Occallescit etiam in cole interdum aliquid; idque omni pæne sensu caret : quod ipsum quoque excidi debet. Carbunculus autem ibi natus, ut primum apparet, per oricularium clysterem eluendus est : deinde ipse quoque medicamentis urendus, maximeque chalcitide cum melle, aut ærugine cum cocto melle aut ovillo stercore fricto et contrito cum eodem melle. Ubi is excidit, liquidis medicamentis utendum est, quæ ad oris ulcera componuntur.

6. In testiculis vero, si qua inflammatio sine ictu orta est, sanguis ex talo mittendus est : a cibo abstinendum ; imponenda ex faba farina ex mulso cocta cum cumino contrito et ex melle cocto; aut contritum cuminum cum cerato ex rosa facto; aut lini semen frictum, contritum, et in mulso coctum; aut tritici farina ex mulso cocta cum cupresso; aut lilii radix contrita. At si iidem induruerunt, imponi debet lini vel fœni græci semen ex mulso coctum; aut ex cyprino ceratum; aut simila ex vino contrita, cui paulum croci sit adjectum. Si vetustior jam durities est, maxime proficit cucumeris agrestis radix ex mulso cocta, deinde contrita. Si ex ictu tument; sanguinem

ceur qui n'est pas douloureuse, mais qui s'étend, et qui, lorsqu'on ne s'y oppose pas, gagne jusqu'à la vessie : alors il n'est plus temps de remédier au mal. Mais si l'ulcère est situé à l'extrémité du gland, dans les environs de l'urèthre, on introduit une sonde dans ce canal, afin qu'il ne se bouche point; ensuite on touche l'ulcère avec le cautère actuel. Si le mal a pénétré profondément, il faut emporter avec le fer toute la place qu'il occupe : le reste du pansement ne diffère point de celui des autres ulcères chancreux.

5. Il naît aussi quelquefois sur la verge, un petit bouton dur, presque insensible, et qu'il faut pareillement emporter. S'il y survient un charbon, il faut, dès qu'il commence à paraître, le déterger, en injectant dessus, avec une seringue à oreille, quelque liqueur convenable; on le brûle ensuite avec des caustiques, principalement avec le chalcitis incorporé dans du miel, ou avec le verdet et le miel cuit, ou avec la fiente de brebis, frite et broyée ensuite avec du miel. Lorsque le charbon est tombé, on panse l'ulcère avec les médicamens liquides qu'on applique sur les ulcères de la bouche.

6. Si les testicules sont enflammés, sans qu'on y ait reçu aucun coup, il faut saigner du pied; ne point donner d'alimens solides; appliquer sur la partie affectée un cataplasme de farine de fève bouillie dans de l'hydromel, et mêlée avec le cumin broyé et le miel; ou de cumin broyé et mêlé dans du cérat préparé avec l'huile rosat; ou de graine de lin frite, broyée et bouillie dans de l'hydromel; ou de farine de froment cuite dans de l'hydromel avec du cyprès; ou d'ognons de lis écrasés. Si les testicules sont endurcis, on se servira de cataplasmes faits avec la graine de lin, ou de fenugrec, bouillie dans de l'hydromel; ou du cérat de souchet; ou de farine de froment mêlée dans du vin, avec addition d'un peu de safran. Si la dureté subsiste depuis long-temps, il n'y a rien de mieux que la racine de concombre sauvage, qu'on fait cuire dans de l'hydromel, et qu'on réduit ensuite en forme de cataplasme. Si le gonflement vient d'un coup, il faut absolument

mitti necessarium est ; magisque , si etiam livent..
Imponendum vero utrumlibet ex iis , quae cum cumino componuntur , supraque posita sunt ; aut eas
compositio, quae habet nitri cocti p. *. I. resinae
pineae, cumini, singulorum p. *. II. uvae taminiae
sine seminibus p.*. IV. mellis quantum satis sit ad
ea cogenda. Quod si ex ictu testiculis aliquid de-
sit, fere pus quoque increscit ; neque aliter succurri potest, quam si, inciso scroto, et pus emis-
sum , et ipse testiculus excisus est.

7. Anus quoque multa taediique plena mala recipit , nec inter se multum abhorrentes curationes
habet. Ac primum in eo saepe, et quidem pluribus
locis , cutis scinditur; ῥαγάδια Graeci vocant. Id si
recens est, quiescere homo debet, et in aqua calida desidere. Columbina quoque ova coquenda
sunt, et, ubi induruerunt , purganda : deinde alterum jacere in aqua bene calida debet, altero calido foveri locus , sic, ut invicem utroque aliquis
utatur. Tum tetrapharmacum, aut rhypodes rosa
diluendum est; aut oesypum recens miscendum
cum cerato liquido ex rosa facto ; aut eidem cerato
liquido plumbum elotum adjiciendum ; aut resinae
terebinthinae myrrha ; aut spumae argenti vetus
oleum ; et quolibet ex his id perungendum. Si
quidquid laesum est, extra est, neque intus recon-
ditum , eodem medicamento tinctum linamentum
superdandum est, et quidquid ante adhibuimus ,
cerato contegendum. In hoc autem casu , neque
acribus cibis utendum , neque asperis, nec alvum
comprimentibus : ne aridum quidem quidquam

saigner; surtout si la couleur des testicules est livide: on applique dessus, l'un ou l'autre des cataplasmes dans lesquels entre le cumin, et dont j'ai parlé plus haut. On pourra aussi se servir du cataplasme suivant : prenez de nitre bouilli, p. i. *; de résine de pin, de cumin, de chaque p. ii. *; de staphisaigre dépouillée de ses semences, p. iv. *; de miel quantité suffisante pour lier ces matières. Mais si le coup a été tellement violent, que le testicule ait été fort endommagé, et soit tombé en suppuration, il ne reste d'autre parti à prendre, que d'ouvrir le scrotum, d'évacuer le pus, et d'emporter le testicule.

7. L'anus est aussi sujet à beaucoup de maladies très-incommodes, que l'on guérit par des méthodes qui ne sont pas fort différentes entre elles. Et d'abord, il arrive souvent que la peau se fend et en plusieurs endroits: les Grecs appellent ce mal *rhagades*. Si elles sont récentes, le malade doit rester tranquille et se plonger dans un demi-bain d'eau chaude. Il faut aussi faire cuire deux œufs de pigeon, et, lorsqu'ils sont durcis, on en ôte la coquille; on en laisse un dans de l'eau bien chaude, tandis qu'on frotte légèrement avec l'autre qui est chaud, les crevasses de l'anus; et après qu'on a fait alternativement usage de l'un et de de l'autre, pendant quelque temps, on applique sur ces crevasses, un liniment fait avec l'emplâtre tétrapharmaque, ou rhypode, malaxé dans l'huile rosat, ou bien de la laine grasse nouvelle, à laquelle on ajoute un cérat liquide préparé avec l'huile rosat; ou ce même cérat liquide dans lequel on incorpore du plomb lavé; ou la myrrhe ajoutée à la résine de térébenthine; ou bien enfin la litharge d'argent mêlée avec de la vieille huile. Si les rhagades sont tout-à-fait extérieures, et ne pénètrent point dans l'intestin, il faut appliquer dessus, de la charpie trempée dans le même liniment, et recouvrir ensuite de cérat les divers médicamens dont nous venons de faire mention, et qui conviennent également ici. Les alimens dont on fait usage, ne doivent être ni âcres, ni durs, ni propres à resserrer le ventre; les alimens solides, à moins qu'on n'en prenne que très-peu,

satis utile est, nisi admodum paulum. Liquida, lenia, pinguia, glutinosa, meliora sunt. Vino leni uti nihil prohibet.

8. Condyloma autem est tuberculum, quod ex quadam inflammatione nasci solet. Id ubi ortum est, quod ad quietem, cibos, potionesque pertinet, eadem servari debent, quæ proxime scripta sunt. Iisdem etiam ovis recte tuberculum id fovetur : sed desidere ante homo, in aqua debet, in qua verbenæ decoctæ sunt ex reprimentibus. Tum recte imponitur et lenticula cum exigua mellis parte, et sertula campana ex vino cocta, et rubi folia contrita cum cerato ex rosa facto; et cum eodem cerato contritum vel cotoneum malum, vel malicorii ex vino cocti pars interior; et chalcitis cocta atque contrita, deinde œsypo ac rosa excepta; et ex ea compositione, quæ habet thuris p. *. i. aluminis scissilis p. *. ii. cerussæ p. *. iii. spumæargenti p. *. v. quibus, dum teruntur, invicem rosa et vinum instillatur. Vinculum autem ei loco linteolum aut panniculus quadratus est, qui ad duo capita duas ansas, ad altera duo totidem fascias habet; cumque subjectus est, ansis ad ventrem datis, a posteriore parte in eas adductæ fasciæ conjiciuntur, atque, ubi arctatæ sunt, dexterior sinistra, sinisterior dextra procedit, circumdatæque circa alvum inter se novissime deligantur. Sed si vetus condyloma jam induruit, neque sub his curationibus desidit, aduri medicamento potest, quod ex his constat : æruginis p. *. ii. myrrhæ p. *. iv. gummi p. *. viii. thuris p.*. xii. stibis, papaveris lacrimæ, acaciæ, singulorum p. *. xvi. Quo medicamento quidam etiam ulcera, de quibus proxime dixi, renovant. Si hoc parum in condylomate

ne sont pas indiqués; ceux qui sont liquides, doux, onctueux, gélatineux, conviennent davantage. Rien n'empêche qu'on ne boive du vin, pourvu qu'il soit doux.

8. Le condylôme est un tubercule qui vient à la suite de quelque inflammation. Quand il a lieu, on suit, quant au repos, aux alimens et aux boissons, les règles qui viennent d'être prescrites. On frotte de même ce tubercule avec des œufs de pigeon; mais auparavant, on fait mettre le malade dans un demi-bain d'eau dans laquelle on a fait bouillir des feuilles de verveine, avec quelques plantes astringentes. Alors, on applique dessus, un cataplasme fait avec la lentille et un peu de miel, ou bien avec les fleurs de mélilot bouillies dans du vin; les feuilles de ronce mêlées avec du cérat fait avec l'huile rosat; le coin écrasé et incorporé dans le même cérat; la partie intérieure de l'écorce de grenade bouillie dans du vin; le chalcitis calciné et broyé, incorporé avec la laine grasse, et mêlé avec l'huile rosat. On peut aussi se servir de la composition suivante : prenez d'encens, p. I. *; d'alun de plume, p. II. *; de céruse, p. III. *; de litharge d'argent, p. V. *. On répand sur ces drogues, à mesure qu'on les broie, de l'huile rosat et du vin, alternativement. On maintient ces topiques sur le condylôme, par le moyen d'un bandage fait avec un morceau de linge ou d'étoffe, carré; on fait d'un côté deux boutonnières, et de l'autre, on attache deux cordons : on place ce bandage, les boutonnières sur le ventre, et les cordons par derrière; on fait passer ceux-ci dans les boutonnières, et, après les avoir serrés, on porte à gauche, le cordon qui est à droite, et à droite, celui qui est à gauche; on les fait tourner autour du ventre, et on les noue. Si le condylôme est ancien et fort dur, et qu'il ne cède point aux remèdes que nous venons d'indiquer, on le consumera avec le caustique suivant. Prenez de verdet, p. II. *; de myrrhe, p. IV. *; de gomme, p. VIII; d'encens, p. XII. *; d'antimoine, d'opium, d'acacia, de chaque p. XVI. *. Quelques-uns se servent de cette composition, pour rouvrir les ulcères dans les rhagades. Si ce caus-

proficit, adhiberi possunt etiam vehementius adurentia. Ubi consumtus est tumor, ad medicamenta
lenia transeundum est.

9. Tertium vitium est, ora venarum tanquam
capitulis quibusdam surgentia, quæ sæpe sanguinem fundunt; αἱμορροΐδας Græci vocant. Idque
etiam in ore vulvæ feminarum incidere consuevit.
Atque in quibusdam parum tuto supprimitur, qui
sanguinis profluvio imbecilliores non fiunt: habent enim purgationem hanc, non morbum. Ideoque curati quidam, cum sanguis exitum non ha-
beret, inclinata in præcordia ac viscera materia,
subitis et gravissimis morbis correpti sunt. Si cui
vero id nocet, is desidere in aqua ex verbenis debet: imponere maxime malicorium, cum aridis
rosæ foliis contritum; aut ex iis aliqua, quæ sanguinem supprimunt. Solet autem oriri inflammatio, maxime ubi dura alvus eum locum læsit. Tum
in aqua dulci desidendum est, et id fovendum
ovis: imponendi vitelli cum rosæ foliis ex passo
subactis; idque, si intus est, digito illinendum; si
extra, super illitum panniculum imponendum est.
Ea quoque medicamenta, quæ recentibus scissuris
posita sunt, hic idonea sunt. Cibis vero in hoc casu
iisdem, quibus in prioribus, utendum est. Si ista
parum juvant, solent imposita medicamenta adurentia ea capitula absumere. Ac si jam vetustiora
sunt, sub auctore Dionysio inspergenda sandaracha est; deinde imponendum, quod ex his constat:

tique ne détruit point le condylôme, il faut en employer de plus violens; lorsque la tumeur est consumée, on panse la plaie avec des médicamens adoucissans.

9. Il est une troisième maladie de l'anus, dans laquelle les veines se gonflent, et forment des tumeurs qui ressemblent à de petites têtes, d'où il découle souvent du sang. Les Grecs appellent ce mal *hémorrhoïdes*. Les femmes sont sujettes à un pareil écoulement, par les veines qui sont situées à l'orifice de la matrice. Il y aurait du danger d'arrêter le flux hémorrhoïdal chez certaines personnes qui n'en sont point affaiblies; on doit alors le regarder comme une évacuation salutaire, et non comme une maladie. Aussi voit-on que si on les guérit, elles tombent tout-à-coup dans des maladies très-graves; parce que l'humeur superflue qui avait coutume de s'évacuer par les vaisseaux hémorrhoïdaux, se porte à l'intérieur, et se jette sur quelque viscère. Cependant, si l'on s'en trouve incommodé, il convient de se mettre dans un demi-bain d'eau dans laquelle on aura fait bouillir des feuilles de verveine; d'appliquer sur les hémorrhoïdes mêmes, un cataplasme fait avec l'écorce de grenade pilée, et les feuilles de roses sèches, ou quelques autres plantes astringentes. Les hémorrhoïdes s'enflamment quelquefois, surtout lorsqu'elles se trouvent comprimées par des matières dures retenues dans le rectum. Il faut alors baigner l'anus dans de l'eau douce, et le fomenter avec des œufs; appliquer sur les hémorrhoïdes, un liniment fait avec des jaunes d'œufs, et des feuilles de roses hachées et bouillies dans du passum. Si les hémorrhoïdes sont internes, on y porte ce liniment avec le doigt; si elles sont externes, on l'étend sur un linge qu'on applique sur le mal. Les remèdes que nous avons conseillés pour les rhagades récentes, conviennent également ici. Les alimens doivent être aussi les mêmes. Si ces remèdes procurent peu de soulagement, on aura recours aux caustiques pour consumer les petites tumeurs hémorrhoïdales. Si elles sont anciennes, Denys veut qu'on répande d'abord dessus, de la poudre de sandaraque, et qu'ensuite on se

squamæ æris, auripigmenti, singulorum p. *. v.
saxi calcis p. *. viii. postero die acu compun-
gendum. Adustis capitulis fit cicatrix, quæ sanguinem fundi prohibet. Sed, quoties is suppres-
sus est, ne quid periculi afferat, multa exercitatione digerenda materia est ; prætereaque et
viris, et feminis quibus menstrua non prove-
niunt, interdum ex brachio sanguis mittendus est.

10. At si anus ipse, vel os vulvæ procidit (nam
id quoque interdum fit), considerari debet, pu-
rumne id sit, quod provolutum est, an humore
mucoso circumdatum. Si purum est, in aqua desidere homo debet, aut salsa, aut cum verbenis vel
malicorio incocta : si humidum, vino austero sub-
luendum est, illinendumque fæce vini combusta.
Ubi utrolibet modo curatum est, intus reponendum est ; imponendaque plantago contrita, vel folia salicis in aceto cocta ; tum lenteolum, et super
lana ; eaque deliganda sunt, cruribus inter se de-
vinctis.

11. Fungo quoque simile ulcus in eadem sede
nasci solet. Id, si hiems est, egelida ; si aliud
tempus, frigida aqua fovendum est : dein squamæ
æris inspergenda, supraque ceratum ex myrteo
factum, cui paulum squamæ, fuliginis, calcis
sit adjectum. Si hac ratione non tollitur, vel medicamentis vehementioribus, vel ferro adurendum
est.

XIX. Digitorum autem vetera ulcera commodissime curantur, aut lycio, aut amurca cocta,
cum utrilibet vinum adjectum est. In iisdem rece-

serve d'un mélange fait avec d'écaille d'airain, d'orpiment, de chaque p. v.* ; de chaux, p. VIII.* ; et que le lendemain on les pique avec une aiguille. Lorsqu'on a ainsi détruit les hémorrhoïdes, il s'y forme une cicatrice qui empêche le sang de couler. Toutes les fois qu'on a arrêté le flux hémorrhoïdal, on doit, pour éviter les inconvéniens qui peuvent en résulter, faire beaucoup d'exercice, afin de dissiper par là le superflu des humeurs. De plus, il faut, de temps en temps, tirer du sang du bras, tant aux hommes, qu'aux femmes chez qui les règles ne coulent pas.

10. Dans la chute du fondement ou du vagin (car cet accident arrive aussi quelquefois) , il faut d'abord examiner si ce qui est tombé , est chargé ou non d'une humeur muqueuse. Dans le premier cas, il faut le laver avec du vin austère , et appliquer dessus de la lie de vin brûlée ; dans le second , il faut baigner la partie dans de l'eau salée , ou dans laquelle on a fait bouillir des feuilles de verveine, ou de l'écorce de grenade. Après qu'on a fait l'un ou l'autre de ces remèdes , on remet les parties en place , et on applique dessus du plantain écrasé, ou des feuilles de saule bouillies dans du vinaigre. On recouvre le tout de linge et de laine que l'on contient par le moyen d'un bandage ; en observant de tenir les jambes rapprochées par une ligature.

11. Il survient aussi à l'anus et à la matrice, un ulcère qui ressemble à un fungus. Si c'est en hiver , il faut faire des fomentations avec de l'eau tiède ; et avec de l'eau froide, si c'est en été ; répandre ensuite sur le mal, de l'écaille de cuivre en poudre , sur laquelle on étend du cérat fait avec l'huile de myrte, un peu d'écaille de cuivre , de suie, et de chaux. Si on n'emporte point le fungus avec ce remède, il faut le cautériser par des moyens plus actifs, ou avec le fer.

XIX. On guérit très-bien les vieux ulcères des doigts, avec le lycium, ou la lie d'huile cuite , à l'un ou à l'autre desquels on ajoute du vin. Il se forme quelquefois sur les doigts, autour des ongles, une excroissance

dere ab ungue caruncula cum magno dolore consuevit : πτερύγιον Græci appellant. Oportet alumen
melinum rotundum in aqua liquare, donec mellis
crassitudinem habeat : tum, quantum ejus aridi
fuit, tantumdem mellis infundere, et rudicula miscere, donec similis croco color fiat, eoque illinere.
Quidam ad eumdem usum decoquere simul malunt,
cum paria pondera aluminis aridi et mellis mis-
cuerunt. Si hac ratione ea non exciderunt, excidenda sunt : deinde digiti fovendi aqua ex verbenis, imponendumque super medicamentum ita
factum : chalcitis, malicorium, squama æris excipiuntur fico pingui leniter cocta ex melle ; aut
chartæ combustæ, auripigmenti, sulphuris ignem
non experti par modus cerato miscetur ex myrteo
facto ; aut æruginis rasæ p. *. 1. squamæ æris p.
*. 11. mellis cyatho coguntur : aut pares portiones
miscentur, saxi calcis, chalcitidis, auripigmenti.
Quidquid horum impositum est, tegendum len-
teolo aqua madefacto est. Tertio die digitus resolvendus, et, si quid aridi est, iterum excidendum,
similisque adhibenda curatio est. Si non vincitur,
purgandum est scalpello, tenuibusque ferramentis
adurendum, et, sicut reliqua usta, curandum est.
At ubi scabri ungues sunt ; circum aperiri debent
qua corpus contingunt : tum super eos ex hac
compositione æque imponi : sandarachæ, sulphuris, singulorum p. *. 11. nitri, auripigmenti, singulorum p. *. iv. resinæ liquidæ p. *. viii. tertioque
id die resolvendum est. Sub quo medicamento vitiosi ungues cadunt, et in eorum locum meliores
renascuntur.

charnue qui est accompagnée de beaucoup de douleur, et que les Grecs appellent *ptérygion*. Il faut faire fondre dans de l'eau, de l'alun rond de l'île de Mélos, jusqu'à ce que l'eau ait la consistance du miel ; verser ensuite dedans, autant de miel qu'on y a fait fondre d'alun ; puis, mêler le tout avec une spatule , et l'agiter, jusqu'à ce qu'il ait acquis une couleur semblable à celle du safran : on frotte le *ptérygion* avec ce mélange. D'autres aiment mieux mêler à dose égale , l'alun en substance et le miel qu'ils font bouillir ensemble. Si l'excroissance n'est pas détruite par le moyen de ces remèdes, il faut la couper. On trempe ensuite le doigt dans une décoction de verveine, et on applique dessus, une composition faite avec le chalcitis, l'écorce de grenade et l'écaille d'airain, incorporés avec des figues grasses qu'on a fait cuire doucement dans du miel; ou bien, on prend parties égales de papier brûlé , d'orpiment, et de soufre qui n'a point passé par le feu, qu'on mêle dans du cérat fait avec l'huile de myrte ; ou de verdet ratissé, p. i. * ; d'écaille de cuivre, p. ii. * , qu'on mêle avec un verre de miel. On se sert aussi d'un mélange fait avec parties égales de chaux, de chalcitis , et d'orpiment. Lorsqu'on a appliqué sur le doigt l'une ou l'autre de ces compositions , on l'enveloppe avec un linge trempé dans de l'eau. Le troisième jour, on développe le doigt; on emporte de nouveau ce qu'il y a de desséché , et on réitère le même pansement. Si le mal résiste à ces remèdes, il faut l'effleurer avec l'instrument tranchant, le toucher avec un fer mince brûlant , et panser ensuite comme dans les autres cas de cautérisation. Si les ongles sont raboteux , il faut les détacher de la peau , vers leurs racines, et appliquer dessus une dose de la composition suivante : prenez de sandaraque , de soufre, de chaque , p. ii. * ; de nitre , d'orpiment, de chaque, p. iv. * ; de résine liquide , p. viii. *. On ôte ce remède au bout de trois jours ; il fait ordinairement tomber les ongles, à la place desquels il en revient d'autres.

LIBER SEPTIMUS.

Tertiam esse medicinæ partem, quæ manu cu-
ret, et vulgo notum, et a me propositum est. Ea
non quidem medicamenta atque victus rationem
omittit; sed manu tamen plurimum præstat: estque ejus effectus inter omnes medicinæ partes
evidentissimus. Si quidem in morbis cum multum
fortuna conferat, eademque sæpe salutaria, sæpe
vana sint; potest dubitari, secunda valetudo medicinæ, an corporis beneficio contigerit. In iis
quoque, in quibus medicamentis maxime niti-
mur, quamvis profectus evidentior est, tamen sanitatem et per hæc frustra quæri, et sine his reddi
sæpe, manifestum est : sicut in oculis quoque de-
prehendi potest; qui a medicis diu vexati, sine
his interdum sanescunt. At in ea parte, quæ manu
curat, evidens est, omnem profectum, ut aliquid
ab aliis adjuvetur, hinc tamen plurimum trahere.
Hæc autem pars, cum sit vetustissima, magis tamen ab illo parente omnis medicinæ Hippocrate,
quam a prioribus exculta est: deinde, posteaquam
diducta ab aliis habere professores suos cœpit, in
Ægypto quoque increvit, Philoxeno maxime auctore, qui pluribus voluminibus hanc partem di-

LIVRE SEPTIÈME.

Tout le monde sait, et je l'ai déjà dit, que la troisième partie de la médecine, est celle qui guérit par le secours de la main. Ce n'est pas qu'elle n'emploie les médicamens et le régime ; mais c'est que l'opération de la main est son principal objet. Des différentes parties de la médecine, c'est celle dont les résultats sont les plus évidens ; car, comme le hasard entre pour beaucoup dans la cure des maladies que l'on traite principalement par le régime, et où les mêmes choses sont souvent tantôt salutaires, et tantôt inutiles ; on peut douter si c'est au régime que l'on a suivi, ou à la bonté de son tempérament, qu'on est redevable de la santé. On peut dire la même chose des maladies dont la curation consiste surtout dans les médicamens ; car, quoique l'effet de ceux-ci soit plus marqué que celui du régime, néanmoins il est évident qu'on ne parvient pas toujours, par leur moyen, à rétablir la santé, et que souvent aussi on la recouvre sans eux : c'est ce qui arrive, par exemple, dans les maladies des yeux, qui, après avoir été long-temps tourmentés par les tentatives des médecins, finissent quelquefois par se guérir d'eux-mêmes. Mais, dans les maladies qui sont du ressort de la chirurgie, il est clair que, lors même que d'autres moyens contribuent à la guérison, l'opération de la main y a cependant la plus grande part. Cette partie est la plus ancienne de toutes ; mais c'est par Hippocrate, ce père de toute la médecine, qu'elle a été cultivée avec le plus de soin. Ensuite, lorsque, séparée des autres parties de l'art de guérir, elle commença à avoir ses maîtres particuliers, elle fit aussi des progrès en Egypte, principalement du temps de Philoxène qui en a donné, en plusieurs vo-

ligentissime comprehendit. Gorgias quoque et
Sostratus, et Heron, et Apollonii duo, et Ammonius Alexandrinus, multique alii celebres viri,
singuli quædam repererunt. Ac Romæ quoque
non mediocres professores, maximeque nuper
Tryphon pater, et Evelpistus, et, ut ex scriptis
ejus intelligi potest, horum eruditissimus Meges,
quibusdam in melius mutatis, aliquantum ei disciplinæ adjecerunt. Esse autem chirurgus debet
adolescens, aut certe adolescentiæ propior; manu
strenua, stabili, nec unquam intremiscente,
exque non minus sinistra, quam dextra promtus;
acie oculorum acri, claraque; animo intrepidus,
misericors sic, ut sanari velit eum, quem acce-
pit, non ut clamore ejus motus, vel magis quam
res desiderat, properet, vel minus, quam necesse
est, secet; sed perinde faciat omnia, ac si nullus
ex vagitibus alterius affectus oriatur. Potest autem
requiri, quid huic parti proprie vindicandum sit;
quia vulnerum quoque ulcerumque multorum curationes, quas alibi exsecutus sum, chirurgi sibi
vindicant. Ego eumdem quidem hominem posse
omnia ista præstare concipio : atque, ubi se divi-
serunt, eum laudo, qui quamplurimum percipit.
Ipse autem huic parti ea reliqui, in quibus vulnus facit medicus, non accipit; et in quibus vulneribus ulceribusve plus profici manu, quam
medicamento, credo : tum, quidquid ad ossa
pertinet. Quæ deinceps exsequi aggrediar; dila-
tisque in aliud volumen ossibus, in hoc cetera
explicabo; præpositisque iis, quæ in qualibet
parte corporis fiunt, ad ea, quæ proprias sedes
habent, transibo.

I. Luxata igitur, in quacumque parte corporis
sunt, quamprimum sic curari debent, ut, qua dolor

lumes, un traité des plus complets. Gorgias, Sostrate, Héron, les deux Apollonius, Ammonius d'Alexandrie, et beaucoup d'autres hommes célèbres, ont aussi professé la chirurgie, qu'ils ont enrichie chacun de leurs découvertes. Il y a eu pareillement à Rome, surtout dans ces derniers temps, des chirurgiens très-distingués ; tels ont été Tryphon le père, Evelpiste, et Mégès, le plus savant d'entre eux ; ainsi qu'on peut en juger par ses écrits. La chirurgie est redevable de ses progrès aux changemens heureux qu'y ont introduits ces grands hommes. Le chirurgien doit être jeune, ou du moins peu avancé en âge. Il faut qu'il ait la main ferme, adroite et jamais tremblante ; qu'il se serve de la gauche aussi-bien que de la droite ; qu'il ait la vue claire et perçante ; qu'il soit intrépide ; que sa sensibilité soit telle que, déterminé à guérir celui qui se met entre ses mains, et sans être touché de ses cris, il ne se presse pas trop, et ne coupe pas moins qu'il ne faut ; mais qu'il fasse son opération, comme si les plaintes du patient ne faisaient aucune impression sur lui. On peut demander ici, quelles sont les maladies qui sont proprement du domaine de la chirurgie ; puisque ceux qui la professent, revendiquent le traitement de beaucoup de plaies et d'ulcères dont j'ai traité précédemment. Pour moi, je crois qu'un même homme peut embrasser toutes les parties de l'art ; et, puisqu'on les a divisées, je fais surtout cas de celui qui réunit le plus des connaissances qui les concernent. Dans mon plan, j'ai laissé à la chirurgie les cures où le médecin ne fait pas lui-même la plaie, mais où il la trouve toute faite ; ainsi que celles des plaies et des ulcères que je crois avoir plus besoin du secours de la main, que de celui des médicamens, et tout ce qui concerne les os. Ce sera la matière de ce livre ; excepté les os, que je réserve pour le suivant. Je commencerai par les maladies qui ont lieu indistinctement dans toute l'habitude du corps, et je viendrai ensuite à celles qui sont propres à chaque partie.

I. Lorsqu'une foulure a eu lieu dans une partie quelconque, il faut sur-le-champ faire des mouchetures

·est, ea scalpello cutis crebro incidatur, detergea-
turque eodem averso profluens sanguis. Quod si
paulo tardius subvenitur, jamque etiam rubor est,
qua rubet corpus; si tumor quoque accessit, quacumque is est, idem optimum auxilium est. Tum
superdanda reprimentia sunt; maximeque lana
succida ex aceto et oleo. Quod si levior is casus
est, possunt, etiam sine scalpello, imposita eadem
mederi: et, si nihil aliud est, cinis quoque, maxime ex sarmentis; si is non est, quilibet alius ex
aceto, vel etiam ex aqua coactus.

II. Verum hoc quidem promtum est. In iis autem negotium majus est, quæ per se, vitio intus
orto, intumescunt, et ad suppurationem spectant.
Ea omnia genera abscessuum esse alias proposui,
medicamentaque his idonea exsecutus sum : nunc
superest, ut dicam, in iisdem quæ manu fieri debeant. Ergo, priusquam indurescant, cutem incidere, et cucurbitulam accommodare oportet, quæ
quidquid illuc malæ corruptæque materiæ coiit,
extrahat: idque iterum, tertioque recte fit, donec
omne indicium inflammationis excedat. Neque tamen fas non est, nihil cucurbitulam agere. Interdum enim fit, sed raro, ut quidquid abscedit,
velamento suo includatur. Id antiqui tunicam no-
minabant. Meges, quia tunica omnis nervosa est,
dixit, non nasci sub eo vitio nervum, quo caro
consumeretur, sed, subjecto jam vetustiore pure,
callum circumdari. Quod ad curationis rationem
nullo loco pertinet; quia quidquid, si tunica est,
idem, si callus est, fieri debet. Neque ulla res
prohibet, etiamsi callus est, tamen, quia cingit,
tunicam nominari. Tum pure quoque maturius

à l'endroit où l'on sent de la douleur, et emporter avec le dos de l'instrument, le sang qui en découle. Si on est appelé un peu trop tard, et qu'il y ait déjà rougeur ou même tumeur, ces mouchetures faites sur la partie rouge ou enflée, sont un excellent remède. On applique ensuite dessus, des astringens, principalement de la laine grasse trempée dans l'huile et le vinaigre : si la foulure est légère, on peut se dispenser des mouchetures, et s'en tenir au topique : si l'on n'a pas autre chose, on emploie la cendre, et surtout celle de sarment ; à défaut de celle-ci, on se sert de toute autre, à laquelle on donne, par le moyen du vinaigre et de l'eau, la consistance convenable..

II. Il est aisé, comme on voit, de remédier aux foulures ; mais il n'en est pas de même des tumeurs qui sont produites par un vice interne, et qui tendent à suppuration ; la guérison en est plus difficile. J'ai traité ailleurs de ces différentes espèces d'abcès, et j'ai indiqué les remèdes qu'il convenait d'y employer : il ne me reste maintenant à parler, que de ce qui concerne l'opération manuelle qui doit leur être appliquée. On doit, avant que ces tumeurs acquièrent de la dureté, y appliquer des ventouses avec scarifications, pour évacuer toute l'humeur viciée et corrompue qui s'y est amassée ; ce qu'il est bon de réitérer deux ou trois fois, jusqu'à ce que l'inflammation paraisse entièrement dissipée. Il peut arriver néanmoins que les ventouses soient inutiles ; car quelquefois, quoique rarement, ces abcès sont renfermés dans un kyste, auquel les anciens donnaient le nom de tunique. Mégès a prétendu que, comme toute tunique est membraneuse, il ne se pouvait pas qu'une membrane se formât dans une maladie qui a pour effet la destruction des chairs ; mais que c'était plutôt une espèce de callosité, produite par le long séjour du pus dans la partie, qui enveloppait l'abcès. Cette observation n'est d'aucune utilité pour le traitement, qui est absolument le même, soit que ce soit une membrane, ou une callosité ; d'ailleurs, rien n'empêche, quand bien même ce serait une callosité, qu'on ne l'appelle tunique, puisqu'il sert d'enveloppe ; et l'on ne peut

hæc interdum esse consuevit; ideoque, quod sub ea est, extrahi per cucurbitulam non potest. Sed facile id intelligitur, ubi nihil admota illa mutavit. Ergo, sive id incidit. sive jam durities est, in hac auxilii nihil est; sed, ut alias scripsi, vel avertenda concurrens eo materia, vel digerenda, vel ad maturitatem perducenda est. Si priora contigerunt, nihil præterea necessarium est. Si pus maturuit, in alis quidem et inguinibus raro secandum est; item ubicumque mediocris abscessus est; item quoties in summa cute, vel etiam carne vitium est: nisi festinare cubantis imbecillitas cogit: satisque est cataplasmatibus efficere, ut per se pus aperiatur. Nam fere sine cicatrice potest esse is locus, qui expertus ferrum non est. Si autem altius malum est, considerari debet, nervosusne is locus sit, an non sit. Nam, si sine nervis est, candenti ferramento aperiri debet: cujus hæc gratia est, quod exigua plaga diutius ad pus evocandum patet, parvaque postea cicatrix fit. At si nervi juxta sunt, ignis alienus est; ne vel distendantur, vel membrum debilitent: necessaria vero opera scalpelli est. Sed cetera etiam subcruda aperiri possunt: inter nervos ultima exspectanda maturitas est, quæ cutem extenuet, eique pus jungat, quo propius reperiatur. Jamque alia rectam plagam desiderant;

disconvenir que quelquefois l'existence de cette membrane né précède la formation du pus. Dans ces cas de tumeurs enkystées, ce qu'elles contiennent ne peut être extrait par le moyen des ventouses ; et il est aisé de reconnaître cette nature de la tumeur, quand l'application du remède n'y a produit aucun changement. Ainsi donc, soit qu'on ait fait cette épreuve, soit que la tumeur soit déjà dure, il ne faut attendre aucun secours des ventouses, et il ne reste, comme je l'ait dit ailleurs, d'autre parti à prendre, que de détourner le cours des humeurs, ou de les résoudre, ou de les faire suppurer. Lorsque l'une des deux premières indications se trouve remplie, il n'y a rien à faire de plus. Dans le cas de suppuration, on ne doit ouvrir que rarement les abcès qui sont situés aux aines et aux aisselles ; il en est de même de tous abcès peu étendus ; de ceux qui n'occupent que les tégumens, ou qui pénètrent peu avant dans les chairs ; on ne doit point les ouvrir, à moins que la faiblesse du malade n'oblige de hâter le traitement. Il suffit d'appliquer dessus des cataplasmes qui donnent lieu à l'ouverture spontanée de la tumeur ; parce qu'il ne paraît presque aucune marque de cicatrice, à la suite d'un abcès qui n'a point été ouvert avec l'instrument tranchant. Mais lorsque l'abcès est profond, il faut examiner si l'endroit où il est situé, est nerveux ou non ; s'il ne l'est pas, il faut appliquer un fer rouge ; afin que la plaie médiocre qu'on aura faite, restant long-temps ouverte, le pus puisse s'évacuer totalement ; et que la cicatrice qui se formera soit fort petite. Si, au contraire, l'endroit est nerveux, l'emploi du feu serait nuisible ; parce qu'il pourrait occasionner des convulsions, ou réduire le membre affecté à ne pouvoir plus servir : il faut donc alors préférer le bistouri. On peut se dispenser d'attendre que le pus soit tout-à-fait mûr, pour ouvrir les abcès qui ne sont pas situés dans des parties nerveuses ; mais, pour ceux qui occupent ces parties, il ne faut point les ouvrir qu'ils ne soient en parfaite maturité, et que les tégumens ne soient très-amincis ; afin de n'être pas obligé d'enfoncer l'instrument, pour rencontrer le pus. Il est des abcès qu'il faut

in pane, quia fere vehementer cutem extenuat, tota ea super pus excidenda est. Semper autem, ubi scalpellus admovetur, id agendum est, ut et quam minimæ et quam paucissimæ plagæ sint : cum eo tamen, ut necessitati succurramus, et in modo, et in numero. Nam majores sinus, latius ; interdum etiam duabus aut tribus lineis incidendi sunt. Dandaque opera, ut imus sinus exitum habeat ; ne quis humor intus subsidat, qui proxima et adhuc sana rodendo sinuet. Est etiam in rerum natura, ut cutis latius excidenda sit. Nam, ubi post longos morbos totius corporis habitus vitiatus est, lateque se sinus suffudit, et in eo jam cutis pallet ; scire licet, eam jam emortuam esse, et inutilem futuram : ideoque excidere commodius est ; maxime, si circa articulos majores id evenit, cubantemque ægrum fluens alvus exhaurit, neque per alimenta quidquam corpori accedit. Sed excidi ita debet, ut plaga ad similitudinem myrtei folii fiat, quo facilius sanescat : idque perpetuum est, ubicumque medicus et quacumque de causa cutem excidit. Pure effuso, in alis vel inguinibus linamento opus non est : spongia ex vino imponenda est. In ceteris partibus, si æque linamenta supervacua sunt, purgationis causa paulum mellis infundendum ; dein glutinantia superdanda : si illa necessaria sunt, super ea quoque similiter dari spongia eodem modo ex vino expressa debet. Quando autem linamentis opus sit, quando non sit, alias dictum est. Cetera eadem, incisa suppuratione, facienda sunt, quæ, ubi per medicamenta rupta est, facienda esse proposui.

ouvrir en ligne droite ; mais, dans le *panis*, la peau qui recouvre le pus, est désorganisée au point qu'il faut l'emporter toute entière. Toutes les fois qu'on se sert du bistouri, il faut faire en sorte que les incisions soient aussi petites et en aussi petit nombre qu'il est possible ; ayant néanmoins égard, tant pour leur étendue que pour le nombre, à la nature de l'abcès : car il est nécessaire de faire de plus grandes incisions, et d'en faire même deux ou trois, si les abcès sont considérables. L'ouverture doit se faire à la partie la plus déclive ; afin qu'il ne reste pas de pus en dedans qui puisse ronger les parties saines, et donner lieu à des sinus. Il est des cas où il faut emporter les tégumens, comme lorsqu'à la suite de longues maladies, toute l'habitude du corps est viciée ; que l'abcès occupe un espace considérable, et que la couleur de la peau qui le recouvre est terne : dans ce cas, il est manifeste que cette peau n'a plus de vie, et qu'elle ne peut plus servir ; ainsi, il vaut mieux l'exciser, surtout si l'abcès est situé dans les environs d'une grande articulation ; si le malade est épuisé par la diarrhée, et si la nourriture qu'il prend ne lui profite pas. Mais il faut couper en forme de feuille de myrte, le morceau de peau qu'on emporte, afin que la plaie guérisse plus facilement. C'est là une règle constante, et dont le médecin ne doit jamais s'écarter, toutes les fois qu'il est obligé, pour quelque raison et en quelque endroit que ce puisse être, d'emporter un morceau des tégumens. Lorsque le pus est évacué, si l'abcès est situé aux aisselles ou aux aines, il ne faut point de charpie ; mais on applique dessus une éponge trempée dans du vin. Dans les abcès des autres parties, lorsqu'on peut se passer de charpie, on panse avec un peu de miel, pour les déterger ; et l'on applique par-dessus des agglutinatifs. Si la charpie est nécessaire, on doit toujours également appliquer par-dessus, une éponge trempée dans du vin. Nous avons rapporté ailleurs, les cas où il faut de la charpie, et ceux où il n'en faut point. Le reste du pansement de l'abcès ouvert avec le bistouri, est le même que celui de l'abcès qu'on ouvre par le moyen des médicamens.

III. Protinus autem, quantum curatio efficiat, quantumque aut sperari aut timeri debeat, ex quibusdam signis intelligi potest; fereque iisdem, quæ in vulneribus exposita sunt. Nam bona signa sunt, somnum capere, facile spirare, siti non confici, cibum non fastidire; si febricula fuit, ea vacare; itemque habere pus album, læve, non fœdi odoris. Mala sunt, vigilia, spiritus gravitas, sitis, cibi fastidium, febris, pus nigrum, aut fæculentum, et fœdi odoris; item procedente curatione eruptio sanguinis; aut si, antequam sinus carne impleatur, oræ carnosæ fiunt, illa quoque ipsa carne hebete, nec firma. Deficere tamen animam, vel in ipsa curatione, vel postea, pessimum omnium est. Quin etiam morbus ipse, sive subito solutus est, dein suppuratio exorta est; sive effuso pure permanet, non injuste terret. Estque inter causas timoris, si sensus in vulnere rodentium non est. Sed ut hæc ipsa fortuna huc illucve discernit; sic medici partium est, eniti ad reperiendam sanitatem. Ergo, quoties ulcus resolverit, eluere id, si reprimendus humor videbitur, vino ex aqua pluviatili mixto, vel aqua, in qua lenticula cocta sit, debebit: si purgandum erit, mulso; rursusque imponere eadem. Ubi jam repressus videbitur humor, ulcusque purum erit, produci carnem conveniet, et foveri vulnus pari portione vini ac mellis, superque imponi spongiam ex vino et rosa tinctam. Per quæ cum caro producatur, plus

III. Il y a des signes qui font connaître , dès que la suppuration est établie, quelle sera l'efficacité du traitement, et ce que l'on peut espérer ou craindre. Ces signes sont à-peu-près les mêmes que ceux que nous avons rapportés à l'article des blessures. On doit donc bien augurer, lorsque le malade repose ; qu'il respire aisément ; qu'il n'est pas tourmenté par la soif, ni dégoûté des alimens ; que la fièvre qui avait lieu auparavant, cesse ; que le pus est blanc, lisse , et ne sent pas mauvais. On augure mal , au contraire , s'il y a insomnie ; si la respiration est difficile ; si la soif est considérable ; s'il y a dégoût, fièvre ; si le pus est noir ou bourbeux, et de mauvaise odeur. C'est aussi un signe pernicieux, s'il survient une hémorrhagie pendant le traitement ; si les bords de l'abcès deviennent calleux , avant que les chairs soient entièrement régénérées , et si celles qui repoussent ne sont pas fermes, et ne paraissent pas bien vives. Le signe le plus dangereux de tous, c'est lorsque le malade tombe en syncope, pendant le pansement même , ou après qu'il est terminé. On a raison aussi de s'alarmer, si la maladie disparaît tout-à-coup, après que la suppuration est établie ; ou si elle subsiste lorsque le pus est entièrement évacué : enfin c'est encore un sujet de crainte, si les caustiques qu'on applique sur les tégumens pour les ouvrir, n'excitent aucun sentiment de douleur. Au reste, soit que les signes paraissent bons ou mauvais, il est du devoir du médecin de faire tous ses efforts pour rendre la santé au malade. Il doit donc, chaque fois qu'il lève l'appareil, nettoyer l'ulcère avec un mélange de vin et d'eau de pluie, ou une décoction aqueuse de lentilles, lorsqu'il est nécessaire de s'opposer à la trop abondante formation du pus ; avec de l'hydromel, lorsqu'il faut déterger ; puis panser comme il a déjà été dit. Dès qu'on aura arrêté la formation du pus, et que l'ulcère sera suffisamment détergé , il faudra songer à la régénération des chairs. Pour cela, on fera usage de vin et de miel mêlés en quantité égale, et on appliquera par-dessus, une éponge trempée dans du vin et de l'huile rosat. On doit néanmoins, comme je l'ai dit ailleurs, plus attendre d'un

tamen, ut alias quoque dixi, victus ratio eo confert; id est, solutis jam febribus et cibi cupiditate reddita, balneum rarum; quotidiana, sed lenis gestatio; cibi potionesque corpori faciendo aptae. Quae omnia, per medicamenta quoque suppuratione rupta, sequuntur: sed, quia magno malo vix sine ferro mederi licet, in hunc locum reservata sunt.

IV. 1. Adversus fistulas quoque, si altius penetrant, ut ad ultimas demitti collyrium non possit, si tortuosae sunt, si multiplices, majus in manu, quam in medicamentis, praesidium est; minusque operae est, si sub cute transversae feruntur, quam si rectae intus tendunt. Igitur, si sub cute transversa fistula est, demitti specillum debet, supraque id ea incidi. Si flexus reperiuntur, hi quoque simul specillo et ferro persequendi sunt: idemque faciendum, si plures se quasi ramuli ostendunt. Ubi ad fines fistulae ventum est, excidendus ex ea totus callus est, superque fibulae dandae, et medicamentum, quo glutinetur. At si recta subter tendit, ubi, quo maxime ferat, specillo exploratum est, excidi is sinus debet: dein fibula oris cutis injicienda est, et aeque glutinantia medicamenta superdanda sunt; aut, si corruptius ulcus est (quod interdum osse vitiato fit), ubi id quoque curatum est, pus moventia.

2. Solent autem inter costas fistulae subter exire. Quod ubi incidit, eo loco costa ab utraque parte praecidenda et eximenda est, ne quid intus corruptum relinquatur. Solent, ubi costas transierunt, septum id, quod transversum a superioribus visceribus intestina discernit, violare. Quod intelligi

bon régime, pour incarner les ulcères, que de tous les médicamens. Voici celui qu'il convient de suivre. Après que la fièvre sera passée, et que l'appétit sera revenu, on se baignera, mais rarement; on usera, tous les jours, d'une douce gestation; les alimens, tant solides que liquides, seront fort nourrissans, et propres à réparer les pertes que le corps aura faites. Cette méthode convient pareillement dans la cure des abcès qui s'ouvrent par le moyen des médicamens; et si je me suis réservé jusqu'à ce moment d'en parler, c'est qu'il est peu d'abcès considérables qu'on puisse guérir sans le secours du fer.

IV. 1. Lorsque les fistules pénètrent trop avant, pour qu'il soit possible de porter une tente jusqu'au fond; lorsqu'elles sont tortueuses, qu'elles ont différens sinus; il y a de même plus de secours à attendre de l'opération, que des médicamens. L'opération est moins difficile, lorsque les fistules s'étendent transversalement sous la peau, que lorsqu'elles s'enfoncent perpendiculairement dans les chairs. Si donc la fistule est horizontale, on y introduira une sonde sur laquelle on pratiquera l'incision. Si elle a des sinus, on les ouvrira de la même manière, ainsi que les différens clapiers qu'on pourra rencontrer. Lorsqu'on sera parvenu au fond, on emportera tout ce qu'il y a de calleux autour de la fistule; on en réunira ensuite les bords, par le moyen de la boucle et des médicamens agglutinatifs. Si la fistule descend perpendiculairement, après s'être assuré, par le moyen de la sonde, jusqu'où elle pénètre, on incisera de même, et l'on se servira de la boucle et des remèdes agglutinatifs, pour en réunir les bords. Si le fond de l'ulcère est sordide (ce qui arrive quelquefois quand il aboutit à un os carié), on commence par guérir la carie de l'os; après quoi on emploie les suppuratifs.

2. Il se forme quelquefois des fistules entre les côtes. Dans ce cas, il faut exciser, et emporter l'endroit de la côte, auquel répond la fistule; afin de ne rien laisser de vicié en dedans. Il arrive aussi que ces fistules, après avoir passé les côtes, pénètrent jusqu'au diaphragme qu'elles endommagent. On reconnaît que les fistules

et ex loco, et ex magnitudine doloris, potest; et quia nonnunquam spiritus ea cum humore quasi bullante prorumpit, maximeque, si hunc ore ille continuit. In eo medicinæ locus nullus est. In ceteris vero, quæ circa costas sanabilia sunt, pinguia medicamenta inimica sunt; ceteris, quæ ad vulnera accommodantur, uti licet: optime tamen sicca linamenta, vel, si purgandum aliquid videtur, in melle tincta imponuntur.

3. Ventri nullum os subest; sed ibi perniciosæ admodum fistulæ fiunt: adeo ut Sostratus insanabiles esse crediderit. Id non ex toto ita se habere usus ostendit. Et quidem, quod maxime mirum videri potest, tutior fistula est contra jecur, et lienem, et ventriculum, quam contra intestina: non quo perniciosior ibi sit, sed quo alteri periculo locum faciat. Cujus experimento moti quidam auctores parum modum rei cognoverunt. Nam venter sæpe etiam telo perforatur, prolapsaque intestina conduntur, et oras vulneris suturæ comprehendunt: quod quemadmodum fiat, mox indicabo. Itaque, etiam ubi tennis fistula abdomen perrupit, excidere eam licet, suturaque oras conjungere. Si vero ea fistula intus patuit, excisa necesse est latius foramen relinquat: quod nisi permagna vi, utique ab interiore parte, sui non potest, qua quasi membrana quædam finit abdomen, quam περιτόναιον Græci vocant. Ergo, ubi aliquis ingredi ac moveri cœpit, rumpitur illa sutura, atque intestina evolvuntur: quo fit, ut pereundum homini sit. Sed non omni modo res ea desperationem

ont cette disposition , par l'endroit des côtes qu'elles occupent, par la violence de la douleur dont elles sont accompagnées , et par l'air chargé d'une humeur mousseuse qui se fait jour quelquefois par la partie ulcérée ; surtout lorsque le malade retient son haleine. Ces sortes de fistules sont absolument incurables. Dans les fistules des côtes, qui sont guérissables, les médicamens graisseux seraient contraires, il faut se servir des remèdes employés dans le traitement des plaies : mais on ne peut rien appliquer de mieux, que de la charpie , ou sèche , ou trempée dans du miel, s'il y a quelque chose à déterger.

3. Quoiqu'il n'existe pas d'os sous les tégumens du bas-ventre , il n'y a cependant pas d'endroit où les fistules soient aussi pernicieuses : Sostrate a même prétendu qu'elles étaient incurables. L'expérience a fait voir que cela n'était pas toujours vrai. Une chose qui peut paraître fort surprenante, c'est que les fistules situées dans la région du foie, de la rate, et de l'estomac, sont moins dangereuses que celles qui répondent aux intestins; non que ces dernières soient d'un plus mauvais caractère, mais parce qu'elles donnent lieu à un autre danger. La connaissance de ce fait a engagé quelques auteurs à en tirer une conséquence exagérée. Car il arrive souvent que le bas-ventre étant percé par un trait, et les intestins sortant par la blessure, on les remet en place , et on réunit les bords de la plaie par des sutures ; procédé dont je donnerai bientôt le détail. On doit donc tenter l'opération dans les fistules du bas-ventre, qui sont peu considérables, et en réunir les bords par le moyen de la suture, Mais si la fistule est pénétrante, il reste après l'opération une ouverture fort large, qu'on ne peut coudre qu'avec bien de la peine, surtout du côté de la membrane qui revêt la capacité de l'abdomen, et que les Grecs nomment *péritoine*. D'où il peut arriver que, lorsqu'on commencera à marcher et à se mouvoir, les points de suture se rompent ; que les intestins se répandent au dehors, et que par là on coure risque de la vie. Mais la chose n'est pas toujours aussi désespérée; et c'est une raison pour entreprendre la

habet : ideoque tenuioribus fistulis adhibenda curatio est.

4. Propriam etiamnum animadversionem desiderant eæ, quæ in ano sunt. In has demisso specillo, ad ultimum ejus caput incidi cutis debet : dein novo foramine specillum educi lino sequente, quod in aliam ejus partem, ob id ipsum perforatam, conjectum sit. Ibi linum prehendendum vinciendumque cum altero capite est, ut laxe cutem, quæ super fistulam est, teneat : idque linum debet esse crudum, et duplex triplexve, sic tortum, ut unitas facta sit. Interim autem licet negotia agere, ambulare, lavari, cibum capere, perinde atque sanissimo. Tantummodo id linum bis die, salvo nodo, ducendum est, sic, ut subeat fistulam pars, quæ superior fuit. Neque committendum est, ut id linum putrescat : sed tertio quoque die nodus resolvendus est, et ad caput alterum recens linum alligandum, eductoque vetere, id in fistula cum simili nodo relinquendum. Sic enim id paulatim cutem, quæ supra fistulam est, incidit : simulque et id sanescit, quod a lino relictum est; et id, quod ab eo mordetur, inciditur. Hæc ratio curationis longa, sed sine dolore est. Qui festinant, adstringere cutem lino debent, quo celerius secent; noctuque ex penicillo tenuia quædam intus demittere, ut cutis hoc ipso extenuetur, quo extenditur. Sed hæc dolorem movent. Adjicitur celeritati, sicut tormento quoque, si et linum, et id, quod ex penicillo est, aliquo medicamento illinitur ex iis, quibus callum exedi posui. Potest tamen fieri, ut ad scalpelli curationem etiam illo loco veniendum sit, si intus fistula fert, si multiplex est. Igitur in hæc genera demisso specillo, duabus lineis incidenda cutis est; ut media inter eas habenula tenuis admodum ejiciatur, ne protinus oræ coëant;

eure des fistules du bas-ventre, lorsqu'elles ne sont pas trop considérables.

4. Le traitement des fistules de l'anus, a quelque chose de particulier. Il faut premièrement introduire une sonde jusqu'au fond, et pratiquer, en cet endroit, une ouverture par laquelle on puisse faire passer la sonde, chargée d'un fil en deux ou trois doubles, qu'on aura attaché à son autre extrémité, qui est percée exprès pour cela. On reprend ensuite les deux bouts du fil, et on les lie de façon qu'il reste lâche, et ne serre pas la peau qui est en dessus de la fistule : ce fil doit être écru et bien retors. Cependant, le malade pourra vaquer à ses affaires, se promener, se baigner, manger, comme s'il était en parfaite santé. Seulement, il faut, deux fois par jour, sans défaire le nœud, tirer le fil de façon que la partie qui était en dehors, entre dans la fistule. On aura soin que ce fil ne se pourrisse pas : pour éviter cet inconvénient, on dénouera tous les trois jours l'ancien fil, auquel, pour le remplacer, on en attachera un nouveau, qu'on fera passer par la fistule, de la même manière. Par ce moyen, la peau qui recouvre la fistule se coupe peu à peu ; et tandis que les points atteints par le fil se divisent, ceux sur lesquels il ne porte plus se guérissent. Cette cure est longue, à la vérité, mais elle a lieu sans douleur. Ceux qui sont plus pressés de guérir, serrent le fil plus fort, et introduisent même, pendant la nuit, une petite tente dans la fistule, afin que les tégumens qui la recouvrent, se trouvant plus distendus, se divisent plus promptement. Mais cela ne peut se faire, sans causer de la douleur. On abrègera encore la cure, mais on augmentera, en même temps, la douleur, si l'on enduit le fil et la tente qu'on introduit dans la fistule, de quelque médicament propre à consumer les callosités. Il est des cas, néanmoins, où il est indispensable de se servir du bistouri ; comme lorsque la fistule s'ouvre en dedans, ou qu'elle a différens sinus Alors, on introduit une sonde ; puis, on incise la peau sur deux lignes, et l'on enlève la bandelette mince qui les sépare, pour empêcher les bords de se réunir tout de

sitque locus aliquis linamentis, quæ quam paucissima superinjicienda sunt ; omniaque eodem modo facienda, quæ in abscessibus posita sunt. Si vero ab uno ore plures sinus erunt, recta fistula scalpello erit incidenda : ab eo ceteræ, quæ jam patebunt, lino excipiendæ. Si intus aliqua procedet, quo ferrum tuto pervenire non poterit, collyrium demittendum erit. Cibus autem in omnibus ejusmodi casibus, sive manu, sive medicamentis agetur, dari debet humidus ; potio liberalis, diuque aqua. Ubi jam caro increscit, tum demum et balneis raris utendum erit, et cibis corpus implentibus.

V. 1. Tela quoque, quæ illata corporibus intus hæserunt, magno negotio sæpe ejiciuntur. Suntque quædam difficultates ex generibus eorum; quædam ex iis sedibus, in quas illa penetrarunt. Omne autem telum extrahitur, aut ab ea parte, qua venit, aut ab ea, in quam tetendit ; illic viam, qua redeat, ipsum sibi fecit ; hic, a scalpello accipit. Nam contra mucronem caro inciditur. Sed si non alte telum insedit, et in summa carne est, aut certe magnas venas et loca nervosa non transiit ; nihil melius est, quam, qua venit, id evellere. Si vero plus est, per quod telo revertendum, quam quod perrumpendum est, jamque venas nervosque id transiit, commodius est aperire quod superest, eaque extrahere. Nam et propius petitur, et tutius evellitur : et in majore membro, si medium mucro transiit, facilius sanescit, quod pervium est ; quia utrimque medicamento fovetur. Sed, si retro telum recipiendum, amplianda scalpello plaga est ; quo

suite, et pouvoir introduire tant soit peu de charpie dans la plaie : après quoi, ce qui reste à faire, est comme dans la cure des abcès. Mais s'il y a plusieurs sinus qui viennent aboutir au même orifice, il faut ouvrir avec le bistouri, la première fistule qui va en ligne droite, et introduire ensuite un fil dans les autres sinus, qui se trouvent mis à découvert. Si la fistule était située dans des parties où il serait dangereux de porter le fer, on y introduira une tente. Dans la cure des fistules, opérée soit par la main, ou par les médicamens, on doit user d'alimens humectans, boire abondamment, et s'en tenir long-temps à l'eau. Lorsque les fistules commenceront à s'incarner, il faudra se baigner de temps à autre, et prendre des alimens très-nourrissans.

V. 1. Les traits dont le corps a été atteint, et qui y sont restés enfoncés, n'en sont souvent retirés qu'avec beaucoup de peine. Il est des difficultés qui naissent de l'espèce des traits mêmes ; il en est d'autres qui viennent de la nature des parties où ils ont pénétré. Tous les traits se retirent ou par l'endroit par lequel ils sont entrés, ou par celui vers lequel ils tendent. Dans le premier cas, le trait s'est fait lui-même la route par laquelle on doit le retirer ; dans le second, il faut en pratiquer une avec le bistouri, en coupant la chair, vis-à-vis la pointe du trait. S'il a pénétré peu avant et qu'il soit resté à la superficie des chairs ; ou du moins, s'il ne se trouve pas de nerfs, ni de gros vaisseaux sur son passage, il n'y a rien de mieux à faire, que de le retirer par l'endroit par lequel il est entré. Mais s'il y avait plus de trajet à faire, pour le retirer par ce point, que par celui où il faudrait lui pratiquer une issue, et qu'il eût pénétré au milieu de quelques nerfs ou gros vaisseaux, il vaudrait mieux inciser ce qu'il avait encore à parcourir, et le retirer par cette ouverture : c'est la voie la plus courte et la plus sûre. Lorsque le trait a pénétré jusqu'au milieu d'un membre considérable, la plaie guérit plus aisément, quand on a pratiqué une contre-ouverture ; parce qu'on peut y introduire des médicamens par les deux bouts en même temps. Si l'on se détermine à retirer le trait par le point où il est entré, il faut au-

facilius id sequatur, quoque minor oriatur inflammatio : quæ major fit, si ab illo ipso telo, dum redit, corpus laniatur. Item, si ex alia parte vulnus aperitur, laxius esse debet, quam ut telo postea transeunte amplietur. Summa autem utraque parte habenda cura est, ne nervus, ne vena major, ne arteria incidatur. Quorum ubi aliquid detectum est, excipiendum hamo retuso est, abducendumque a scalpello. Ubi autem satis incisum est, telum eximendum est : tunc quoque eodem modo, et eadem cura habita, ne sub eo, quod eximitur, aliquid eorum lædatur, quæ tuenda esse proposui.

2. Hæc communia. Sunt propria quædam in singulis telorum generibus, quæ protinus subjiciam. Nihil tam facile in corpus, quam sagitta conditur, eademque altissime insidit. Hæc autem eveniunt, et quia magna vi fertur illa, et quia ipsa in angusto est. Sæpius itaque ab altera parte, quam ex qua venit, recipienda est ; præcipueque, quia fere spiculis cingitur; quæ magis laniant, si retro, quam si contra trahuntur. Sed inde aperta via, caro diduci debet ferramento facto ad similitudinem græcæ litteræ: deinde, ubi apparuit mucro, si arundo inhæret, propellenda est, donec ab altera parte apprehendi, et extrahi possit: si jam illa decidit, solumque intus ferrum est, mucro vel digitis apprehendi, vel forfice, atque ita educi debet. Neque alia ratio extrahendi est, ubi ab ea parte, qua venit, evelli magis placuit. Nam, ampliato magis vulnere, aut arundo, si inest, evel-

paravant dilater la plaie ; afin qu'il suive plus facilement la main, et que l'inflammation subséquente soit moins forte ; car on l'augmenterait nécessairement, si le trait, lorsqu'on le retire, venait à déchirer les chairs. Il en est de même de la contre-ouverture à faire, si l'on retire le trait par le côté opposé à celui par lequel il est entré ; elle doit être assez large, pour que le trait puisse y passer aisément. Dans l'une et l'autre méthode, on doit éviter soigneusement de ne couper ni nerf, ni veine, ni artère considérable ; et s'il s'en rencontre dans le trajet à parcourir, on les saisira avec un crochet obtus, et on les détournera de l'instrument. Après qu'on a coupé et dilaté suffisamment, on retire le trait, en prenant les mêmes mesures et les mêmes précautions, pour qu'il n'offense, dans son passage, aucune des parties que je viens d'indiquer.

2. Je n'ai parlé jusqu'ici que de l'extraction des traits en général ; il en est certaines espèces qu'on ne peut retirer que par des méthodes particulières : je vais les exposer. Rien ne pénètre si aisément et si avant dans le corps, que la flèche ; tant parce qu'elle est lancée avec force, que parce qu'elle est longue et grêle. De là vient qu'on est le plus souvent obligé de la retirer par l'endroit opposé à celui par lequel elle est entrée ; d'autant plus, que les pointes recourbées dont elle est armée pour l'ordinaire, déchireraient plus les chairs en reculant, qu'en avançant. Lors donc qu'on veut retirer une flèche, il faut, après avoir fait une incision, écarter les chairs avec un instrument fait en forme de la lettre grecque...* ; et, lorsqu'on a découvert la pointe, examiner si le bois y tient encore, et en ce cas le repousser, jusqu'à ce qu'on puisse le saisir par le gros bout, et l'arracher. Si le bois n'y est plus, et que le fer soit resté seul dans la plaie, il faut le prendre par la pointe avec les doigts, ou avec des pinces, et l'emporter de cette sorte. La méthode est la même, si on trouve plus convenable de retirer la flèche par l'endroit par lequel elle est entrée ;

---

* Cette lettre ne se trouve pas dans le texte. C'était probablement un A.

lenda est ; aut , si ea non est, ferrum ipsum. Quod
si spicula apparuerunt, eaque brevia et tenuia
sunt, forfice ibi comminui debent, vacuumque ab
his telum educi : si ea majora valentioraque sunt,
fissis scriptoriis calamis contegenda, ac, ne quid
lacerent, sic evellenda sunt. Et in sagittis quidem
hæc observatio est.

3. Latum vero telum , si conditum est, ab altera parte educi non expedit , ne ingenti vulneri
ipsi quoque ingens vulnus adjiciamus. Evellendum
est ergo quodam genere ferramenti , quod Διοκλείου
κυαθίσκον Græci vocant ; quoniam auctorem Dio-
clem habet : quem inter priscos maximosque medicos fuisse, jam posui. Lamina vel ferrea, vel
etiam ænea, ab altero capite duos utrimque deorsum conversos uncos habet ; ab altero duplicata lateribus , leviterque extrema in eam partem inclinata, quæ sinuata est ; insuper ibi etiam perforata
est. Hæc juxta telum transversa demittitur : deinde , ubi ad imum mucronem ventum est , paulum
torquetur , ut telum foramine suo excipiat : cum
in cavo mucro est , duo digiti , subjecti partis alterius uncis , simul et ferramentum id extrahunt ,
et telum.

4. Tertium genus telorum est , quod interdum
evelli debet , plumbea glans , aut lapis , aut similes
aliquid , quod , perrupta cute , integrum intus insedit. In omnibus his latius vulnus aperiendum ,
idque , quod inest , ea , qua venit , forfice extrahendum est. Accedit vero aliquid difficultati sub
omni ictu , si telum vel ossi inhæsit , vel in articulo se inter duo ossa demersit. In osse usque eo
movendum est , donec laxetur is locus , qui mucronem momordit ; et tunc vel manu vel forfice telum extrahendum est : quæ ratio in dentibus quoque ejiciendis est. Vix unquam ita telum non sc-

car, après avoir dilaté la plaie, ou arrache le bois, s'il s'y trouve, ou le fer lui-même. Si on aperçoit quelques pointes recourbées, courtes et minces, on les brisera avec les pinces, et on extraira ensuite la flèche, qui s'en trouvera ainsi dégagée; si ces pointes sont longues et fortes, on les recouvrira avec un tuyau de plume à écrire, fendu en deux, et on les retirera de cette façon, sans risquer de déchirer les chairs. Voilà ce qui concerne l'extraction des flèches.

3. Si un trait dont le fer est large, est resté dans les chairs, il n'est point à propos de le retirer par le côté opposé à son entrée; car ce serait ajouter à une grande plaie une plaie non moins grande. Il faut donc l'arracher avec un instrument appelé par les Grecs le *cyathisque de Dioclès*, du nom de son inventeur, que j'ai déjà dit avoir été un des plus grands médecins de l'antiquité. Cet instrument est composé d'une lame de fer ou de cuivre, dont un bout est armé, de chaque côté, d'un crochet recourbé; de l'autre, elle est doublée sur ses côtés, légèrement échancrée, et percée d'une ouverture. On introduit cet instrument transversalement, le long du trait, jusqu'à sa pointe; et, lorsqu'on y est parvenu, on le fait un peu tourner, afin que le trait entre dans l'ouverture : lorsqu'il y est entré, on saisit, avec deux doigts, l'autre extrémité par ses crochets, et l'on retire l'instrument avec le trait.

4. Une troisième sorte de traits qu'on est souvent aussi dans le cas d'extraire, consiste dans des balles de plomb, des pierres, et d'autres corps semblables qui sont entièrement ensevelis dans les chairs. Il faut, dans tous ces cas, dilater la plaie, et retirer avec des pinces le corps étranger, par l'endroit par lequel il est entré. L'opération est plus difficile, si le corps étranger a pénétré dans un os, ou s'il est logé dans une articulation. Dans le premier cas, il faut l'agiter doucement jusqu'à ce qu'il soit ébranlé; on l'emporte ensuite avec les doigts, ou avec les pinces; comme on fait pour l'extraction des dents. Il est rare qu'il ne vienne pas, lors-

quitur : sed , si morabitur , excuti quoque , ictum
aliquo ferramento , poterit. Ultimum est , ubi non
evellitur, terebra juxta forare , ab eoque foramine ,
ad speciem litteræ V, contra telum os excidere ,
sic , ut lineæ , quæ diducuntur , ad telum spectent :
eo facto , id necesse est labet, et facile auferatur.
Inter duo vero ossa si per ipsum articulum perruperit , circa vulnus duo membra fasciis habenisve
deliganda , et per has in diversas partes diducenda
sunt , ut nervos distendant : quibus extentis , laxius inter ossa spatium est , ut sine difficultate
telum recipiatur. Illud videndum est , sicut in
aliis locis posui , ne quis nervus , aut vena , aut
arteria a telo lædatur , dum id extrahitur : eadem
scilicet ratione , quæ supra posita est.

5. At si venenato quoque telo quis ictus est, iisdem omnibus , si fieri potest , etiam festinantius
actis , adjicienda curatio est , quæ vel epoto veneno , vel a serpente ictis adhibetur. Vulneris autem
ipsius , extracto telo , medicina non alia est , quam
quæ esset , si corpore icto nihil inhæsisset : de qua
satis alio loco dictum est.

VI. Hæc evenire in qualibet parte corporis possunt : reliqua certas sedes habent. De quibus dicam , orsus a capite. In hoc multa variaque tubercula oriuntur : γάγγλια, μελικηρίδας , ἀθερώματα nominant ; aliisque etiamnum vocabulis quædam alii
discernunt : quibus ego στεατώματα quoque adji-
ciam. Quæ quamvis et in cervice , et in alis , et in
lateribus oriri solent ; per se tamen non posui :
cum omnia ista mediocres differentias habeant, ac
neque periculo terreant, neque diverso genere curentur. Omnia autem ista et ex parvulo incipiunt,
et diu paulatimque increscunt, et tunica sua in-
cluduntur. Quædam ex his dura ac renitentia, quæ

qu'on s'y prend de cette façon; s'il résiste, on se servira de quelque instrument, pour le déplacer. Le dernier moyen qu'on doit mettre en usage, lorsque tous les autres ont été inutiles, c'est de percer l'os avec une tarière, et de l'exciser dans la forme de la lettre V; de sorte que les deux lignes de l'excision aboutissent au corps étranger; cela fait, il est facile d'ébranler ce corps et de l'emporter. Si le corps étranger s'est logé entre deux os, dans une articulation, il faut attacher aux deux membres, dans les environs de la plaie, des cordons ou des courroies, et tirer par ce moyen chaque membre en sens contraire; les deux os alors laisseront un plus grand espace entre eux, et l'on retirera le corps étranger sans aucune difficulté. On doit observer, en retirant ces sortes de traits, ce que j'ai dit plus haut, pour ne point offenser les nerfs, les veines, ni les artères.

5. Si le trait dont on a été blessé se trouve empoisonné, il faut l'extraire suivant la même méthode, mais avec toute la promptitude possible; et de plus, faire le traitement usité dans le cas de poisons pris à l'intérieur, ou de morsures de serpens. Lorsqu'une fois le trait est retiré, le pansement est le même que celui des blessures simples. Nous en avons parlé suffisamment ailleurs.

VI. Les maladies externes dont il a été question jusqu'ici, peuvent avoir lieu dans quelque partie du corps que ce soit; celles dont il me reste à parler, ont chacune leur siége particulier. Je commence par celles de la tête. Il se forme sur cette partie diverses espèces de tubercules qu'on appelle *ganglions*, *mélicéris*, *athéromes;* que quelques auteurs distinguent et nomment de plusieurs autres manières, et auxquelles j'ajouterai les *stéatômes*. Quoique ces tumeurs attaquent aussi le cou, les aisselles et les côtés, je n'ai pas cru devoir en parler séparément, parce qu'elles diffèrent fort peu entre elles; qu'elles ne sont point dangereuses, et qu'elles demandent le même traitement. Toutes, elles commencent par être fort petites; elles augmentent ensuite peu à peu, et pendant long-temps, et elles sont renfermées chacune dans un kyste. Il en est qui sont dures et rénitentes; d'autres

dam mollia cedentiaque sunt : quædam spatio nudantur, quædam tecta capillo suo permanent;
fereque sine dolore sunt. Quid intus habeant, ut
conjectura præsagiri potest; sic ex toto cognosci,
nisi cum ejecta sunt, non potest. Maxime tamen
in iis, quæ renituntur, aut lapillis quædam similia, aut concreti, confertique pili reperiuntur : in
iis vero, quæ cedunt, aut melli simile aliquid,
aut tenui pulticulæ, aut quasi rasæ cartilagini,
aut carni hebeti et cruentæ; quibus alii aliique
colores esse consuerunt. Fereque ganglia renituntur : atheromati subest quasi tenuis pulticula :
meliceridi liquidior humor; ideoque pressus circumfluit : steatomati pingue quiddam; idque la-
tissime patere consuevit, resolvitque totam cutem
superpositam, sic, ut ea labet; cum in ceteris sit
adstrictior. Omnia, derasa ante, si capillis conteguntur, per medium oportet incidere. Sed steato-
matis tunica quoque secanda est, ut effundatur
quidquid intus coiit; quia non facile a cute et subjecta carne ea separatur : in ceteris ipsa tunica in-
violata servanda est. Protinus autem alba et intenta
se ostendit. Tum scalpelli manubriolo diducenda a
cute et carne est, ejiciendaque cum eo quod intus tenet. Si quando tamen ab inferiore parte tunicæ musculus inhæsit, ne is lædatur, superior
pars illius decidenda, alia ibidem relinquenda est.
Ubi tota exemta est, committendæ oræ, fibulaque
his injicienda, et super medicamentum glutinans
dandum est. Ubi vel tota tunica, vel aliquid ex ea
relictum est, pus moventia adhibenda sunt.

VII. 1. Sed ut hæc neque genere vitii, neque

qui sont molles, et qui cèdent lorsqu'on appuie dessus ; quelques-unes, où les cheveux tombent ; d'autres, où elles en restent couvertes : elles sont ordinairement sans douleur. On peut bien conjecturer, par l'inspection , quelle est l'espèce de matière qu'elles renferment ; mais on n'en est entièrement sûr, que lorsqu'on les a ouvertes. Il est très-ordinaire de trouver dans celles qui sont dures et rénitentes, des espèces de petites pierres, ou des cheveux épais et entrelacés les uns dans les autres. On rencontre dans celles qui sont molles, une matière semblable à du miel, ou à de la bouillie, ou à des raclures de cartilages, ou à des chairs flasques et sanguinolentes : le tout de diverses couleurs. Les ganglions sont presque toujours durs ; l'athérôme contient une espèce de bouillie claire ; le mélicéris renferme une humeur plus liquide, et dont on sent la fluctuation, quand on le presse ; on trouve dans le stéatôme, une matière semblable à de la graisse ; il occupe ordinairement un espace très-étendu, et relâche de telle sorte la peau qui le recouvre, qu'elle perd son ressort ; tandis qu'elle est serrée et ferme dans les autres cas dont je viens de parler. Pour extirper ces tumeurs, on commence par raser les cheveux, lorsqu'elles en sont recouvertes : et ensuite on les ouvre par le milieu. Dans le stéatôme, il faut vider la tumeur de tout ce qu'elle contient, après avoir incisé le kyste, qu'il serait trop difficile de détacher de la peau et des chairs auxquelles il est adhérent : dans les autres , il faut que le kyste reste intact. Lorsqu'on a ouvert les tégumens, on l'aperçoit blanc et tendu ; on le sépare de la peau et des chairs, avec le manche du bistouri, et on l'emporte avec tout ce qu'il contient. Cependant, s'il était adhérent, par-dessous, à quelque muscle, il faudrait , pour ne point endommager celui-ci, exciser la partie supérieure du kyste, et laisser l'autre. Lorsqu'on l'a emporté tout entier, il faut rapprocher les bords de la plaie ; les tenir réunis par le moyen de la boucle, et y appliquer des médicamens agglutinatifs : mais lorsqu'on a été obligé de le laisser en totalité ou en partie, il faut employer les topiques propres à exciter la suppuration.

VII. 1. Les maladies dont nous venons de parler ,

* 6

ratione curationis inter se multum distant; sic in
oculis, quæ manum postulant, et ipsa diversa sunt,
et aliter aliterque curantur. Igitur in superioribus
palpebris vesicæ nasci solent pingues gravesque,
quæ vix attollere oculos sinunt, levesque pituitæ
cursus, sed assiduos, in oculis movent. Fere vero
in pueris nascuntur. Oportet, compresso digitis
duobus oculo, atque ita cute intenta, scalpello
transversam lineam incidere, suspensa leviter manu, ne vesica ipsa vulneretur: et, ut locus ei
patefactus est, ipsa prorumpit. Tum digitis eam
apprehendere, et evellere. Facile autem sequitur.
Dein superinungi collyrio debet ex iis aliquo, quo
lippientes oculi superinunguntur; paucissimisque
diebus cicatricula inducitur. Molestius est, ubi
incisa vesica est, effundit enim humorem; neque
postea, quia tenuis admodum est, potest colligi.
Si forte id incidit, eorum aliquid imponendum
est, quæ puri movendo sunt.

2. In eadem palpebra super pilorum locum tuberculum parvulum nascitur, quod a similitudine
hordei, a Græcis κριθή nominatur. Tunica quiddam, quod difficulter maturescit, comprehensum
est. Id vel calido pane, vel cera subinde calefacta
foveri oportet, sic, ne nimius is calor sit, sed facile ea parte sustineatur: hac enim ratione sæpe
discutitur, interdum concoquitur. Si pus se ostendit, scalpello dividi debet, et, quidquid intus
humoris est, exprimi: eodem deinde vapore postea
quoque foveri, et superinungi, donec ad sanitatem
perveniat.

3. Alia quoque quædam in palpebris huic non
dissimilia nascuntur; sed neque utique figuræ

ne diffèrent guère entre elles, ni par leur nature, ni par la manière de les traiter. Il n'en est pas de même des maladies des yeux, qui exigent l'opération ; elles sont fort différentes les unes des autres, et ont chacune leur traitement particulier. Et d'abord, il se forme quelquefois sur les paupières supérieures, des vésicules grasses et pesantes, qui empêchent presque de lever les yeux, et y occasionnent un écoulement de pituite, léger à la vérité, mais qui ne discontinue pas. Il n'y a guère que les enfans qui soient sujets à ce mal : il faut, pour en opérer la guérison, appuyer deux doigts sur l'œil, et après qu'on a ainsi tendu la peau, la couper transversalement avec le bistouri, en n'appuyant que très-légèrement, de crainte d'offenser la vésicule : après cette incision, comme on la découvre aussitôt, on la saisit avec les doigts, et on la détache avec facilité. On applique ensuite sur la paupière, quelqu'un des collyres dont on se sert dans les cas d'ophthalmies ; et la petite cicatrice est formée au bout de très-peu de jours. On a plus de peine, si, pendant l'opération, on a ouvert la vésicule ; car alors l'humeur qu'elle contient s'échappe ; et comme sa tunique est fort mince, on ne peut plus la saisir. Lorsque cela arrive, il faut appliquer sur la paupière quelque suppuratif.

2. Il se forme sur le bord des paupières, un peu au-dessus des cils, un petit tubercule que les Grecs ont appelé *crithe*, à cause de sa ressemblance avec un grain d'orge. Il contient, dans un kyste, une matière qui vient difficilement à suppuration. Il faut appliquer dessus, du pain, ou de la cire qu'on a fait chauffer à un dégré que la partie puisse supporter sans être offensée. Par ce moyen, on parvient souvent à résoudre, et quelquefois à faire suppurer l'orgeolet. S'il suppure, il faut l'ouvrir avec la lancette, et en exprimer toute l'humeur qu'il renferme ; on continue ensuite d'y faire les mêmes applications, jusqu'à ce qu'il soit guéri.

3. Il survient encore aux paupières, de petits tubercules qui diffèrent peu du précédent, mais qui

ejusdem , et mobilia , simul atque digito huc vel illuc impelluntur : ideoque ea χαλάζια Græci vocant. Hæc incidi debent, si sub cute sunt, ab exteriore parte ; si sub cartilagine, ab interiore : dein scalpelli manubriolo diducenda ab integris partibus sunt. Ac , si intus plaga est, inungendum primo lenibus , deinde acrioribus : si extra, superdandum emplastrum , quo id glutinetur.

4. Unguis vero , quod πτερύγιον Græci vocant, est membranula nervosa oriens ab angulo , quæ nonnunqam ad pupillam quoque pervenit , eique officit. Sæpius a narium , interdum etiam a temporum parte nascitur. Hunc recentem non difficile est discutere medicamentis, quibus cicatrices in oculis extenuantur : si inveteravit, jamque ei crassitudo quoque accessit, excidi debet. Post abstinentiam vero unius diei , vel adversus in sedili contra medicum is homo collocandus est, vel sic aversus, ut in gremium ejus caput resupinus effundat. Quidam , si in sinistro oculo vitium est , adversum ; si in dextro, resupinum collocari volunt. Alteram autem palpebram a ministro diduci oportet, alteram a medico : sed ab hoc, si ille adversus est, inferiorem ; si supinus, superiorem. Tum idem medicus hamulum acutum, paulum mucrone intus recurvato , subjicere extremo ungui debet, eumque infigere : atque eam quoque palpebram tradere alteri : ipse, hamulo apprehenso, levare unguem , eumque acu trajicere linum trahente : deinde acum ponere , lini duo capita apprehendere , et per ea erecto ungue , si qua parte oculo inhæret , manubriolo scalpelli diducere, do-

ne sont pas de la même figure, et qui sont mobiles, de manière à obéir au mouvement que le doigt leur imprime. Les Grecs les appellent *chalazies*, c'est-à-dire, grains de grêle. S'ils sont sous la peau, on les ouvre en dehors ; et en dedans, s'ils sont sous le cartilage : après quoi, on les détache des parties saines, avec le manche de l'instrument : on se sert ensuite d'un collyre adoucissant, puis un peu plus âcre, lorsqu'on a fait l'incision en dedans ; si on l'a faite en dehors, on applique dessus un emplâtre agglutinatif.

4. L'onglet que les Grecs appellent *ptérygion*, est une petite membrane nerveuse, qui se forme à l'angle de l'œil, se porte quelquefois jusqu'à l'ouverture de la prunelle, et gêne la vision. Elle prend souvent naissance du côté des narines, et quelquefois du côté des tempes. Lorsque l'onglet est récent, il n'est pas difficile de le résoudre par le moyen des médicamens propres à atténuer les cicatrices de l'œil ; mais s'il est invétéré, et s'il a déjà acquis une certaine épaisseur, il faut l'emporter par l'opération qui se fait de la manière suivante. Après avoir fait garder la diète au malade pendant un jour, on le place sur un siège vis-à-vis de l'opérateur ; ou bien en sens contraire, de manière qu'il ait la tête renversée et appuyée sur la poitrine du chirurgien. Quelques-uns veulent que le malade soit placé de la première façon, si l'onglet est situé à l'œil gauche ; et de la seconde, s'il est à l'œil droit. Dans le premier cas, l'aide tient la paupière supérieure ouverte, et le chirurgien l'inférieure : dans le second, c'est tout le contraire. Ensuite, le chirurgien porte un crochet aigu dont la pointe est un peu recourbée, sur l'extrémité de l'onglet, dans lequel il l'enfonce. Alors, faisant tenir par l'aide, les deux paupières, il saisit le crochet ; soulève l'onglet, et après avoir fait passer en dessous une aiguille enfilée, il ôte cette aiguille, prend les deux bouts du fil, avec lesquels il tient l'onglet soulevé, pour pouvoir déjoindre avec le manche du bistouri, les différentes attaches qu'il peut avoir avec l'œil : il continue d'élever et de baisser alternativement le fil, jusqu'à

nec ad angulum veniat : deinde invicem modo re-
mittere, modo attrahere, ut sic et initium ejus,
et finis anguli reperiatur. Duplex enim periculum
est, ne vel ex ungue aliquid relinquatur, quod
exulceratum vix ullam recipiat curationem ; vel
ex angulo quoque caruncula abscindatur, quæ,
si vehementius unguis ducitur, sequitur ; ideoque
decipit. Abscissa, patefit foramen, per quod postea
semper humor descendit : ῥυάδα Græci vocant. Ve-
rus ergo anguli finis utique noscendus est : qui
ubi satis constitit, non nimium adducto ungue
scalpellus adhibendus est ; deinde sic excidenda ea
membranula, ne quid ex angulo lædatur. Eo deinde
ex melle linamentum superdandum est, supraque
linteolum, et aut spongia aut lana succida : proximisque diebus diducendus quotidie oculus est,
ne cicatrice inter se palpebræ glutinentur ; siquidem id quoque tertium periculum accedit : eodemque modo linamentum imponendum, ac novissime
inungendum collyrio, quo ulcera ad cicatricem
perducuntur. Sed ea curatio vere esse debet, aut
certe ante hiemem : de qua re, ad plura loca per-
tinente, semel dixisse satis erit. Nam duo genera
curationum sunt : alia, in quibus eligere tempus
non licet, sed utendum est eo quod incidit ; sicut
in vulneribus, et in fistulis : alia, in quibus nullus dies urget, et exspectare tutissimum et facile
est ; sicut evenit in iis, quæ et tarde increscunt,
et dolore non cruciant. In his ver exspectandum
est ; aut, si quid magis pressit, melior tamen autumnus est, quam æstas vel hiems ; atque is ipse
medius, jam fractis æstibus, nondum ortis frigo-
ribus. Quo magis autem necessaria pars erit, quæ
tractabitur, hoc quoque majori periculo subjecta

ce qu'il soit arrivé à l'origine de l'onglet, et au point où l'angle se termine. Il y a ici deux inconvéniens à éviter : le premier, de laisser une partie de l'onglet ; parce qu'alors ce qui en reste s'ulcère, et ne peut presque plus se guérir ; le second, d'emporter la caroncule qui est située dans l'angle de l'œil, et que l'on courrait risque de détacher, si l'on tirait l'onglet trop rudement. La caroncule emportée, il reste une ouverture par laquelle il se fait un suintement continuel de larmes, que les Grecs appellent *rhyade*. On doit donc bien s'assurer du véritable endroit où l'angle se termine ; et alors, il faut, sans trop tirer l'onglet, l'exciser avec le bistouri, en observant de ne pas blesser la caroncule. L'opération faite, on applique sur la plaie, de la charpie trempée dans du miel, et on met par-dessus un petit linge, ou bien une éponge, ou de la laine grasse. On doit avoir soin de faire ouvrir l'œil tous les jours, pendant tout le temps que dure le traitement, afin que les paupières ne se collent point ensemble ; car c'est un troisième inconvénient qu'il faut éviter. On continue à panser la plaie avec de la charpie ; et, sur la fin, on se sert d'un collyre propre à cicatriser les ulcères. Cette opération doit se faire au printemps, ou du moins avant l'hiver : c'est une attention qu'il faut avoir dans plusieurs cas, et dont il suffit de parler une fois ; car en général, il est deux sortes d'opérations. Dans les unes, on n'est pas maître de choisir le temps ; mais il faut les faire sur-le-champ, comme dans les blessures et les fistules. Dans les autres, rien ne presse, et il est aisé et plus sûr d'attendre ; comme dans les maladies qui croissent lentement, et qui sont sans douleur. On doit alors remettre l'opération au printemps ; ou si l'on ne peut différer jusqu'à cette saison, il vaut mieux la faire en automne, qu'en hiver, ou en été. On doit même attendre le milieu de l'automne, lorsque les grandes chaleurs sont passées, et que les grands froids ne sont point encore venus. L'opération est d'autant plus dangereuse, que la partie sur laquelle on opère, est plus essentielle à la vie ; et il est souvent d'autant plus nécessaire d'ob-

est : et sæpe, quo major plaga facienda, eo magis
hæc temporis ratio servabitur.

5. Ex curatione vero unguis, ut dixi, vitia nascuntur, quæ ipsa aliis quoque de causis oriri solent.
Interdum enim fit in angulo, parum ungue exciso,
vel aliter, tuberculum, quod palpebras parum
diduci patitur : ἐγκανθίς Græce nominatur. Excipi
hamulo, et circumcidi debet ; hic quoque diligenter temperata manu, ne quid ex ipso angulo
abscindatur. Tum exiguum linamentum respergendum est vel cadmia, vel atramento sutorio ;
inque eum angulum, diductis palpebris, inserendum, supraque eodem modo deligandum : proximisque diebus similiter nutriendum ; tantum ut
primis aqua egelida, vel etiam frigida foveatur.

6. Interdum inter se palpebræ coalescunt, ape-
ririque non potest oculus. Cui malo solet etiam
illud accedere, ut palpebra cum albo oculi cohæ-
rescat ; scilicet, cum in utrovis fuit ulcus negli-
genter curatum. Sanescendo enim, quod diduci
potuit et debuit, glutinavit. Ἀγκυλοβλεφάρους sub
utroque vitio Græci vocant. Palpebræ tantum inter
se cohærentes, non difficulter diducuntur ; sed interdum frustra : nam rursus glutinantur. Experiri
tamen oportet, quia bene res sæpius cedit. Igitur
aversum specillum inserendum, diducendæque eo
palpebræ sunt : deinde exigua penicilla interpo-
nenda, donec exulceratio ejus loci finiatur. At ubi
albo ipsius oculi palpebra inhæsit, Heraclides Tarentinus auctor est, adverso scalpello subsecare,

server ce que nous avons dit par rapport à la saison, que l'opération qu'on doit faire, est plus considérable.

5. L'opération de l'onglet, lorsqu'elle n'est pas faite convenablement, peut être suivie, comme je l'ai dit, d'une maladie de l'œil, que d'autres causes peuvent aussi faire naître. Quelquefois, ou parce qu'on n'a pas suffisamment excisé l'onglet, ou par toute autre raison, il se forme, à l'angle de l'œil, un tubercule qui empêche d'écarter les paupières : les Grecs appellent cette tumeur *encanthis*. Il faut la saisir avec un petit crochet, et l'emporter en coupant tout autour, avec précaution néanmoins, pour ne point endommager l'angle. On place ensuite sur cet angle, après avoir écarté les paupières, un peu de charpie imprégnée de cadmie ou de vitriol, que l'on maintient au moyen d'un bandage. Les jours suivans, on panse la plaie de la même manière ; seulement, les premiers jours, on bassine l'œil avec de l'eau tiède ou même froide.

6. Les paupières se collent quelquefois l'une avec l'autre, de façon qu'on ne peut ouvrir l'œil : à ce premier mal, il en survient souvent un second ; c'est que les paupières contractent adhérence avec le blanc de l'œil. Ces deux accidens sont causés par un ulcère qui a été mal soigné ; car comme, pendant le traitement, on n'a pas eu la précaution de tenir séparées, des parties qui pouvaient et qui devaient l'être, elles ont fini par se coller ensemble : les Grecs appellent l'un et l'autrre de ces accidens *ankyloblépharon*. Lorsqu'il n'y a que les paupières qui sont adhérentes l'une à l'autre, il n'est pas difficile de les séparer ; mais c'est quelquefois en vain, car elles se réunissent de nouveau : cependant il faut essayer, parce que l'opération réussit le plus souvent. On introduit donc entre les paupières, une sonde que l'on tient à contre-sens, et par le moyen de laquelle on les sépare. On place ensuite entre elles de petits plumasseaux, jusqu'à ce que l'ulcération soit guérie. Mais si la paupière est adhérente avec le blanc de l'œil, Héraclide de Tarente conseille d'en faire la séparation avec le dos du bistouri,

magna cum moderatione, ut neque ex oculo, neque ex palpebra quidquam abscindatur; ac, si necesse est, ex palpebra potius. Post hæc, inungatur oculus medicamentis, quibus aspritudo curatur : quotidieque palpebra vertatur, non solum ut ulceri medicamentum inducatur, sed etiam ne rursus inhæreat : ipsique etiam præcipiatur, ut sæpe eam duobus digitis attollat. Ego sic restitutum esse neminem memini. Meges se quoque multa tentasse, neque unquam profuisse, quia semper iterum oculo palpebra inhæserit, memoriæ prodidit.

7. Etiamnum in angulo, qui naribus propior est, ex aliquo vitio quasi parva fistula aperitur, per quam pituita assidue destillat : αἰγί)ωπα Græci vocant. Idque assidue male habet oculum : nonnunquam etiam exeso osse, usque ad nares penetrat. Atque interdum naturam carcinomatis habet; ubi intentæ venæ et recurvatæ sunt, color pallet, cutis dura est, et levi tactu irritatur, inflammationemque in eas partes, quæ conjunctæ sunt, evocat. Ex his eos, qui quasi carcinoma habent, curare periculosum est : nam mortem quoque ea res maturat. Eos vero, quibus ad nares tendit, supervacuum : neque enim sanescunt. At, quibus id in angulo est, potest adhiberi curatio; cum eo, ne ignotum sit, esse difficilem : quantoque angulo propius id foramen est, tanto difficilior est ; quoniam perangustum est, in quo versari manus possit. Recenti tamen re mederi facilius est. Sed hamulo summum ejus foraminis excipiendum ; deinde totum id cavum, sicut in fistulis dixi, usque ad os excidendum ; oculoque et ceteris junctis partibus bene obtectis, os ferramento adurendum

en usant de tout le ménagement possible, pour n'endommager ni le globe de l'œil, ni la paupière ; préférant toutefois de léser celle-ci, si l'on ne pouvait faire autrement ; d'oindre ensuite l'œil avec les collyres usités dans la cure des aspérités des paupières ; d'avoir soin d'écarter, tous les jours, la paupière, non-seulement pour appliquer le collyre sur l'ulcère , mais aussi pour empêcher qu'elle ne se colle de nouveau ; recommandant au malade de la soulever, aussi, fréquemment lui-même , avec les deux doigts. Pour moi, je n'ai jamais vu personne guérir par cette méthode. Mégès avoue aussi avoir tenté plusieurs moyens pour guérir ce mal , sans avoir jamais pu y réussir ; parce que la paupière se recolle toujours avec le globe de l'œil.

7. Il se forme aussi dans le grand angle de l'œil, une petite fistule qui est produite par différentes causes, et de laquelle il découle continuellement une humeur pituiteuse. Les Grecs appellent cette maladie *ægilops*. L'œil est continuellement incommodé par cette fistule, qui quelquefois occasionne la carie de l'os, et pénètre jusque dans les narines. Quelquefois aussi elle prend le caractère du carcinome ; les veines alors sont gonflées et recourbées ; la peau est dure , pâle , et on ne peut la toucher sans l'irriter : les parties voisines sont dans un état d'inflammation. Il serait dangereux de tenter la cure de l'espèce d'ægilops qui tient du carcinome ; on courrait risque d'accélérer la mort du malade. On ne doit rien faire non plus à ce mal, lorsqu'il pénètre dans les narines, parce qu'alors il est incurable ; mais lorsqu'il n'attaque que le grand angle, on peut en entreprendre la guérison ; en se souvenant toutefois qu'il n'est pas aisé d'y parvenir. Plus l'ulcère est proche du grand angle, plus l'opération est difficile ; parce qu'on a moins de place pour y porter la main. Si le mal ne fait que commencer, on y remédie plus facilement. Il faut saisir avec un petit crochet l'extrémité de l'ulcère ; inciser toute sa cavité, comme je l'ai dit à l'article des fistules ; et , après avoir bien recouvert l'œil, et toutes les parties voisines, porter

est; vehementiusque si jam carie vexatum est, quo crassior squama abscedat. Quidam adurentia imponunt, ut atramentum sutorium, vel chalcitidem, vel æruginem rasam : quod et tardius et non idem facit. Osse adusto, curatio sequitur eadem, quæ in ceteris ustis.

8. Pili vero, qui in palpebris sunt, duabus de causis oculum irritare consuerunt. Nam modo palpebræ summa cutis relaxatur, et procidit ; quo fit, ut ejus pili ad ipsum oculum convertantur, quia non simul cartilago quoque se remisit : modo sub ordine naturali pilorum alius ordo subcrescit, qui protinus intus ad oculum tendit. Curationes hæ sunt. Si pili nati sunt, qui non debuerunt, tenuis acus ferrea ad similitudinem spathæ lata, in ignem conjicienda est : deinde candens, sublata palpebra, sic, ut ejus perniciosi pili in conspectum curantis veniant, sub ipsis pilorum radicibus ab angulo immittenda est, ut ea tertiam partem palpebræ transuat; deinde iterum, tertioque usque ad alterum angulum : quo fit, ut omnes pilorum radices adustæ emoriantur. Tum superimponendum medicamentum est, quod inflammationem prohibeat : atque ubi crustæ exciderunt, ad cicatricem perducendum. Facillime autem id genus sanescit. Quidam aiunt, acu transui juxta pilos exteriorem partem palpebræ oportere, eamque transmitti duplicem capillum muliebrem ducentem ; atque ubi acus transiit, in ipsius capilli sinum, qua duplicatur, pilum esse conjiciendum, et per eum in superiorem palpebræ partem attrahendum, ibique corpori agglutinandum, et imponendum medicamentum, quo foramen glutinetur: sic enim fore, ut is pilus in exteriorem partem postea spectet. Id primum fieri non potest, nisi in pilo longiore; cum fere breves eo loco nascantur,

le cautère actuel jusqu'à l'os. Si celui-ci est déjà carié, il faudra le cautériser plus fortement, pour qu'il en résulte une exfoliation suffisante. Quelques-uns se contentent d'appliquer sur le mal des médicamens caustiques, comme le vitriol, le chalcitis, et le verdet ratissé. Mais cette méthode opère plus lentement et moins efficacement. L'os étant cautérisé, le pansement est le même que celui des autres brûlures.

8. Les cils peuvent exciter de l'irritation dans les yeux de deux manières. La première, lorsque la peau extérieure des paupières se relâche et s'abaisse, sans que le cartilage change de situation ; ce qui fait que la pointe des cils se tourne vers le globe de l'œil. La seconde, lorsque, sous le premier rang de cils, il s'en forme un second, qui se dirige en dedans du côté de l'œil. Voici en quoi consiste le traitement. S'il s'est formé un second rang de cils, il faut faire rougir au feu une aiguille de fer applatie, en forme de spatule ; renverser ensuite la paupière, de façon que les cils qui sont mal disposés, soient en face de l'opérateur ; puis introduire l'aiguille brûlante par un angle de la paupière, jusqu'au tiers de son étendue, tout le long de la racine des cils : on l'introduit de même une seconde et une troisième fois, jusqu'à ce qu'on soit parvenu à l'autre angle. Toutes les racines se trouvant ainsi brûlées, les cils ne repoussent plus. Cette opération faite, on oint la paupière avec un liniment propre à empêcher l'inflammation. Lorsque l'eschare est tombée, il faut conduire la plaie à cicatrice ; ce à quoi l'on parvient très-facilement. Quelques-uns conseillent de traverser la partie extérieure de la paupière à l'endroit des cils, avec une aiguille enfilée d'un cheveu de femme mis en double ; on engage dans ce double le cil dont la pointe est mal tournée, et on le ramène ainsi sur la partie supérieure de la paupière, où on le colle. On cicatrise ensuite, avec des médicamens convenables, le trou fait à la paupière. La pointe du cil qu'on a ainsi redressé, se porte, après cela, en dehors. Mais, premièrement, cette opération ne peut avoir lieu, qu'autant que le cil superflu est fort long ; et c'est le contraire qui arrive ordinairement. Ensuite, s'il

Deinde, si plures pili sunt, necesse est longum tormentum, toties acu trajecta, magnam inflammationem moveat. Novissime, cum humor aliquis ibi
subsit, oculo et ante per pilos et tum per palpebræ
foramina affecto, vix fieri potest, ut gluten, quo
vinctus est pilus, non resolvatur : eoque fit, ut
is eo, unde vi abductus est, redeat. Ea vero curatio, quæ palpebræ laxioris ab omnibus frequenta-
tur, nihil habet dubii. Siquidem oportet contecto
oculo mediam palpebræ cutem, sive ea superior,
sive inferior est, apprehendere digitis, ac levare :
tum considerare, quantulo detracto futurum sit,
ut naturaliter se habeat. Siquidem hic quoque duo
pericula circumstant : si nimium fuerit excisum,
ne contegi oculus non possit ; si parum, ne nihil
actum sit, et frustra sectus aliquis sit. Qua deinde
incidendum videbitur, per duas lineas atramento
notandum est, sic, ut inter oram, quæ pilos continet, et propiorem ei lineam, aliquid relinquatur,
quod apprehendere acus postea possit. His consti-
tutis, scalpellus adhibendus est : et, si superior
palpebra est, ante ; si inferior, postea propius ipsis
pilis incidendum : initiumque faciendum in sinistro oculo, ab eo angulo, qui tempori ; in dextro,
ab eo, qui naribus propior est : idque, quod inter duas lineas est, excidendum. Deinde oræ vulneris inter se simplici sutura committendæ, ope-
riendusque oculus est ; et, si parum palpebra des-
cendet, laxanda sutura ; si nimium, aut adstrin-
genda, aut etiam rursus tenuis habenula ab ulteriore
ora excidenda : ubi secta est, aliæ suturæ adjiciendæ,

y a plusieurs cils à redresser, c'est un bien long tourment qu'on fait subir au malade, et la multiplicité des piqûres ne peut manquer d'exciter une vive inflammation. Enfin, c'est que l'œil qui a été d'abord irrité par le frottement des cils, et qui l'est encore par les trous qu'on a faits à la paupière, étant abreuvé de sérosité, il est presque impossible que le topique agglutinatif qu'on a employé pour tenir les cils collés à la paupière, ne se délaie, et que les cils qu'on a redressés avec tant de peine, ne reprennent leur ancienne position. Il n'en est pas de même de l'opération que l'on pratique, lorsque le dérangement des cils provient du relâchement de la paupière ; elle ne présente aucune incertitude. Voici comment on procède : après avoir recouvert l'œil avec la paupière, soit que ce soit la supérieure ou l'inférieure, on la saisit par le milieu avec les doigts, et on la soulève, pour examiner combien il faut en ôter, afin de la remettre dans son état naturel. On a, en cela, deux inconvéniens à éviter ; le premier, de trop couper, de peur que la paupière ne puisse plus recouvrir l'œil entièrement ; le second, de ne pas couper assez, de sorte qu'on n'en serait pas plus avancé, et que le malade aurait supporté une excision inutile. On trace, avec de l'encre, deux lignes qui comprennent ce que l'on doit retrancher ; on laisse, entre le bord occupé par les cils et la ligne qui en est le plus proche, un peu de distance, afin de pouvoir y faire les points d'aiguille nécessaires. Les choses étant ainsi disposées, on coupe avec le bistouri, ce qui est renfermé entre les deux lignes ; si c'est la paupière supérieure qui est affectée, on fait l'incision un peu au-dessus des cils ; si c'est l'inférieure, on la fait au-dessous et plus prés des cils, on commence à couper par le petit angle, si c'est à l'œil gauche ; et par le grand, si c'est à l'œil droit qu'on fait l'opération. On réunit ensuite les bords de la plaie par une simple suture, et on fait fermer l'œil ; si la paupière ne descend pas assez, on tient la suture un peu plus lâche ; si elle descend trop, on la tient plus serrée, ou bien on coupe encore une petite bandelette au bord qui est en-dessus. Lorsqu'on a coupé tout ce qui convient, on

quæ supra tres esse non debent. Præter hæc , in
superiore palpebra sub pilis ipsis incidenda linea
est , ut ab inferiore parte diducti pili sursum spectent : idque, si levis inclinatio est, etiam solum
satis tuetur. Inferior palpebra eo non eget. His
factis, spongia, ex aqua frigida expressa, super
deliganda est ; postero die glutinans emplastrum
injiciendum : quarto suturæ tollendæ, et collyrio ,
quod inflammationes reprimit, superinungendum...

9. Nonnunquam autem , nimium sub hac curatione excisa cute , evenit , ut oculus non contc-
gatur : idque interdum etiam alia de causa fit.
λαγωφθάλμους Græci appellant. In quo si nimium
palpebræ deest, nulla id restituere curatio potest :
si exiguum, mederi licet. Paulum infra supercilium
cutis incidenda est lunata figura, cornibus ejus
deorsum spectantibus. Altitudo esse plagæ usque
ad cartilaginem debet, ipsa illa nibil læsa : nam,
si ea incisa est, palpebra concidit, neque attolli
póstea potest. Cute igitur tantum diducta fit, ut
paulum in ima oculi ora descendat : hiante scilicet
super plaga ; in quam linamentum conjiciendum
est, quod et conjungi diductam cutem prohibeat,
et in medio carunculam citet ; quæ ubi eum locum
implevit, postea recte oculus operitur.

10. Ut superioris autem palpebræ vitium est,
quo parum descendit, ideoque oculum non contegit; sic inferioris, quo parum sursum attollitur,
sed pendet et hiat, neque potest cum superiore
committi. Atque id quoque evenit interdum ex

ajoute de nouveaux points de suture ; il ne faut pas en faire plus de trois. De plus, si le mal est à la paupière supérieure , il faut faire une incision tout le long des cils , afin que , se trouvant écartés du globe de l'œil, ils se dirigent dorénavant en dehors : souvent même , si la paupière n'est pas fort renversée en dedans, cette seule incision suffit ; il n'est pas nécessaire d'en faire à la paupière inférieure. Ces choses étant terminées , on applique sur l'œil une éponge trempée dans de l'eau froide , et on la maintient en place , par le moyen d'un bandage. Le lendemain, on met un emplâtre agglutinatif ; le quatrième jour, on enlève les points de suture, et on oint les paupières avec un liniment propre à calmer l'inflammation.

7. Il arrive quelquefois qu'après l'opération dont nous venons de parler, lorsqu'on a trop coupé de la paupière, elle ne peut plus recouvrir l'œil. Les Grecs donnent le nom de *lagophthalmie* à ce mal , qui peut encore être produit par d'autres causes. Il est sans remède, s'il manque beaucoup de la paupière ; s'il n'en manque que peu, on peut y remédier. Il faut pour cela, faire, un peu au-dessous du sourcil, une incision en forme de croissant, dont les pointes soient tournées par en bas. L'incision doit arriver jusqu'au cartilage, qu'il faut bien prendre garde d'endommager ; parce qu'alors la paupière s'abaisserait de façon, qu'il serait impossible de la relever. On doit donc se borner à couper seulement la peau ; afin que la plaie qu'on a faite, restant ouverte , la paupière descende un peu vers le bord inférieur de l'œil. On place ensuite de la charpie entre les bords de l'incision, pour empêcher la peau qu'on a séparée, de se reprendre, et pour qu'il se forme entre deux, des chairs qui, remplissant le vide qu'on a fait, donnent la facilité à la paupière, de recouvrir l'œil complètement.

10. Comme, ainsi, quelquefois la paupière supérieure ne descend pas assez pour recouvrir tout l'œil, il arrive de même que l'inférieure ne remonte pas suffisamment, et reste béante, sans pouvoir se joindre avec la supérieure. Cet éraillement vient quelquefois de ce qu'on a

simili vitio curationis, interdum etiam senectute.
Ἐκτρόπιον Græci vocant. Si ex mala curatione est,
eadem ratio medicinæ est, quæ supra posita est :
plagæ tantum cornua ad maxillas, non ad oculum
convertenda sunt. Si ex senectute est, tenui ferramento id totum extrinsecus adurendum est, deinde
melle inungendum : a quarto die vapore aquæ calidæ fovendum, inungendumque medicamentis ad
cicatricem perducentibus.

11. Hæc fere circa oculum in angulis palpebris-
que incidere consuerunt. In ipso autem oculo nonnunquam summa attollitur tunica, sive ruptis intus membranis aliquibus, sive laxatis; et similis
figura acino fit : unde id σταφύλωμα Græci vocant.
Curatio duplex est : altera, ad ipsas radices per
medium transuere acu, duo lina ducente ; deinde
alterius lini duo capita ex superiore parte, alterius
ex inferiore adstringere inter se ; quæ paulatim se-
cando id excidunt : altera, in summa parte ejus ad
lenticulæ magnitudinem excidere ; deinde spodium
aut cadmiam infriare. Utrolibet autem facto, album ovi lana excipiendum et imponendum ; posteaque vapore aquæ calidæ fovendus oculus, et lenibus medicamentis inungendus est.

12. Clavi autem vocantur callosa in albo oculi
tubercula ; quibus nomen a figuræ similitudine
est. Hos ad imam radicem perforare acu commodissimum est, infraque eam excidere, deinde lenibus medicamentis inungere.

13. Suffusionis jam alias feci mentionem ; quia
cum recens incidit, medicamentis quoque sæpe
discutitur : sed, ubi vetustior facta est, manu
curationem desiderat ; quæ inter subtilissimas haberi potest. De qua antequam dico, paucis ipsius

trop coupé de cette paupière dans l'opération ci-dessus décrite ; quelquefois aussi il est occasionné par la vieillesse. Les Grecs l'appellent *ectropion*. Dans le premier cas, la cure est la même que celle de l'éraillement de la paupière supérieure ; on doit seulement observer de tourner les pointes de l'incision vers les mâchoires, et non pas du côté de l'œil. Dans le second cas, il faut cautériser, avec un fer mince, toute la partie de la paupière qui est renversée en dehors, puis panser avec le miel : au bout de quatre jours, on fomente avec la vapeur de l'eau chaude, et on applique les cicatrisans.

11. Les maux dont nous venons de parler, n'attaquent que les parties environnantes de l'œil, comme les angles et les paupières. Mais il arrive quelquefois que, par suite de la rupture ou du relâchement des membranes sous-jacentes, la tunique extérieure de l'œil est soulevée, et prend la forme d'un grain de raisin, d'où les Grecs lui ont donné le nom de *staphylôme*. On guérit cette maladie de deux manières : la première, c'est de percer en dessous, le staphilôme, par son milieu, avec une aiguille chargée de deux fils ; ensuite de lier les deux bouts d'un fil vers le haut, et les deux bouts de l'autre vers le bas du staphilôme. Cette ligature le coupe insensiblement, et le fait tomber. La seconde, c'est d'emporter environ la grosseur d'une lentille de sa partie la plus élevée, et d'appliquer ensuite dessus de la tutie, ou de la cadmie. Après qu'on a fait l'une ou l'autre de ces opérations, on recouvre l'œil avec de la laine imbibée d'un blanc d'œuf ; on le fomente ensuite avec la vapeur de l'eau chaude, et on y applique des linimens adoucissans.

12. On appelle clous, des tubercules calleux qui se forment sur le blanc de l'œil. Ils tirent leur nom de leur figure. Il faut les percer avec une aiguille, à leur racine même, et en faire l'excision. On panse ensuite la plaie avec des médicamens adoucissans.

13. J'ai déjà fait mention ailleurs de la cataracte, parce que, lorsqu'elle est récente, on peut souvent la résoudre par le moyen des médicamens ; mais lorsqu'elle est ancienne, elle exige le secours de la main. Cette opération est une des plus délicates de la chirurgie ; mais

oculi natura indicanda est : cujus cognitio , cum
ad plura loca pertineat , tum vel præcipue ad hunc
pertinet. Is igitur summas habet duas tunicas : ex
quibus superior a Græcis κερατοειδής vocatur. Ea ,
qua parte alba est , satis crassa, pupillæ loco extenuatur. Huic interior adjuncta est ; media parte ,
qua pupilla est , modico foramine concava , circa
tenuis , ulterioribus partibus ipsa quoque plenior :
quæ χοριοειδής a Græcis nominatur. Hæ duæ tunicæ , cum interiora oculi cingant , rursus sub his
coëunt; extenuatæque et in unum coactæ per foramen , quod inter ossa est , ad membranam cerebri
perveniunt , eique inhærescunt. Sub his autem ,
qua parte pupilla est , locus vacuus est : deinde
infra rursus tenuissima tunica , quam Herophilus
ἀραχνοειδῆ nominavit. Ea media subsidit ; eoque
cavo continet quiddam , quod a vitri similitudine
ὑαλοειδές Græci vocant. Id neque liquidum , neque aridum est , sed quasi concretus humor : ex
cujus colore pupillæ color vel niger est , vel cæ-
sius ; cum summa tunica tota alba sit. Id autem
superveniens ab interiore parte membranula in-
cludit. Sub his gutta humoris est , ovi albo similis ;
a qua videndi facultas proficiscitur , κρυσταλλοειδής
a Græcis nominatur.

14. Igitur vel ex morbo , vel ex ictu concrescit
humor sub duabus tunicis, qua locum vacuum esse
proposui ; isque paulatim indurescens , interiori
potentiæ se opponit. Vitiique ejus plures species
sunt ; quædam sanabiles , quædam quæ curationem non admittunt. Nam si exigua suffusio est ,
si immobilis , colorem vero habet marinæ aquæ ,
vel ferri nitentis , et a latere sensum aliquem ful-

avant d'en parler, je crois devoir donner, en peu de mots, la description de l'œil, qu'il est nécessaire de connaître, pour quantité d'opérations, et principalement pour celle-ci. L'œil est recouvert de deux membranes. Les Grecs appellent la première qui est extérieure, *cératoïde*; elle est assez épaisse dans sa partie blanche, mais plus mince à l'endroit de la prunelle. A celle-ci est jointe la membrane intérieure qui est percée dans son centre où se trouve située la pupille ; elle est assez mince dans cet endroit, mais plus épaisse dans tout le reste : les Grecs l'appellent *choroïde*. Ces deux membranes, après avoir enveloppé toutes les parties intérieures de l'œil, viennent se réunir en dessous, où, après s'être amincies et confondues l'une avec l'autre, elles passent par la fente orbitaire, et vont gagner la membrane du cerveau, à laquelle elles s'attachent. Ces membranes se discontinuent à l'endroit où est la pupille. Au-dessous d'elle, il s'en trouve une troisième très-mince à laquelle Hérophile a donné le nom d'*arachnoïde*. Elle est déprimée dans son milieu, et reçoit dans cette cavité un corps appelé par les Grecs *hyaloïde*, à cause de sa ressemblance avec le verre : cette matière n'est ni liquide, ni solide; mais forme comme une espèce d'humeur congelée. C'est de sa couleur, que dépend celle de la prunelle, qui est noire ou bleue ; tandis que celle de la membrane extérieure est blanche. Le corps vitré est enveloppé par une petite membrane qui provient de la partie intérieure de l'organe. Au-dessous des membranes décrites, se trouve une goutte d'humeur pareille à du blanc d'œuf, dans laquelle réside la faculté de voir, et que les Grecs désignent sous le nom de *crystalloïde*.

14. L'humeur qui est placée au-dessous de la *cératoïde* et de la *choroïde*, à l'endroit où j'ai dit qu'il y avait un vide, s'épaissit quelquefois à la suite de quelque maladie ou de quelque coup, se durcit peu à peu, et s'oppose à la vision. Cette maladie est de plusieurs espèces ; les unes sont guérissables, les autres ne le sont point. Si la cataracte est peu considérable ; si elle est immobile ; si elle est de couleur d'eau de mer, ou de fer luisant ; si elle laisse passer encore quelques rayons de lumière

goris relinquit, spes superest. Si magna est, si nigra pars oculi, amissa naturali figura, in aliam vertit, si suffusioni color caeruleus est, aut auro similis, si labat, et hac atque illac movetur, vix unquam succurritur. Fere vero pejor est, quo ex graviore morbo, majoribusve capitis doloribus, vel ictu vehementiore orta est. Neque idonea curationi senilis aetas est; quae sine novo vitio, tamen aciem hebetem habet: ac ne puerilisquidem; sed inter has media. Oculus quoque curationi neque exiguus, neque concavus, satis opportunus est. Atque ipsius suffusionis quaedam maturitas est. Exspectandum igitur est, donec jam non fluere, sed duritie quadam concrevisse videatur. Ante curationem autem modico cibo uti, bibere aquam triduo debet; pridie, ab omnibus abstinere. Post haec, in adverso sedili collocandus est loco lucido, lumine adverso, sic ut contra medicus paulo altius sedeat: a posteriore autem parte caput ejus, qui curabitur, minister contineat, ut immobile id praestet: nam levi motu eripi acies in perpetuum potest. Quin etiam ipse oculus, qui curabitur, immobilior faciendus est, super alterum lana imposita et deligata. Curari vero sinister oculus dextra manu, dexter sinistra debet. Tum acus admovenda est, aut acuta, aut forte non nimium tenuis, eaque demittenda, sed recta, est per summas duas tunicas medio loco inter oculi nigrum et angulum tempori propiorem, e regione mediae suffusionis, sic, ne qua vena laedatur. Neque tamen timide demittenda est, quia inani loco excipitur. Ad quem cum ventum est, ne mediocriter quidem peritus falli potest; quia prementi nihil renititur. Ubi eo ventum est, inclinanda acus ad ipsam suf-

par ses côtés, l'opération peut réussir. Mais si elle est considérable ; si la forme naturelle de la pupille est changée ; si le crystallin est d'une couleur bleuâtre ou jaune ; s'il est mobile et vacillant, il est presque impossible d'y remédier. Le succès de l'opération est encore plus douteux, si la cataracte est venue à la suite d'une maladie grave, ou de grandes douleurs de tête, ou de quelque coup violent sur l'œil. La vieillesse n'est pas un âge favorable pour la guérison de cette maladie, parce qu'indépendamment de tout autre dérangement, la vue est alors naturellement affaiblie. L'enfance n'y est pas disposée non plus ; l'âge moyen est le plus convenable. Un œil petit ou creux, n'est point non plus avantageux pour cette opération. Enfin la cataracte doit encore être parvenue à une espèce de maturité. Il faut donc attendre que l'humeur qui la forme, ne soit plus coulante, mais ait acquis un certain degré de consistance. On prépare le malade à l'opération, en le faisant peu manger, en ne lui laissant boire que de l'eau pendant trois jours, et en l'empêchant de rien prendre la veille. Ce préliminaire achevé, on fait asseoir le malade sur un siège placé dans un endroit bien éclairé, la face tournée du côté de la lumière ; l'opérateur se place vis-à-vis, sur un siège un peu plus élevé ; on fait mettre un aide derrière le malade, pour lui tenir la tête, et l'empêcher de remuer ; car le moindre mouvement qu'il pourrait faire, le mettrait en danger de perdre la vue pour toujours. Afin de donner plus d'immobilité à l'œil sur lequel on doit opérer, on applique sur l'autre de la laine qu'on y maintient par le moyen d'un bandage. Si la cataracte est sur l'œil gauche, on opère avec la main droite ; et avec la gauche, si elle est sur le droit. Les choses étant ainsi disposées, le chirurgien prend son aiguille qui doit être plate et tranchante : il l'enfonce en ligne droite, à travers les deux membranes extérieures, au point intermédiaire entre la pupille et le petit angle de l'œil, vers le milieu de la hauteur de la cataracte, pour ne point offenser de vaisseaux : il doit l'enfoncer hardiment, parce que le lieu où elle se dirige est vide : lorsqu'il est sûr d'y être arrivé (et le moins habile ne peut s'y tromper, car on

fusionem est, leniterque ibi verti, et paulatim eam
deducere infra regionem pupillæ debet; ubi deinde eam transiit, vehementius imprimi, ut inferiori parti insidat. Si hæsit, curatio expleta est:
si subinde redit, eadem acu concidenda, et in plures partes dissipanda est ; quæ singulæ et facilius
conduntur, et minus late officiunt. Post hæc, educenda acus recta est, imponendumque lana molli
exceptum ovi album, et supra, quod inflammationem coërceat, atque ita devinciendum. Post
hæc, opus est quiete, abstinentia, lenium medicamentorum inunctionibus, cibo (qui postero die
satis mature datur) primum liquido, ne maxillæ
laborent; deinde, inflammatione finita, tali, qualis in vulneribus propositus est. Quibus, ut aqua
quoque diutius bibatur, necessario accedit.

15. De pituitæ quoque tenuis cursu, qui oculos
infestat, quatenus medicamentis agendum est,
jam explicui. Nunc ad ea veniam, quæ curationem
manus postulant. Animadvertimus autem quibusdam nunquam siccescere oculos, sed semper humore tenui madere : quæ res aspritudinem conti-
nuat, et ex levibus momentis inflammationes et
lippitudines excitat, totam denique vitam hominis
infestat. Idque in quibusdam nulla ope adjuvari
potest, in quibusdam sanabile est. Quod primum
discrimen nosse oportet, ut alteris succurratur,
alteris manus non injiciatur. Ac primum supervacua curatio est in iis, qui ab infantibus id vitium
habent ; quia necessario mansurum est usque
mortis diem. Deinde non necessaria etiam in iis,

n'éprouve plus de résistance), il incline son aiguille, et la tourne doucement sur la cataracte, qu'il abaisse peu à peu au-dessous de la pupille. Il appuie alors davantage sur la cataracte, afin qu'elle reste dans l'endroit où il l'a enfoncée. Si elle s'y tient, l'opération est faite ; mais si elle remonte, il faut la briser en plusieurs parties avec le tranchant de l'aiguille : ces parcelles ainsi divisées restent plus facilement en place, ou si elles remontent, elles offusquent moins la vue. Cela fait, le chirurgien retire son aiguille en droite ligne : il applique sur l'œil, de la laine fort douce, enduite de blanc d'œuf, et par-dessus cette laine, des médicamens propres à empêcher l'inflammation. On maintient le tout en place par le moyen d'un bandage. Le malade doit ensuite observer le repos, et faire abstinence ; on le panse avec des linimens adoucissans, et le lendemain, au plus tôt, on lui donne quelques alimens, mais liquides, afin d'éviter les mouvemens de la mâchoire ; et, lorsque l'inflammation est passée, on le met au régime que nous avons prescrit dans le traitement des blessures : mais il est nécessaire qu'il soit pendant long-temps à ne boire que de l'eau.

15. J'ai parlé précédemment de l'écoulement de pituite ténue qui survient aux yeux, en tant que cette maladie peut se traiter par les médicamens ; je vais exposer maintenant les circonstances où elle exige le secours de la main. On voit des personnes qui n'ont jamais les yeux secs, mais chez qui ils sont continuellement abreuvés d'une humeur ténue ; ce qui entretient les aspérités des paupières, et excite des inflammations et des ophthalmies pour la cause la plus légère. Cette incommodité dure quelquefois autant que la vie même ; il est des cas où elle est incurable ; il en est d'autres où l'on peut y remédier. On doit s'attacher d'abord à bien discerner ces sortes de cas ; afin de faire un traitement dans les uns, et de ne rien entreprendre dans les autres. Premièrement, il est inutile de tenter la guérison chez ceux qui ont ce mal dès l'enfance ; parce qu'il dure nécessairement jusqu'à la mort. Le secours de la main n'est point indiqué non plus, lorsque la pituite

quibus non multa, sed acris pituita est: siquidem
manu nihil adjuvantur: medicamentis, et victus
ratione, quæ crassiorem pituitam reddit, ad sanitatem perveniunt. Lata etiam capita vix medicinæ
patent. Tum interest, venæ pituitam emittant,
quæ inter calvariam et cutem sunt, an quæ inter
membranam cerebri et calvariam. Superiores fere
per tempora oculos rigant; inferiores, per eas
membranas, quæ ab oculis ad cerebrum tendunt.
Potest autem adhiberi remedium iis, quæ supra
os fluunt; non potest iis, quæ sub osse. Ac ne iis
quidem succurritur, quibus pituita utrimque descendit; quia levata altera parte, nihilominus
altera infestat. Quid sit autem, hac ratione cognoscitur. Raso capite ea medicamenta, quibus in lippitudine pituita suspenditur, a superciliis usque
ad verticem illini debent: si sicci oculi esse cœperunt, apparet per eas venas, quæ sub cute sunt,
irrigari: si nihilominus madent, manifestum est
sub osse descendere: si est humor, sed levior, duplex vitium est. Plurimi tamen ex laborantibus reperiuntur, quos superiores venæ exerceant; ideoque pluribus etiam opitulari licet. Idque non in
Græcia tantummodo, sed in aliis quoque gentibus
celebre est: adeo ut nulla medicinæ pars magis
per nationes quasque exposita sit. Reperti in Græcia sunt, qui novem lineis cutem capitis inciderent: duabus in occipitio rectis, una super eas
transversa: dein duabus super aures, una inter eas
item transversa; tribus inter verticem et frontem

qui découle des yeux est non pas abondante, mais âcre :
les médicamens et un régime propres à épaissir la pituite, suffisent pour amener la guérison. Il est aussi
très-difficile de guérir de ce mal les personnes qui ont la
tête large. Il est fort important d'examiner par quelles
veines est apportée l'humeur qui se répand sur les yeux,
et de savoir si c'est par celles qui sont entre le crâne
et les tégumens, ou bien par celles qui sont entre le
crâne et la membrane du cerveau. Les premières viennent du côté des tempes, et vont se répandre dans les
parties extérieures de l'œil; les dernières accompagnent
les membranes qui se portent des parties intérieures de
l'œil, au cerveau. On peut guérir dans le premier cas ;
on ne le peut dans le second. Il n'est pas non plus possible de guérir, si l'humeur est apportée des deux côtés
à la fois : car, quand on viendrait à bout de tarir le cours
de la pituite par un endroit, elle continuerait de couler
par l'autre. Voici comment on peut connaître ce qui en
est. Il faut raser la tête, et appliquer dessus, depuis les
sourcils jusqu'au sommet, des topiques tels qu'on a coutume d'en employer dans l'ophthalmie, pour supprimer
l'écoulement de la pituite. Si les yeux se sèchent, c'est
une preuve que l'humeur y est apportée par les veines
qui sont sous les tégumens; mais s'ils continuent d'être
humides, il est clair que ce sont les vaisseaux situés en
dedans du crâne, qui occasionnent le mal : si la fluxion
est diminuée, sans cesser totalement, le mal provient
de l'une et de l'autre cause. Comme, dans le plus grand
nombre des cas, ces fluxions viennent des veines extérieures, il est aussi le plus souvent possible d'y remédier. La méthode de traitement qu'on y emploie, est en
vogue, non-seulement chez les Grecs, mais encore chez
d'autres nations ; et l'on peut dire qu'il n'est point de
partie de la médecine, qui ait été plus répandue que
celle-ci, parmi les différens peuples. Il y a eu, dans la
Grèce, des médecins qui faisaient neuf incisions sur
les tégumens de la tête ; savoir, deux en ligne droite
sur l'occiput, et une transversale au-dessus des premières : deux au-dessus des oreilles, et une transversale entre elles ; et trois enfin, aussi en ligne droite

rectis. Reperti sunt, qui a vertice rectas lineas ad tempora deducerent; cognitisque, ex motu maxillarum, musculorum initiis, leviter super eos cutem inciderent, diductisque per retusos hamos oris, insererent linamenta, ut neque inter se cutis antiqui fines committerentur, et in medio caro incresceret, quæ venas, ex quibus humor ad oculos transiret, adstringeret. Quidam etiam atramento duas lineas duxerunt, a media aure ad mediam alteram aurem, deinde a naribus ad verticem : tum ubi lineæ committebantur, scalpello inciderunt ; et post, sanguine effuso, os ibidem adusserunt. Nihilominus autem et in temporibus, et inter frontem atque verticem eminentibus venis idem candens ferrum admoverunt. Frequens curatio est, venas in temporibus adurere : quæ fere quidem in ejusmodi malo tument ; sed tamen, ut inflentur magisque se ostendant, cervix ante modi·e deliganda est : tenuibusque ferramentis et retusis venæ adurendæ; donec in oculis pituitæ cursus conquiescat. Id enim signum est quasi excæcatorum itinerum, per quæ humor ferebatur. Valentior tamen medicina est, ubi tenues conditæque venæ sunt, ideoque legi non possunt, eodem modo cervice deligata, retentoque ab ipso spiritu, quo magis venæ prodeant, atramento notare eas contra tempora, et inter verticem ac frontem : deinde cervice resoluta, qua notæ sunt, venas incidere, et sanguinem mittere : ubi satis fluxit, tenuibus ferramentis adurere : contra tem-

entre le sommet de la tête et le front. D'autres faisaient ces incisions en ligne droite, depuis le sommet jusqu'aux tempes; et s'étant assurés, par le mouvement de la mâchoire, de l'origine des muscles, ils ne coupaient que légèrement la peau dans cet endroit. Ils écartaient ensuite, avec un crochet obtus, les bords des incisions qu'ils avaient faites, et les remplissaient de charpie ; afin que les parties de la peau divisées ne pussent pas se rejoindre, mais qu'il se formât entre elles, des chairs en état de comprimer les vaisseaux qui apportaient l'humeur pituiteuse sur les yeux. Quelques autres marquaient, avec de l'encre, deux lignes qu'ils tiraient d'une oreille jusqu'au milieu de l'autre; et, après avoir pareillement tracé une autre ligne, depuis le sommet de la tête, ils faisaient une incision à l'endroit où ces lignes se coupaient, et cautérisaient l'os, après avoir laissé couler le sang pendant quelque temps : ils touchaient de même, avec un fer rouge, les veines qui étaient apparentes sur les tempes, le front, et le sommet de la tête. Une méthode commune consiste à cautériser les veines des tempes, qui sont ordinairement gonflées dans ces sortes de fluxions. Cependant, afin de les faire gonfler encore davantage, et de les rendre plus apparentes, il est bon de passer, autour du cou, une ligature qu'on serre médiocrement; on brûle ensuite les veines avec un fer mince et obtus, jusqu'à ce qu'il ne coule plus rien des yeux ; car, lorsque l'écoulement de la pituite est arrêté, c'est une preuve que les conduits qui la transmettaient sont oblitérés. Voici néanmoins une méthode encore plus efficace. Lorsque les veines sont si petites et si enfoncées, qu'on ne peut les découvrir, on passe une ligature autour du cou, ainsi que je viens de le dire, en obligeant le malade de retenir son haleine, pour faire gonfler ces veines, et les rendre plus apparentes; on marque ensuite, avec de l'encre, celles qui se montrent sur les tempes, et entre le sommet et le front ; puis, après avoir ôté la ligature, on ouvre ces veines; on en laisse couler le sang, et lorsqu'il en est sorti suffisamment, on les cautérise avec un fer mince. La brûlure ne doit être que superficielle à

pora quidem, timide ; ne subjecti musculi, qui
maxillas tenent, sentiant : inter frontem vero et
verticem, vehementer, ut squama ab osse secedat.
Efficacior tamen etiamnum est Afrorum curatio,
qui verticem usque ad os adurunt, sic, ut squa-
mam remittat. Sed nihil melius est, quam quod
in Gallia quoque Comata fit, ubi venas in temporibus et in superiore capitis parte legunt. Adusta
quomodo curanda sint, jam explicui. Nunc illud
adjicio : neque ut crustæ decidant, neque ut ulcus impleatur, adustis venis, esse properandum ;
ne vel sanguis erumpat, vel cito pus supprimatur :
cum per hoc siccescere eas partes opus sit ; per illud
exhauriri opus non sit. Si quando tamen sanguis
eruperit, infrianda medicamenta esse, quæ sic sanguinem supprimant, ne adurant. Quemadmodum
autem venæ deligendæ sint, quidque lectis his
faciendum sit, cum venero ad crurum varices,
dicam.

VIII. Verum ut oculi multiplicem curationem,
etiam manus exigunt ; sic in auribus admodum
pauca sunt, quæ in hac medicinæ parte tractentur.
Solet tamen evenire vel a primo natali die protinus, vel postea facta exulceratione, deinde per
cicatricem aure repleta, ut foramen in ea nullum
sit, ideoque audiendi usu careat. Quod ubi incidit, specillo tentandum est, altene id repletum,
an in summo tantum glutinatum sit. Nam si alte
est, prementi non cedit : si in summo, specillum
protinus recipit. Illud attingi non oportet ; ne sine
effectus spe distentio oriatur nervorum, et ex ea
mortis periculum sit : hoc facile curatur. Nam qua
cavum esse debet, vel medicamentum aliquod

l'endroit des tempes, afin de ne point offenser les muscles qui en partent, et qui vont s'attacher à la mâchoire ; mais elle doit être assez profonde entre le front et le sommet, pour que l'os s'exfolie. La méthode des Africains, qui brûlent le sommet de la tête, depuis les tégumens jusqu'à l'os, de manière qu'il s'y fasse une exfoliation, est encore plus efficace. Mais il n'y a rien de mieux, que ce qui se pratique dans la Gaule chevelue, où l'on fait un choix des veines situées sur les tempes, et le sommet de la tête. J'ai parlé ailleurs de la manière de traiter les brûlures ; j'ajouterai seulement ici qu'on ne doit pas, après ces sortes de cautérisations, se presser de faire tomber les eschares, et d'incarner les ulcères ; de peur d'occasionner une hémorrhagie, ou de supprimer trop tôt l'écoulement du pus ; car le but qu'on se propose, est de dessécher seulement ces parties par les ulcères artificiels qu'on y fait, et non pas de les priver totalement de sang, par une hémorrhagie : s'il en survenait une néanmoins, il faudrait appliquer sur les vaisseaux ouverts, des médicamens qui arrêtent le sang, sans agir comme caustiques. On trouvera à l'article des varices des jambes, la manière de mettre les veines à découvert, et la méthode d'opérer de suite.

VIII. Les maladies de l'oreille, qui exigent une opération, sont en très-petit nombre, en comparaison de celle des yeux, où le secours de la main est nécessaire. Il arrive quelquefois que l'oreille se trouve bouchée de façon qu'on n'entend point, soit qu'on ait apporté cette infirmité en naissant, soit qu'à la suite de quelque ulcère, il se soit formé dans l'oreille une cicatrice qui en remplisse entièrement la cavité. La première chose qu'on doit faire, est d'examiner avec une sonde, si le conduit est rempli dans toute son étendue, ou s'il n'est fermé qu'à l'entrée. S'il l'est dans toute son étendue, il ne cède point à l'instrument ; s'il ne l'est qu'à l'entrée, on le trouve souple et flexible. Dans le premier cas, il n'y a rien à faire ; on courrait risque de jetter le malade dans des convulsions, et de le faire mourir, sans le moindre espoir de réussite. Dans le second, le remède est aisé. On applique un caustique sur le lieu où doit

imponendum est ex adurentibus, vel candente ferro
aperiendum, vel etiam scalpello incidendum. Cumque id patefactum, et jam ulcus purum est, conjicienda eo pinna est, illita medicamento cicatricem inducente ; circaque idem medicamentum
dandum, ut cutis circa pinnam sanescat : quo fit,
ut, ea remota, postea facultas audiendi sit. At ubi
aures, in viro puta, perforatæ sunt, et offendunt,
trajicere id cavum celeriter candente acu satis est,
ut leviter ejus oræ exulcerentur; aut etiam adu-
rente medicamento idem exulcerare : postea deinde
imponere id quod purget ; tum quod eum locum
repleat, et cicatricem inducat. Quod si magnum
id foramen est, sicut solet esse in iis, qui majora
pondera auribus gesserunt, incidere, quod superest, ad extremum oportet : supra deinde oras
scalpello exulcerare, et postea suere, ac medicamentum, quo id glutinetur, imponere. Tertium
est, si quid ibi curti est, sarcire : quæ res cum in
labris quoque et naribus fieri possit, eamdem
etiam rationem habeat, simul explicanda est.

IX. Curta igitur in his tribus, ac si qua parva
paria sunt, curari possunt : si qua majora sunt,
aut non recipiunt curationem, aut ita per hanc
ipsam deformantur, ut minus indecora ante fuerint. Atque in aure quidem et naribus deformitas
sola timeri potest : in labris vero, si nimium con-
tracta sunt, usus quoque necessario jactura fit,
quia minus facile et cibus assumitur, et sermo
explicatur. Neque enim creatur ibi corpus, sed ex
vicino adducitur : quod in levi mutatione, et nihil
eripere, et fallere oculum potest; in magna, non
potest. Neque senile autem corpus, neque quod
mali habitus est, neque in quo difficulter ulcera
sanescunt, huic medicinæ idoneum est; quia nusquam celerius cancer occupat, aut difficilius toll.

se trouver le conduit auditif ; ou bien on l'ouvre avec le cautère actuel, ou enfin, on l'incise avec le bistouri. Lorsqu'il est bien ouvert, et que l'ulcère est suffisamment détergé, on y introduit une tente imprégnée de quelque médicament cicatrisant : on applique ce même remède aux environs de la tente, afin que la plaie se cicatrise dans toute son étendue ; après quoi, on retire la tente, et le sens de l'ouïe est rétabli. S'il se trouve qu'un homme ait eu les oreilles percées, et que cette marque de servitude lui déplaise, il suffit de faire passer rapidement dans l'ouverture une aiguille qu'on a fait rougir au feu, afin d'en ulcérer légèrement les bords ; effet que l'on peut produire aussi par l'application d'un médicament caustique. On déterge ensuite l'ulcère ; on l'incarne, et on le cicatrise. Si l'ouverture est fort grande, comme cela arrive ordinairement chez ceux qui ont eu aux oreilles, des anneaux pesans, il faut inciser le reste du lobe jusqu'au bout ; effleurer, avec le bistouri, les lèvres de la plaie, dans leur partie supérieure ; faire ensuite un point de suture, et appliquer un médicament agglutinatif. Il y a encore une troisième opération que l'on fait pour rajuster l'oreille, lorsqu'elle a été mutilée ; mais comme cette opération a lieu aussi pour les lèvres et le nez, nous n'en ferons qu'un seul article pour ces trois parties.

IX. On peut donc rajuster les oreilles, les lèvres et le nez, lorsqu'ils ont été mutilés, pourvu qu'ils ne l'aient pas été beaucoup ; car autrement la cure serait impossible, ou du moins augmenterait la difformité, au lieu de la corriger. Les oreilles et le nez mutilés n'ont d'autre inconvénient que la difformité ; mais il n'en est pas de même des lèvres ; si elles sont trop écourtées, elles ne peuvent plus être d'aucun usage ; la mastication devient plus difficile, et l'on ne peut s'énoncer distinctement. Dans la méthode curative, ce n'est point un nouveau corps que l'on crée, c'est une portion d'une partie voisine qu'on amène sur celle qui est trop courte. Lorsqu'il n'en résulte qu'un léger changement, on peut paraître n'avoir rien enlevé, et en imposer à l'œil ; ce qui n'est pas possible, lorsque le changement qu'on

tur. Ratio curationis ejusmodi est : id quod curtum
est, in quadratum redigere; ab interioribus ejus
angulis lineas transversas incidere, quæ citerio-
rem partem ab ulteriore ex toto diducant; deinde
ea, quæ sic resolvimus, in unum adducere. Si non
satis junguntur, ultra lineas, quas ante fecimus,
alias duas lunatas, et ad plagam conversas immit-
tere, quibus summa tantum cutis diducatur : sic
enim fit, ut facilius, quod adducitur, sequi possit.
Quod non vi cogendum est ; sed ita adducendum,
ut ex facili subsequatur, et dimissum non multum
recedat. Interdum tamen ab altera parte cutis haud
omnino adducta deformem, quem reliquit locum,
reddit. Hujusmodi loci altera pars incidenda ; altera
intacta habenda est. Ergo neque ex imis auribus,
neque ex medio naso imisve narium partibus , neque ex angulis labrorum quidquam attrahere ten-
tabimus. Utrimque autem petemus, si quid summis
auribus, si quid imis, si quid aut medio naso, aut
mediis naribus, aut mediis labris deerit. Quæ tamen interdum etiam duobus locis curta esse consuerunt : sed eadem ratio curandi est. Si cartilago
in eo, quod incisum est, eminet, excidenda est :
neque enim aut glutinatur, aut acu tuto trajicitur.
Neque longe tamen excidi debet, ne inter duas oras
libere cutis utrimque coitus puris fieri possit. Tum
junctæ oræ inter se suendæ sunt, utrimque cute
apprehensa ; et qua priores lineæ sunt, ea quoque

doit produire est considérable. Quand l'opération est praticable, il ne faut pas la tenter sur les personnes avancées en âge ou cacochymes, ou chez lesquelles les plaies se guérissent difficilement; parce qu'il n'est point de cas où la gangrène survienne plus promptement, et où il soit plus difficile de la guérir. Voici la manière dont il faut s'y prendre. On commence par emporter et égaler les bords de l'endroit mutilé. Après quoi, on fait des incisions parallèles aux angles intérieurs de la plaie; pour séparer la chair et la peau d'en bas d'avec celles d'en haut. On prend ensuite le morceau qu'on a ainsi détaché, et on l'amène sur la partie qu'on veut rajuster. Si les bords ne se rapprochent point assez, il faut faire, en forme de croissant, deux autres incisions dont les pointes soient tournées vers la plaie, et qui ne pénètrent pas plus avant que la peau. Par ce moyen, on prolonge plus aisément et autant qu'il en est besoin, le morceau détaché, qu'on ne doit point forcer, mais tirer doucement, et de façon qu'il s'adapte avec la partie qu'on veut rajuster. Il arrive quelquefois, néanmoins, que la peau qu'on n'a point assez abaissée d'un côté, laisse une difformité à l'endroit qu'elle ne recouvre point. Pour remédier à cet inconvénient, on fera une incision du côté où la peau aura été moins tirée, et on ne touchera point à l'autre. Ce n'est ni de la partie inférieure de l'oreille, ni du milieu ou de l'extrémité du nez, ni des angles des lèvres, qu'on doit rien enlever, mais des côtés, lorsqu'il manque quelque chose à ces parties; elles sont quelquefois mutilées dans deux endroits; mais l'opération est la même pour l'un et pour l'autre. Si, dans le morceau qu'on a détaché, il se trouve un peu de cartilage, il faut l'emporter; car il empêcherait les chairs de se reprendre; et il serait dangereux de le percer avec l'aiguille. Il ne faut cependant point faire l'incision fort profonde, de crainte qu'il ne se forme un amas de pus, dans deux endroits différens, entre les bords de la peau qui est intacte. Lorsqu'on a fait tout ce que je viens de dire, on rapproche les bords l'un de l'autre, et on les coud ensemble, en perçant la peau de part et d'autre. On doit faire aussi des sutures

suturæ injiciendæ sunt. Siccis locis, uti naribus, illita spuma argenti satis proficit. In ulteriores vero, lunatasque plagas, linamentum dandum est, ut caro increscens vulnus impleat. Summaque cura, quod ita sutum est, tuendum esse, apparere ex eo potest, quod de cancro supra posui. Ergo etiam tertio quoque die fovendum erit vapore aquæ calidæ; rursusque idem medicamentum injiciendum : fereque septimo die glutinatum est. Tum suturæ eximi, et ulcus ad sanitatem perduci debet.

X. Polypum vero, qui in naribus nascitur, ferro præcipue curari jam alias posui. Ergo etiam hunc ferramento acuto, in modum spathæ facto, resolvere ab osse oportet : adhibita diligentia, ne infra cartilago lædatur ; in qua difficilis curatio est. Ubi abscissus est, unco ferramento extrahendus est. Tum implicitum linamentum, vel aliquid ex penicillo respergendum est medicamento, quo sanguis supprimitur, eoque naris leviter implenda. Sanguine suppresso, linamento ulcus purgandum est. Ubi purum est, eo pinna, eodem modo, quo in aure supra positum est, medicamento illita, quo cicatrix inducitur, intus demittenda, donec ex toto id sanescat.

XI. Id autem vitium, quod ὄζαινα a Græcis vocatur, si medicamentis non cederet, quemadmodum manu curandum esset, apud magnos Chirurgos non reperi ; credo, quia res raro ad sanitatem satis proficit, cum aliquod in ipsa curatione tormentum habeat. Apud quosdam tamen positum est, vel sutilem fistulam, vel enodem scriptorium calamum in narem esse conjiciendum, donec sursum ad os perveniat : tum per id tenue ferramen-

du côté des premières incisions. Ensuite, il suffira d'appliquer sur les parties sèches, telles que les narines, un liniment fait avec la litharge d'argent; on mettra de la charpie entre les bords des incisions intérieures et faites en forme de croissant, pour les tenir séparés, et afin qu'il pousse entre deux des chairs qui les remplissent. On prendra toutes les précautions possibles, pour empêcher que la gangrène ne survienne à l'endroit des sutures; on aura soin de fomenter la partie, de trois jours l'un, avec la vapeur de l'eau chaude; on appliquera par-dessus le même liniment de litharge d'argent. La réunion est ordinairement faite au bout de sept jours; on ôte alors les sutures, et on conduit l'ulcère à guérison.

X. J'ai déjà dit ailleurs que le meilleur remède qu'on pût employer contre le polype des narines, était l'opération. Il faut donc le séparer de l'os, avec un instrument tranchant, fait en forme de spatule, prenant bien garde d'offenser le cartilage qui est en dessous, car on aurait beaucoup de peine à le guérir : lorsqu'on l'aura séparé, on fera l'extraction avec un crochet de fer; on arrêtera ensuite l'hémorrhagie, en introduisant légèrement dans la narine, une tente ou un plumasseau, imprégné de quelque médicament astringent. L'hémorrhagie arrêtée, on nettoiera la plaie avec de la charpie; et lorsqu'elle sera suffisamment détergée, on placera dans la narine, ainsi que nous avons dit plus haut qu'il fallait faire dans les maladies de l'oreille, une plume chargée de quelque médicament propre à cicatriser, et on l'y laissera jusqu'à ce que la cure soit achevée.

XI. Je n'ai pas trouvé dans les ouvrages des grands chirurgiens, la manière de guérir l'ozène par l'opération, quand il ne cède point aux médicamens. Je crois qu'ils n'en ont pas parlé, parce qu'il est rare qu'elle réussisse, et qu'elle ne laisse pas d'être fort douloureuse. Quelques-uns conseillent, cependant, d'introduire dans les narines une petite sonde creuse, ou bien un roseau à écrire, sans nœuds, et de l'enfoncer jusqu'à l'os. On fait passer ensuite, à travers la cavité de la sonde ou

tum candens dandum esse ad ipsum os : deinde
adustum locum purgandum esse ærugine et melle :
ubi purus est, lycio ad sanitatem perducendum.
Vel narem incidendam esse ab ima parte ad os, uti
et conspici locus possit, et facilius candens ferramentum admoveri. Tum sui narem debere ; et
adustum quidem ulcus eadem ratione curari : suturam vero illini vel spuma argenti, vel alio glu-
tinante.

XII. 1. In ore quoque quædam manu curantur.
Ubi inprimis dentes nonnunquam moventur, modo
propter radicum imbecillitatem, modo propter gingivarum arescentium vitium. Oportet in utrolibet
candens ferramentum gingivis admovere, ut attin-
gat leviter, non insidat. Adustæ gingivæ melle
illinendæ, et mulso eluendæ sunt. Ut pura ulcera
esse cœperunt, arida medicamenta infrianda sunt
ex iis, quæ reprimunt. Si vero dens dolores movet,
eximique eum, quia medicamenta nihil adjuvant,
placuit, circumradi debet, ut gingiva ab eo resolvatur; tum is concutiendus est : eaque facienda,
donec bene moveatur : nam dens hærens cum summo periculo evellitur, ac nonnunquam maxilla loco
movetur. Idque etiam majore periculo in superioribus dentibus fit, quia potest tempora oculosve
concutere. Tum, si fieri potest, manu; si minus,
forfice dens excipiendus est : ac, si exesus est, ante
id foramen vel linamento, vel bene accommodato
plumbo replendum est, ne sub forfice confringa-
tur. Recta vero forfex ducenda est, ne inflexis
radicibus os rarum, cui dens inhæret, parte aliqua
frangatur. Neque ideo nullum ejus rei periculum
est ; utique in dentibus brevibus, qui fere longio-

du roseau, un fer ardent qu'on porte sur l'os. On déterge ensuite la brûlure avec du verdet et du miel ; et, lorsqu'elle est détergée, on la panse avec le lycium jusqu'à parfaite guérison. Ces mêmes auteurs disent aussi qu'on peut fendre la narine depuis son extrémité inférieure jusqu'à l'os, afin que l'on puisse mieux découvrir le lieu affecté, et appliquer dessus un fer ardent. Après quoi, l'on recoud la narine : on panse la brûlure de la manière précédente, et on applique sur la suture, ou la litharge d'argent, ou quelque autre remède agglutinatif.

XII. 1. Il est aussi certaines maladies de la bouche, dans lesquelles le secours de la main est nécessaire. Et d'abord, il arrive quelquefois que les dents branlent ; soit parce que leurs racines sont mauvaises, soit parce que les gencives sont flasques et gâtées. Dans l'un et l'autre cas, il faut toucher légèrement les gencives avec un fer ardent, sans le laisser appuyer dessus. On oint ensuite la brûlure avec du miel, et on la déterge avec de l'hydromel ; lorque les ulcères sont bien détergés, on applique dessus quelque poudre astringente. Si la dent cause de la douleur, et si l'on juge à propos de la tirer, parce que les médicamens n'y font rien, il faut auparavant la déchausser et l'ébranler, et continuer jusqu'à ce qu'elle vacille bien ; car il y a un danger extrême à arracher une dent qui est ferme dans son alvéole, et on court risque de déplacer la mâchoire. Le danger est encore plus grand, si c'est une dent de la mâchoire supérieure, qu'on doit arracher ; il est à craindre que l'ébranlement ne s'étende jusqu'aux tempes ou aux yeux. Lorsque la dent vacille suffisamment, il faut l'arracher, s'il est possible, avec les doigts, ou avec le davier, si on ne peut en venir à bout autrement. Si la dent est cariée, on doit auparavant en remplir la cavité de charpie ou de plomb accommodé pour cela, de crainte que la dent ne se brise sous l'instrument. Il faut tirer le davier perpendiculairement, afin que les racines de la dent, venant à s'incliner, ne brisent, en quelque point, l'os spongieux dans lequel la dent est implantée. Cet accident est fort à craindre, surtout dans les dents courtes, qui ont des racines or-

res radices habent : sæpe enim forfex, cum dentem comprehendere non possit, aut frustra comprehendat, os gingivæ prehendit et frangit. Protinus autem, ubi plus sanguinis profluit, scire licet, aliquid ex osse fractum esse. Ergo specillo conquirenda est testa, quæ recessit, et vulsella protrahenda est : si non sequitur, incidi gingiva debet, donec labans ossis testa recipiatur. Quod si factum statim non est, indurescit extrinsecus maxilla, ut is hiare non possit. Sed imponendum calidum ex farina et fico cataplasma est, donec ibi pus moveatur : tum incidi gingiva debet. Pus quoque multum profluens, ossis fracti nota est. Itaque etiam tum id extrahi convenit. Nonnunquam etiam, eo læso, fistula fit : quæ eradi debet. Dens autem scaber, qua parte niger est, radendus est, illinendusque rosæ flore contrito, cui gallæ quarta pars et altera myrrhæ sit adjecta : continendumque ore crebro, vinum meracum. Atque in eo casu velandum caput, ambulatione multa, frictione capitis, cibo non acri utendum est. At si ex ictu vel alio casu aliqui labant dentes, auro cum iis, qui bene hærent, vinciendi sunt; continendaque ore reprimentia, ut vinum, in quo malicorium decoctum, aut in quod galla candens conjecta sit. Si quando etiam in pueris ante alter dens nascitur, quam prior excidat, is qui cadere debuit, circumpurgandus et evellendus est; is, qui natus est, in locum prioris quotidie digito adurgendus, donec ad justam magnitudinem perveniat. Quotiescumque dente exemto radix relicta est, protinus ea quoque ad id facto forfice, quam ῥιζάγραν Græci vocant, eximenda est.

dinairement plus longues que les autres. Souvent, lorsqu'on ne peut pas bien saisir la dent avec le davier, ou lorsqu'on la manque après l'avoir saisie, le davier se prend à la mâchoire et en emporte une esquille. Si le sang coule en quantité plus qu'ordinaire, on peut être sûr qu'il y a quelque partie de l'os brisée. Il faut donc chercher, avec une sonde, l'esquille qui est détachée, et l'emporter avec une pince ; si on ne peut la tirer de cette manière, il faut faire une incision à la gencive, pour découvrir l'esquille et l'emporter. Si l'on n'y procède pas sur-le-champ, il survient, à la mâchoire, une fluxion considérable qui empêche d'ouvrir la bouche. Alors, il faut appliquer sur la joue un cataplasme chaud, fait avec la farine et les figues ; en continuer l'usage jusqu'à ce que la gencive suppure, puis l'ouvrir par une incision. S'il s'écoule beaucoup de pus, c'est encore une marque qu'il y a fracture à l'os, et il faut en retirer l'esquille qui est détachée. Quelquefois la lésion de l'os occasionne une fistule qu'il faut attaquer avec la rugine. Si les dents sont noires et couvertes de tartre, il faut les nettoyer avec un instrument convenable ; puis les frotter avec un opiat composé de feuilles de roses pilées avec un quart de noix de galle et autant de myrrhe ; il faut aussi se rincer souvent la bouche avec du vin pur ; se tenir la tête bien couverte ; se promener beaucoup ; se faire faire des frictions sur la tête, et éviter tous les alimens âcres. Si c'est à la suite d'un coup, ou d'une chute, que quelques dents soient ébranlées, il faut les raffermir, en les attachant par le moyen d'un fil d'or, avec celles qui tiennent bien, et garder dans la bouche quelque liqueur astringente, comme du vin dans lequel on aura fait bouillir de l'écorce de grenade, ou jeté de la noix de galle brûlante. Chez les enfans, si une dent pousse avant que la première soit tombée, il faut déchausser et arracher celle-ci, et presser tous les jours avec le doigt celle qui pousse, jusqu'à ce qu'elle ait acquis une grandeur convenable. Lorsque la racine d'une dent qu'on a arrachée est restée dans l'alvéole, il faut la tirer sur-le-champ, avec un davier fait exprès pour cela, et que les Grecs appellent *rhizagra*.

2. Tonsillas autem, quæ post inflammationes induruerunt, ἀντιάδες autem a Græcis appellantur, cum sub levi tunica sint, oportet digito circumradere et evellere : si ne sic quidem resolvuntur, hamulo excipere, et scalpello excidere: tum ulcus aceto eluere, et illinere vulnus medicamento, quo sanguis supprimitur.

3. Uva, si cum inflammatione descendit, dolorique est, et subrubicundi coloris, præcidi sine periculo non potest : solet enim multum sanguinem effundere : itaque melius est iis uti, quæ alias proposita sunt. Si vero inflammatio quidem nulla est, nihilominus autem ea ultra justum modum a pituita deducta est, et tenuis, acuta, alba est, præcidi debet : itemque, si ima, livida et crassa ; summa, tenuis est. Neque quidquam commodius est, quam vulsella prehendere, sub eaque, quod volumus, excidere. Neque enim ullum periculum est, ne plus minusve præcidatur : cum liceat tantum infra vulsellam relinquere, quantum inutile esse manifestum est ; idque præcidere, quo longior uva est, quam esse naturaliter debet. Post curationem, eadem facienda sunt quæ in tonsillis proxime posui.

4. Lingua vero quibusdam cum subjecta parte a primo natali die juncta est ; qui ob id ne loqui quidem possunt. Horum extrema lingua vulsella prehendenda est, sub eaque membrana incidenda : magna cura habita, ne venæ quæ juxta sunt, violentur, et profusione sanguinis noceant. Reliqua curatio vulneris in prioribus posita est. Et plerique quidem, ubi consanuerunt, loquuntur. Ego autem cognovi, qui, succisa lingua, cum abunde super dentes eam promeret, non tamen loquendi facultatem consecutus est. Adeo in medicina,

2. Si les amygdales, que les Grecs appellent *antiades*, sont restées squirreuses à la suite d'une inflammation , comme elles ne sont recouvertes que d'une membrane fort mince, il faut les détacher tout autour, avec les doigts, et les emporter ; si on n'en peut venir à bout de cette sorte , il faut les saisir avec un crochet, et les exciser avec le bistouri. On lave ensuite la plaie avec du vinaigre, et on l'enduit de médicamens propres à arrêter l'hémorrhagie.

3. Si la luette est douloureuse , gonflée et enflammée, il y aurait du danger de la couper avec le scalpel ; il pourrait survenir une hémorrhagie considérable; ainsi il vaut mieux avoir recours aux procédés que nous avons indiqués ailleurs. Mais si, sans être enflammée, elle descend plus bas qu'elle ne devrait , parce qu'elle est gorgée de pituite; si elle est grêle , pointue et d'une couleur blanche, il faut la couper. On doit encore en faire autant, si elle est livide , épaisse par en bas, et grêle par en haut. Pour cela , il n'y a rien de mieux que de la saisir avec une pince, et de couper en dessous, ce qu'on juge à propos d'emporter. On n'est point exposé, de cette sorte, à couper plus ou moins qu'il ne faut , puisqu'on est le maître de ne laisser au-dessous de la pince, que ce qu'il y a de trop, et par là de n'emporter que ce qui excède sa longueur ordinaire. L'excision faite, on se conduit pour le reste, comme dans l'extir-pation des amygdales.

4. La langue , chez certains sujets, se trouve, dès la naissance, adhérente aux parties sous-jacentes ; de sorte qu'il en résulte impossibilité de parler. Dans ce cas, il faut saisir l'extrémité de cet organe avec une pince, et couper la membrane qui est en dessous , ayant bien soin de ne point ouvrir les veines qui sont à côté ; car il surviendrait une hémorrhagie qui pourrait avoir des suites fâcheuses. Le reste du pansement est le même que celui des articles précédens. La plupart des sujets par-lent, dès qu'ils sont guéris des suites de cette opération. J'ai cependant connu une personne à laquelle on l'avait faite, et qui ne put parler ; quoiqu'elle portât la langue bien au-delà des dents. Tant il est vrai en médecine

etiam ubi perpetuum est, quod fieri debet, non tamen perpetuum est id, quod sequi convenit.

5. Sub lingua quoque interdum aliquid absce- dit; quod fere consistit in tunica, doloresque ma- gnos movet. Quod, si exiguum est, incidi semel satis est : si majus, summa cutis usque ad tunicam excidenda est, deinde utrimque oræ hamulis exci- piendæ, et tunica, undique circumdata, liberanda est : magna diligentia per omnem curationem ha- bita, ne qua major vena incidatur.

6. Labra autem sæpe finduntur; eaque res habet cum dolore etiam hanc molestiam, quod sermo prohibetur; qui subinde eas rimas cum dolore di- ducendo sanguinem citat. Sed has, si in summo sunt, medicamentis curare commodius est, quæ ad ulcera oris fiunt : si vero altius descenderunt, necessarium est tenui ferramento adurere, quod spathæ simile, qvasi transcurrere, non imprimi debet. Postea facienda eadem sunt, quæ in auribus adustis exposita sunt.

XIII. At in cervice, inter cutem et asperam ar- teriam, tumor increscit, (βρογχοκήλην Græci vo- cant,) quo, modo caro hebes, modo humor ali- quis, melli aquæve similis, includitur ; interdum etiam minutis ossibus pili immixti. Ex quibus quidquid est, tunica continetur. Potest autem adu- rentibus medicamentis curari : quibus summa cu- tis cum subjecta tunica exeditur. Quo facto, sive humor est, profluit ; sive quid densius, digiti educitur : tum ulcus sub linamentis sanescit. Sed scalpelli curatio brevior est. Medio tumore una linea inciditur usque ad tunicam : deinde vitiosu sinus ab integro corpore digito separatur, totusqu

que l'effet ne répond pas toujours à ce qu'on a lieu d'attendre, lors même qu'on a fait tout ce que les règles de l'art prescrivent.

5. Il se forme quelquefois, sous la langue, un abcès qui est ordinairement enkysté, et qui cause beaucoup de douleur. Si cet abcès est petit, il suffit d'y donner un coup de lancette; mais s'il est considérable, il faut inciser les tégumens jusqu'au kyste; saisir ensuite, de part et d'autre, avec de petits crochets, les bords de l'incision, et séparer le kyste, qui est adhérent de tous côtés. Il faut, dans cette opération, éviter soigneusement d'ouvrir quelque gros vaisseau.

6. Les lèvres sont sujettes à se fendre; et, outre la douleur dont ce mal est accompagné, il a encore cette incommodité, qu'il empêche de parler; car, lorsqu'on veut proférer quelques paroles, la fente, en s'élargissant, devient douloureuse et saignante. Si ces fissures sont superficielles, il convient de les traiter avec les médicamens dont on se sert pour les ulcères de la bouche; mais, si elles sont profondes, il est nécessaire de les brûler avec un instrument de fer, mince, et fait en forme de spatule, qu'on fait glisser dans la fissure, sans appuyer dessus; on panse ensuite, comme dans la cautérisation des oreilles.

XIII. Il survient quelquefois au cou, entre la peau et la trachée-artère, une tumeur que les Grecs appellent *bronchocèle*, et qui renferme tantôt une chair inerte, tantôt une humeur semblable à du miel, ou à de l'eau, et d'autrefois des poils mêlés avec de petits os. Quelle que soit la matière contenue dans cette tumeur, elle est renfermée dans un kyste. On peut, par l'application d'un caustique, ouvrir les tégumens et le kyste, et donner issue à la matière qui s'écoule d'elle-même, si c'est une humeur; ou qu'on peut retirer avec les doigts, si elle est d'une plus grande consistance. On panse ensuite la plaie avec de la charpie. Mais la voie la plus courte est celle du bistouri. On fait, dans le milieu de la tumeur, une incision longitudinale, qui pénètre jusqu'au kyste qu'on détache ensuite des parties saines, avec les doigts, et qu'on emporte tout entier avec les matières

cum velamento suo eximitur: tum aceto, cui vel salem vel nitrum aliquis adjecit, eluitur; oræque una sutura junguntur; ceteraque eadem, quæ in aliis suturis, superinjiciuntur: leniter deinde, ne fauces urgeat, deligatur. Si quando autem tunica eximi non potuerit, intus inspergenda adurentia, linamentisque id curandum est, et ceteris pus moventibus.

XIV. Sunt etiam circa umbilicum plura vitia; de quibus, propter raritatem, inter auctores parum constat. Verisimile est autem, id a quoque prætermissum, quod ipse non cognoverat: a nullo id, quod non viderat, fictum. Commune omnibus est, umbilicum indecore prominere: causæ requiruntur. Meges tres has posuit: modo intestinum eo irrumpere, modo omentum, modo humorem. Sostratus nihil de omento dixit: duobus iisdem adjecit, carnem ibi interdum increscere; eamque modo integram esse, modo carcinomati similem. Gorgias ipse quoque omenti mentionem omisit: sed eadem tria causatus, spiritum quoque interdum eo dixit irrumpere. Heron, omnibus his quatuor positis, et omenti mentionem habuit, et ejus, quod simul et omentum et intestinum habuerit. Quid autem horum sit, his indiciis cognoscitur. Ubi intestinum prolapsum est, tumor neque durus, neque mollis est; omni frigore minuitur; non solum sub omni calore, sed etiam retento spiritu crescit; sonat interdum; atque, ubi resupinatus est aliquis, delapso intestino, ipse desidit. Ubi vero omentum est, cetera similia sunt; tumor mollior, et ab ima parte latus, extenuatus in verticem est; si quis apprehendit, elabitur. Ubi utrumque est, indicia quoque mixta sunt, et inter utrumque mollities. At caro durior est, semperque etiam re-

qu'il renferme. Cela fait, on lave la plaie avec du vinaigre, dans lequel on a mêlé du sel ou du nitre. On réunit les lèvres de la plaie par un point de suture ; on y applique les médicamens usités dans ces sortes de cas, et l'on assure le tout par un bandage que l'on ne doit pas trop serrer, pour ne pas gêner la respiration. Si l'on n'a pas pu emporter le kyste, on introduit, dans sa cavité, des cathérétiques qui le consument ; et on panse la plaie avec la charpie et les suppuratifs.

XIV. 1. L'ombilic est sujet à plusieurs maladies, sur la nature desquelles les auteurs sont peu d'accord entre eux ; et cela, vraisemblablement, parce que ces maladies étant assez rares, chacun n'a parlé que de celles qu'il connaissait, et n'a rien dit de celles qu'il n'avait pas vues. Tous font mention de l'intumescence difforme de cette partie ; mais ils varient sur ses causes. Mégès en compte trois espèces, dont l'une est causée par l'intestin, l'autre par l'épiploon, et la troisième, par un amas d'humeur. Sostrate ne dit rien de l'épiploon ; mais aux deux autres, il en ajoute une troisième, qui est produite par des chairs superflues, qui quelquefois sont saines, et quelquefois carcinomateuses. Gorgias ne parle pas non plus de l'épiploon ; mais, en admettant les trois autres, il en ajoute une quatrième, qui est causée par des vents. Héron, à ces quatre dernières, en joint deux autres ; savoir, celle de l'épiploon, et celle qui est produite tout à la fois par l'épiploon et par l'intestin. Voici les signes par lesquels on peut reconnaître chacune de ces espèces. Si c'est l'intestin qui fait hernie, la tumeur n'est ni dure, ni molle ; le froid la fait diminuer ; elle augmente par la chaleur, et quand on retient sa respiration : on entend quelquefois au-dedans, un certain bruit : lorsque le malade se couche sur le dos, l'intestin rentre, et la tumeur disparaît. Si c'est l'épiploon, outre les signes dont nous venons de parler, la tumeur est plus molle ; elle va toujours en diminuant, jusqu'à son sommet : et si on y porte la main, on sent l'épiploon glisser dessous. Lorsque c'est l'intestin et l'épiploon, les signes sont mixtes, et la mollesse de la tumeur tient de l'une et de l'autre espèce. Si c'est une excroissance de

supinato corpore tumet, prementique non cedit, prioribus facile cedentibus. Si vitiosa est, easdem notas habet, quas in carcinomate exposui. Humor autem, si premitur, circumfluit. At spiritus pressus cedit, sed protinus redit: resupinato quoque corpore tumorem in eadem figura tenet. Ex his id, quod ex spiritu vitium est, medicinam non admittit. Caro quoque, carcinomati similis, cum periculo tractatur: itaque omittenda est. Sana excidi debet; idque vulnus linamentis curari. Humorem quidam vel inciso summo tumore effundunt, et vulnus iisdem linamentis curant. In reliquis variæ sententiæ sunt. Ac resupinandum quidem corpus esse, res ipsa testatur; ut in uterum, sive intestinum, sive omentum est, delabatur. Sinus vero umbilici, tum vacuus, a quibusdam duabus regulis exceptus est, vehementerque earum capitibus deligatis, ibi emoritur: a quibusdam, ad imum acu trajecta, duo lina ducente, deinde utriusque lini duobus capitibus diversæ partes adstrictæ; quod in uva quoque oculi fit: nam sic id, quod supra vinculum est, moritur. Adjecerunt quidam, ut, antequam vincirent, summum una linea inciderent; quo facilius digito demisso, quod illuc irrupisset, depellerent: tum deinde vinxerunt. Sed abunde est, jubere spiritum continere, ut tumor, quantus maximus esse potest, se ostendat: tum imam basim ejus atramento notare; resupinatoque homine, digitis tumorem eum premere; ut, si quid delapsum non est, manu cogatur: post hæc, umbilicum attrahere, et, qua

chair, la tumeur est plus dure; elle persiste lorsque le malade se couche sur le dos; elle ne cède point, quand on la touche; tandis que les trois premières cèdent facilement. Si ces chairs sont viciées, les signes sont les mêmes que ceux du carcinome. Si c'est un amas d'humeur, lorsqu'on appuie dessus, on sent une fluctuation. Si ce sont des vents, la tumeur cède, lorsqu'on la presse, mais reparaît sur-le-champ, dès qu'on cesse de la presser. De plus, elle ne change point de figure, lorsque le malade se couche sur le dos. Parmi ces différentes espèces de tumeurs, celle qui est produite par des vents, ne peut se guérir : il est dangereux de toucher à celle qui est causée par des chairs carcinomateuses; mais si les chairs sont saines, il faut les exciser, et panser la plaie avec la charpie. Si c'est un amas d'humeur, il faut, selon quelques-uns, l'évacuer, en faisant une incision au sommet de la tumeur, et panser la plaie, comme nous venons de le dire. Pour ce qui concerne les autres espèces de tumeurs, les sentimens sont partagés. On sent bien, sans qu'il soit besoin de le dire, que d'abord le malade doit être couché sur le dos, pour que l'intestin ou l'epiploon puisse rentrer dans le ventre. Quant au sac ombilical qui reste, et qui est vide alors, quelques-uns conseillent d'y faire deux ligatures qu'on serre fortement, et de le laisser tomber de cette sorte en sphacèle. D'autres le percent à sa partie inférieure, avec une aiguille enfilée d'un double fil, avec lequel ils serrent ensuite, en sens contraire, le sac ombilical, ainsi que cela se pratique dans l'opération du staphylôme. Par ce moyen, on détruit la partie du sac, qui est au-dessus de la ligature. D'autres, avant de lier le sac, veulent qu'on fasse une incision à la partie supérieure, afin de pouvoir repousser plus facilement avec le doigt, ce qu'il contient; après quoi, ils font la ligature. Mais il suffit d'ordonner au malade de retenir sa respiration, afin que la tumeur devienne aussi considérable qu'il est possible : on trace ensuite, à son extrémité inférieure, une ligne avec de l'encre; on fait coucher le malade sur le dos; on porte la main sur la tumeur, afin de faire la réduction de ce qui est encore

nota atramenti est, lino vehementer adstringere :
deinde partem superiorem aut medicamentis, aut
ferro adurere, donec emoriatur : atque, ut cetera
usta, ulcus nutrire. Idque non solum ubi intestinum, vel omentum, vel utrumque est; sed etiam,
ubi humor est, optime proficit. Sed ante quædam
visenda sunt, ne quod ex vinculo periculum sit.
Nam curationi neque infans, neque aut robustus
annis, aut senex aptus est; sed a septimo fere anno
ad quartumdecimum. Deinde ei corpus idoneum
est id, quod integrum est : at quod mali habitus
est, quodque papulas, impetigines, similiaque
habet, idoneum non est. Levibus quoque tumoribus facile subvenitur : at in eorum, qui nimis
magni sunt, curatione periculum est. Tempus autem anni et autumnale, et hibernum vitandum
est : ver idoneum maxime est : ac prima æstas non
aliena est. Præter hæc, abstinere pridie debet. Neque id satis est : sed alvus quoque ei ducenda est ;
quo facilius omnia, quæ excesserunt, intra uterum
considant.

XV. Aquam iis, qui hydropici sunt, emitti
oportere, alias dixi. Nunc, quemadmodum id
fiat, dicendum est. Quidam autem sub umbilico,
fere quatuor interpositis digitis a sinistra parte ;
quidam, ipso umbilico perforato, id facere consuerunt : quidam, cute primum adusta, deinde interiore abdomine inciso ; quia, quod per ignem divi-
sum est, minus celeriter coit. Ferramentum autem
demittitur, magna cura habita, ne qua vena incidatur. Id tale esse debet, ut fere tertiam digiti
partem latitudo mucronis impleat ; demittendumque ita est, ut membranam quoque transeat, qua

dehors ; et, lorsque tout est rentré, on tire le sac ombilical, et on y fait une forte ligature, à l'endroit qu'on a marqué avec l'encre. On applique ensuite les caustiques, ou le cautère actuel, sur tout ce qui se trouve au-dessus de la ligature, jusqu'à mortification complète, et on panse l'ulcère comme dans les autres cautérisations. Cette méthode réussit parfaitement, non-seulement dans la hernie de l'intestin , ou de l'épiploon , ou de l'un et de l'autre, mais encore dans la tumeur qui est produite par un amas d'humeur. Mais avant d'en venir à la ligature, il faut voir s'il n'y a point de danger à la faire. On ne doit la tenter, ni sur un enfant, ni sur un homme qui est dans la force de l'âge , ni sur un vieillard. L'âge le plus propre est depuis six ans jusqu'à quatorze. Il faut que le sujet soit sain, et d'un bon tempérament ; qu'il n'ait ni dartre, ni gale, ni autre maladie semblable. Cette méthode, d'ailleurs, n'est bonne que dans les tumeurs légères; mais elle serait dangereuse dans celles qui sont considérables. Il ne faut pas non plus entreprendre cette opération en automne, ni en hiver, mais au printemps, qui est la saison la plus avantageuse ; ou au commencement de l'été. Le malade doit faire abstinence la veille, et prendre des lavemens, afin que les parties qui sont sorties, rentrent toutes plus facilement dans le ventre.

XV. J'ai déjà dit ailleurs, qu'il fallait vider les eaux dans l'hydropisie ; il me reste à expliquer maintenant comment se fait cette évacuation. Quelques-uns percent les tégumens à gauche, à quatre doigts de distance au-dessous de l'ombilic ; d'autres les percent à l'ombilic même ; quelques autres cautérisent d'abord les tégumens extérieurs, et percent ensuite la membrane intérieure de l'abdomen ; parce que la réunion des chairs se fait moins promptement dans les parties sur lesquelles on a porté le feu. Il faut enfoncer l'instrument avec beaucoup de précaution, pour ne point ouvrir de vaisseau. Cet instrument doit être fait de façon que le tranchant ait environ trois quarts de doigt de largeur. Il faut le plonger assez avant, pour que les tégumens et le péritoine soient percés : on introduit, ensuite, dans l'ou-

caro ab interiore parte finitur : eo tum plumbea
aut aenea fistula conjicienda est, vel recurvatis in
exteriorem partem labris, vel in media circum-
surgente quadam mora; ne tota intus delabi possit.
Hujus ea pars, quae intra, paulo longior esse
debet, quam quae extra.; ut ultra interiorem
membranam procedat. Per hanc effundendus humor est : atque ubi major pars ejus evocata est,
claudenda demisso linteolo fistula est ; et in vulnere, si id ustum non est, relinquenda. Deinde
per insequentes dies circa singulas heminas emit-
tendum, donec nullum aquae vestigium appareat.
Quidam tamen etiam non usta cute, protinus fistulam recipiunt, et super vulnus spongiam expressam deligant : deinde postero die rursus fistulam demittunt (quod recens vulnus paulum di-
ductum patitur), ut, si quid humoris superest,
emittatur ; id que bis ita fecisse contenti sunt.

XVI. Nonnunquam autem venter ictu aliquo
perforatur; sequiturque, ut intestina evolvantur.
Quod ubi incidit, protinus considerandum est, an
integra ea sint; deinde, an iis color suus maneat.
Si tenuius intestinum perforatum est, nihil profici posse, jam retuli. Latius intestinum sui potest :
non quod certa fiducia sit; sed quod dubia spes,
certa desperatione sit potior : interdum enim glutinatur. Tum, si utrumlibet intestinum lividum,
aut pallidum, aut nigrum est, quibus illud quoque necessario accedit, ut sensu careat, medicina omnis inanis est. Si vero adhuc ea sui coloris
sunt, cum magna festinatione succurrendum est :
momento enim alienantur, externo et insueto spiritu circumdata. Resupinandus autem homo est,
coxis erectioribus ; et, si angustius vulnus est,

verture, une canule de plomb ou d'airain, dont les bords soient recourbés extérieurement à sa partie supérieure, ou qui soit munie, dans son milieu, d'un cercle, qui l'empêche de pénétrer entièrement dans le ventre. La partie qu'on plonge dans l'abdomen, doit être un peu plus longue que celle qui est en dehors, afin qu'elle puisse aller au delà du péritoine. On laisse couler les eaux à travers cette canule, jusqu'à ce que la plus grande partie en soit évacuée : après quoi, on bouche la canule avec du linge qu'on y introduit, et on la laisse dans la plaie, si on ne s'est point servi de caustique : les jours suivans, on vide environ une hémine d'eau chaque fois, jusqu'à ce qu'il n'en reste plus. D'autres veulent, quand bien même on n'aurait pas employé de caustique, qu'on retire la canule sur-le-champ, et appliquent à l'endroit de la ponction une éponge mouillée, qu'ils maintiennent par le moyen d'un bandage convenable : le lendemain, ils enfoncent de nouveau la canule, en écartant un peu les bords de la plaie, qui est encore récente, et ils évacuent ce qui reste d'eau, en s'y prenant ainsi seulement à deux fois.

XVI. Les plaies du bas-ventre pénètrent quelquefois à l'intérieur ; ce qui donne lieu aux intestins de s'échapper. Lorsque cet accident arrive, il faut examiner sur-le-champ, si les intestins ne sont point blessés, et s'ils conservent leur couleur naturelle. Si les intestins grêles sont percés, j'ai déjà dit qu'il n'y avait pas de remède. Les gros intestins peuvent se recoudre ; leurs blessures, cependant, ne se guérissent pas toujours ; mais comme cela a lieu quelquefois, il vaut mieux en tenter la cure, quoique douteuse, que d'abandonner le malade à une mort certaine. Si, néanmoins, la partie des intestins qui est sortie du bas-ventre, se trouve livide, pâle, ou noire, et privée, par conséquent, de sentiment, tous les secours sont superflus. S'ils conservent encore leur couleur naturelle, il faut opérer sur-le-champ, et ne pas perdre un instant ; car étant exposés à l'air extérieur, auquel ils ne sont point accoutumés, ils peuvent s'altérer d'un moment à l'autre. On fait coucher le blessé sur le dos, les cuisses élevées, et on dilate la plaie, si elle n'est point

quam ut intestina commode refundantur, incidendum est, donec satis pateat : ac, si jam sic-
ciora intestina sunt, perluenda aqua sunt, cui
paulum admodum olei sit adjectum. Tum minister oras vulneris leniter diducere manibus suis,
vel etiam duobus hamis, interiori membranæ in-
jectis, debet : medicus priora semper intestina,
quæ posteriora prolapsa sunt, condere, sic, uti
orbium singulorum locum servet. Repositis omnibus, leniter homo concutiendus est : quo fit, uti
per se singula intestina in suas sedes diducantur,
et in his consident. His conditis, omentum quoque
considerandum est : ex quo, si quid jam nigri et
emortui est, forfice excidi debet : si quid integrum est, leniter super intestina deduci. Suturæ
autem, neque summæ cutis, neque interioris
membranæ per se, satis proficit; sed utriusque :
et quidem duobus linis injicienda est, spissior
quam alibi; quia et rumpi facilius motu ventris
potest, et non æque magnis inflammationibus pars
ea exposita est. Igitur in duas acus fila conjicienda,
cæque duabus manibus tenendæ; et prius interiori
membranæ sutura injicienda est, sic, ut sinistra
manus in dexteriore ora, dextra in sinisteriore a
principio vulneris orsa, ab interiore parte in exteriorem acum immittat; quo fit, ut ab intestinis
ea pars semper acuum sit, quæ retusa est. Semel
utraque parte trajecta, permutandæ acus inter
manus sunt, ut ea sit in dextra, quæ fuit in sinistra, ea veniat in sinistram, quam dextra continuit: iterumque eodem modo per oras immittendæ
sunt : atque ita tertio et quarto, deincepsque permutatis inter manus acubus plaga includenda. Post
hæc, eadem fila, cædemque acus ad cutem trans-
ferendæ, similique ratione ei quoque parti sutura

ssez large, pour qu'on puisse faire rentrer commodément les intestins. S'ils paraissent secs, on les lavera avec de l'eau, à laquelle on aura ajouté un peu d'huile. Alors, un aide écartera doucement les lèvres de la plaie avec les doigts, ou bien avec deux crochets qu'on aura adaptés au péritoine. Le chirurgien commencera par faire rentrer les intestins qui sont sortis les derniers; en observant de suivre leurs circonvolutions. Lorsque tout est rentré, il faut agiter doucement le malade, afin que les intestins se remettent dans leur situation naturelle, et qu'ils y restent. Après la réduction des intestins, il faut examiner l'épiploon, et couper avec des ciseaux les parties qui se trouveraient noires et sphacélées, et replacer doucement sur les intestins celles qui sont saines. Il ne suffit pas de recoudre simplement la peau ou le péritoine, il faut les comprendre tous les deux, et même avec un fil double; de manière que la suture soit plus forte que dans les autres plaies; parce qu'il n'est pas d'endroit où elle puisse se rompre plus facilement, à cause du mouvement du ventre, et qu'on n'a point à craindre qu'il y survienne d'inflammation considérable. On prend donc deux aiguilles chargées chacune d'un fil double; on en tient une de chaque main, et commençant par le péritoine, qui doit être cousu le premier, on passe l'aiguille de la main gauche, dans le côté droit de la plaie, à son origine; et l'aiguille de la droite, dans le côté gauche; on pique le péritoine de dedans en dehors, afin que la pointe de l'aiguille soit toujours éloignée des intestins. Lorsqu'on a ainsi arrêté les deux bords de la plaie par un point de suture, on change les aiguilles de main, de sorte que l'on tient de la droite, celle que l'on tenait auparavant de la gauche; et de la gauche, celle que l'on tenait de la droite. On fait un second point de suture avec ces deux aiguilles, comme la première fois; on en fait ensuite un troisième, un quatrième, et ainsi consécutivement, changeant à chaque point les aiguilles de main, jusqu'à ce que l'ouverture du péritoine soit entièrement cousue et fermée. Après cela, on passe les mêmes fils et les mêmes aiguilles dans la peau, et on la coud comme le péritoine; en observant

injicienda ; semper ab interiore parte acubus venientibus, semper inter manus trajectis : dein glutinantia injicienda. Quibus aut spongiam, aut succidam lanam ex aceto expressam accedere debere
manifestius est, quam ut semper dicendum sit.
Impositis his, leniter deligari venter debet.

XVII. 1. Interdum tamen vel ex ictu aliquo, vel
retento diutius spiritu, vel sub gravi fasce, interior abdominis membrana, superiore cute integra,
rumpitur. Quod feminis quoque ex utero sæpe evenire consuevit : fitque præcipue circa ilia. Sequitur autem, cum superior caro mollis sit, ut non
satis intestina contineat, hisque intenta cutis indecore intumescat. Atque id quoque aliter ab aliis
curatur. Quidam enim per acum duobus linis ad
imam basim immissis sic utrimque devinciunt,
quemadmodum et in umbilico, et in uva positum
est, ut, quidquid super vinculum est, emoriatur.
Quidam medium tumorem excidunt, ad similitudinem myrtacei folii ; quod semper eodem modo
servandum esse, jam posui : et tum oras suturas
jungunt. Commodissimum est autem, resupinato
corpore, experiri manu, qua parte is tumor maxime cedat, quia necesse est, ea parte rupta membrana sit ; quaque integra est, ea magis obnitatur :
tum, qua rupta videbitur, immittendæ scalpello
duo lineæ sunt, ut, exciso medio, interior membrana utrimque recentem plagam habeat ; quia
quod vetus est, sutura non coit. Loco patefacto, si
qua parte membrana non novam plagam, sed vete-

toujours de porter la pointe de l'aiguille de dedans en dehors, et de changer les aiguilles de main, à chaque point que l'on fait. Les deux sutures étant finies, on applique dessus, des médicamens agglutinatifs, qu'on recouvre d'une éponge, ou de laine nouvelle, trempée dans du vinaigre ; ce qui s'entend assez, sans qu'il soit toujours besoin de le répéter. On assure le tout, par le moyen d'un bandage qu'on place autour du ventre, et qu'il faut avoir soin de ne pas trop serrer.

XVII. 1. Le péritoine se rompt quelquefois, sans que les tégumens extérieurs se trouvent endommagés ; ce qui provient ou de quelque coup dans le bas-ventre, ou de la respiration trop long-temps retenue, ou de quelque fardeau trop pesant, qu'on a porté. La trop grande distension de la matrice, chez les femmes, occasionne souvent aussi cette rupture, qui a lieu principalement vers les régions iliaques. Comme les tégumens extérieurs prêtent aisément, les intestins mal retenus, poussent en avant la peau, qui prend une intumescence difforme. Les sentimens sont très-partagés au sujet de la cure de cette espèce de hernie. Quelques-uns percent la tumeur à sa base avec une aiguille, et y font une ligature avec deux fils, comme dans l'opération du staphylôme, et de la hernie ombilicale, afin de faire tomber la partie du sac qui est en dessus de la ligature : d'autres font, dans le milieu de la tumeur, une incision en forme de feuille de myrte ; ce qu'il faut toujours observer, comme je l'ai déjà dit ; et réunissent ensuite les bords de la plaie avec une suture. Mais le plus sûr, est de faire coucher le malade sur le dos, et de porter ensuite la main sur la tumeur, pour découvrir l'endroit où elle résiste le moins ; parce que c'est sûrement là que doit se trouver la rupture du péritoine ; et que la tumeur doit être plus rénitente dans les endroits où il se trouve entier. Lorsqu'on a ainsi découvert le lieu où répond la rupture du péritoine, il faut y faire une incision qui pénètre jusqu'à cette membrane, dont on rafraîchit, en même temps, la plaie ; parce que la suture ne peut réunir les bords d'une plaie qui est ancienne. S'il arrivait qu'après avoir mis le péritoine à découvert, on vît qu'une partie des bords de sa

rem habet, tennis excidenda habena est, quæ tan‑
tum oras ejus exulceret. Cetera, quæ ad suturam,
reliquamque curationem pertinent, supra compre‑
hensa sunt.

2. Præter hæc, evenit ut in quorumdam ventri‑
bus varices sint, quarum quia nulla alia curatio
est, quam quæ in cruribus esse consuevit, tum
eam partem explanaturus, hanc quoque eo differo.

XVIII. Venio autem ad ea, quæ in naturalibus
partibus circa testiculos oriri solent : quæ quo fa‑
cilius explicem, prius ipsius loci natura paucis
proponenda est. Igitur testiculi simile quiddam
medullis habent : nam sanguinem non emittunt,
et omni sensu carent : dolent autem in ictibus et
inflammationibus tunicæ, quibus ii continentur.
Dependent vero ab inguinibus per singulos nervos,
quos κρεμαστῆρας Græci nominant : cum quorum
utroque binæ descendunt et venæ et arteriæ. Hæc
autem tunica conteguntur tenui, nervosa, sine san‑
guine, alba, quæ ἐλυτροειδὴς a Græcis nominatur.
Super eam valentior tunica est, quæ interiori ve‑
hementer ima parte inhæret : δαρτόν Græci vocant.
Multæ deinde membranulæ venas et arterias, eos‑
que nervos comprehendunt ; atque inter duas quo‑
que tunicas superioribus partibus leves parvulæque
sunt. Hactenus propria utrique testiculo et vela‑
menta et auxilia sunt. Communis deinde utrique,
omnibusque interioribus sinus est, qui etiam con‑
spicitur a nobis : ὄσχεόν Græci, scrotum nostri vo‑
cant. Isque ab ima parte mediis tunicis leviter
innexus, a superiore tantum circumdatus est. Sub
hoc igitur plura vitia esse consuerunt : quæ modo
ruptis tunicis, quas ab inguinibus incipere propo‑
sui, modo his integris fiunt. Siquidem interdum
vel ex morbo primum inflammatur, deinde postea

rupture n'ont pas été rafraîchis, il faudrait, avec le bistouri, en enlever une bandelette fort mince, et qui ne fît que les effleurer. On se conduit pour la suture et le reste du pansement, comme il a été dit ci-dessus.

5. On voit aussi quelquefois des varices survenir au bas-ventre ; mais comme leur cure n'est pas différente de celle des varices des jambes, lorsque je traiterai de celles-ci, je parlerai, en même temps, des autres.

XVIII. Je vais exposer maintenant les maladies qui ont lieu aux parties génitales, dans la région des testicules. Mais, pour que l'on comprenne mieux ce que j'ai à en dire, je donnerai auparavant une courte description de ces organes. Leur substance approche de la médullaire ; car elle ne renferme point de sang, et est privée de tout sentiment ; et si on y éprouve de la douleur, ce n'est que lorsque les membranes qui les enveloppent sont meurtries, ou enflammées. Les testicules sont suspendus au-dessous des aines, et soutenus par deux muscles, que les Grecs ont appelé *crémastères*. Chacun de ces muscles est accompagné de deux veines, et de deux artères. Toutes ces parties sont recouvertes d'une membrane fort mince, nerveuse, dépourvue de sang, blanche, et que les Grecs appellent *élytroïde*. Par-dessus cette tunique, il y en a une autre plus épaisse, et qui est fortement attachée à la première par sa partie inférieure : on l'appelle en grec *dartos*. Un grand nombre de petites productions membraneuses, fort minces, comprennent les veines, les artères, et les muscles dont il vient d'être parlé ; il s'en trouve également entre les deux tuniques. Outre ces deux enveloppes, qui protègent chaque testicule, il y en a une troisième extérieure et commune à tous les deux : nous l'appelons *scrotum*, et les Grecs *oschéon*. Cette dernière tunique est légèrement adhérente, inférieurement, aux tuniques intermédiaires ; mais, dans sa partie supérieure, elle ne fait que les recouvrir. C'est sous le *scrotum*, qu'ont lieu différentes maladies, tantôt avec rupture des membranes qui, comme je l'ai dit, viennent des aines, et tantôt sans cette rupture. Quelquefois le péritoine qui sépare les intestins des parties inférieures, ayant été

pondere abrumpitur ; vel ex ictu aliquo protinus
rumpitur tunica, quæ didücere ab inferioribus partibus intestina debuit : tum pondere eo devolvitur
aut omentum, aut etiam intestinum : idque ibi re-
perta via, paulatim ab inguinibus in inferiores quoque partes nisum, subinde nervosas tunicas, et obic
ejus rei patientes, diducit. Ἐντεροκήλην et ἐπιπλοκήλην
Græci vocant : apud nos indecorum, sed commune
his, herniæ nomen est. Deinde si descendit omentum, nunquam in scroto tumor tollitur, sive inedia fuit : sive corpus huc illucve conversum, aut
aliquo modo collocatum : itemque, si retentus est
spiritus, non magnopere increscit, tactu vero in-
æqualis est, et mollis, et lubricus. At si intestinum quoque descendit, tumor is sine inflammatione modo minuitur, modo increscit ; estque fere
sine dolore, et, cum conquiescit aliquis aut jacet,
interdum ex toto desidit, interdum sic dividitur,
ut in scroto exiguæ reliquiæ maneant : at clamore,
et satietate, et si sub aliquo pondere is homo nisus
est, crescit : frigore omni contrahitur, calore dif-
funditur ; estque tum scrotum et rotundum, et
tactu læve : idque, quod subest, lubricum est ;
si pressum est, ad inguen revertitur ; dimissum-
que, iterum cum quodam quasi murmure devolvitur. Et id quidem in levioribus malis evenit. Nonnunquam autem stercore accepto vastius tumet,
retroque compelli non potest : affertque tum dolorem et scroto, et inguinibus, et abdomini : nonnunquam stomachus quoque affectus primum ru-
fam bilem per os reddit, deinde viridem, quibusdam etiam nigram. Integris vero membranis inter-

oris d'inflammation, cède ensuite au poids qu'il supporte et rompt; quelquefois il est rompu subitement par quelque coup violent, reçu dans le bas-ventre; alors l'épiploon ou les intestins tombent par leur propre poids, dans l'aine, où ils trouvent une ouverture, dans laquelle ils se glissent, et de là, faisant effort contre les parties inférieures, ils écartent peu à peu les membranes nerveuses, qui se prêtent naturellement à cette dilatation. On appelle en grec, la chute de l'intestin dans le scrotum, *entérocèle*, et celle de l'épiploon, *épiplocèle*. Chez nous, on les désigne, l'une et l'autre, sous le nom général et peu décent de hernie. Si c'est l'épiploon qui est tombé, la tumeur du scrotum ne diminue point, soit qu'on fasse faire abstinence au malade, soit qu'on le tourne et qu'on le place de différentes façons : de plus, lorsqu'il retient son haleine, la tumeur n'augmente pas beaucoup; elle est inégale au toucher, molle et glissante. Dans la descente de l'intestin, lorsque la tumeur est sans inflammation; tantôt elle augmente, tantôt elle diminue; ordinairement elle n'est point douloureuse. Elle disparaît quelquefois entièrement si le malade se tient tranquille, ou couché sur le dos, ou du moins elle diminue de façon qu'on n'en aperçoit plus que quelques restes légers dans le scrotum; elle augmente, lorsque l'on crie avec force, que l'on a mangé beaucoup, ou que l'on porte quelque fardeau pesant. Le froid la resserre; le chaud la dilate. Le scrotum est alors tendu, rond, et lisse au toucher; la tumeur que l'on sent en dessous, est glissante : si on la presse avec les doigts, elle remonte vers l'aine; mais si on retire la main, elle retombe de nouveau, en faisant quelque bruit. Voilà ce qui arrive, lorsque le mal est léger. Mais si l'intestin déplacé est rempli de matière fécale, la tumeur est d'un volume beaucoup plus considérable, et il est impossible de la faire rentrer. On sent des douleurs au scrotum, aux aines, et dans le bas-ventre; il est assez ordinaire aussi que l'estomac soit affecté; et alors les malades vomissent de la bile, qui est d'abord jaune, ensuite verte, et même quelquefois noire. Il paraît encore quelquefois une tu-

dum eam partem humor distringit. Atque ejus
quoque species duæ sunt. Nam vel inter tunicas
is increscit, vel in membranis, quæ ibi circa venas et arterias sunt, ubi eæ gravatæ occalluerunt.
Ac ne ei quidem humori, qui inter tunicas est,
una sedes est. Nam modo inter summam et mediam, modo inter mediam et imam consistit. Græci communi nomine, quidquid est, ὑδροκήλην appellant : nostri, ut scilicet nullis discriminibus
satis cognitis, hæc quoque sub eodem nomine,
quo priora, habent. Signa autem quædam communia sunt, quædam propria : communia, quibus humor deprehenditur; propria, quibus locus.
Humorem subesse discimus, si tumor est, nunquam ex toto se remittens, sed interdum levior,
aut propter famem, aut propter febriculam, maximeque in pueris : isque mollis est, si non nimius
humor subest ; at si is vehementer increvit, renititur sicut uter repletus et arcte adstrictus : venæ
quoque in scroto inflantur ; et, si digito pressimus,
cedit humor, circumfluensque id, quod non premitur, attollit, et tanquam in vitro cornuve per
scrotum apparet ; isque, quantum in ipso est, sine
dolore est. Sedes autem ejus sic deprehenditur. Si
inter summam mediamque tunicam est, cum digitis duobus pressimus, paulatim humor inter eos
revertens subit : scrotum ipsius albidius est ; si
ducitur, aut nihil, aut parvulum intenditur : testiculus ea parte neque visu, neque tacta sentitur. At
si sub media tunica est, intentum scrotum magis
se attollit, adeo ut superior coles sub tumore co

meur au scrotum, sans que le péritoine ait éprouvé de rupture : cette tumeur est produite par un amas d'eau. Elle est aussi de deux espèces ; car tantôt l'eau s'amasse entre les tuniques des testicules, et tantôt entre les mailles du tissu cellulaire qui environne les veines et les artères spermatiques, où sa pression occasionne une sorte de callosité. L'eau qui s'établit entre les tuniques du testicule, n'occupe pas toujours la même place ; car elle se trouve, tantôt entre la tunique la plus extérieure, et celle du milieu ; et tantôt entre celle-ci et la plus intérieure. Les Grecs appellent l'une et l'autre de ces tumeurs, *hydrocèle*. Pour nos auteurs, qui ne se sont point assez attachés à distinguer les maladies de cette partie, ils donnent à celles-ci le nom de hernies, comme aux premières. Ces hernies ont des signes qui leur sont communs, et d'autres qui leur sont propres. Les premiers servent à faire connaître qu'elles sont produites par un amas d'humeur ; les seconds, à distinguer le siège de cette même humeur. Nous sommes sûrs que c'est un amas d'eau, si la tumeur ne disparaît jamais totalement, et si elle devient seulement plus petite, lorsque le malade fait abstinence, ou qu'il a un peu de fièvre, surtout chez les enfans. La tumeur est molle, s'il n'y a pas beaucoup d'eau épanchée ; mais s'il y en a beaucoup, elle est rénitente, comme une outre remplie et bien serrée. Les veines du scrotum sont aussi tuméfiées. Si on presse avec les doigts, l'eau cède à la pression, et va gonfler les parties environnantes qui ne sont pas comprimées ; on la voit à travers le scrotum, comme au travers d'un verre ou d'une corne transparente. Ces tumeurs ne sont point douloureuses par elles-mêmes. Voici la manière de reconnaître le siége qu'elles occupent. On presse la tumeur avec deux doigts, et si l'eau est épanchée entre la tunique inférieure et celle du milieu, on la sent mouvoir doucement entre les doigts : le scrotum est plus blanc ; et lorsqu'on le tire, il ne se tend que très-peu ou pas du tout ; on ne peut, dans cette partie, ni sentir, ni apercevoir le testicule. Si l'eau est renfermée dans la tunique du milieu, le scrotum s'enfle davantage, et la verge est presque entière-

delitescat. Præter hæc, æque integris tunicis ramex innascitur : κιρσοκήλην Græci appellant. Venæ
intumescunt; eæque intortæ, conglomerataeque
a superiore parte, vel ipsum scrotum implent, vel
mediam tunicam, vel imam : interdum etiam sub
ima tunica, circa ipsum testiculum nervumque
ejus, increscunt. Ex his eæ, quæ in ipso scroto
sunt, oculis patent : eæ vero, quæ mediæ imæve
tunicæ insident, ut magis conditæ non æque quidem cernuntur, sed tamen etiam visui subjectæ
sunt : præterquam quod et tumoris aliquid est,
pro venarum magnitudine et modo, et id prementi
magis renititur, ac per ipsos venarum toros inæquale est; et, qua parte id est, testiculus magis
justo dependet. Cum vero etiam super ipsum testiculum nervumque ejus id malum increvit, aliquanto longius testiculus ipse descendit, minor-
que altero fit , utpote alimento amisso. Raro ,
sed aliquando caro quoque inter tunicas increscit:
σαρκοκήλην Græci vocant. Interdum etiam ex inflammatione tumet ipse testiculus, ac febres quoque
affert ; et, nisi celeriter ea inflammatio conquie-
vit, dolor ad inguina atque ilia pervenit, partesque
eæ intumescunt; nervus, ex quo testiculus dependet, plenior fit, simulque indurescit. Super hæc ,
inguen quoque nonnunquam ramices implent :
βουβωνοκήλην appellant.

XIX. His cognitis, de curatione dicendum est :
in qua quædam communia omnium sunt, quædam
propria singulorum. Prius de communibus dicam.
Loquar autem nunc de iis, quæ scalpellum desiderant : nam quæ vel sanari non possint, vel aliter
nutriri debeant, dicendum erit, simul ad species
singulas venero. Inciditur autem interdum inguen,

ment cachée sous la tumeur. Outre ces différentes sortes de hernies, il en est encore une pareillement sans lésion des membranes, et que les Grecs appellent *cirsocèle*. Elle consiste dans le gonflement des veines qui, tordues et agglomérées dès leur partie supérieure, viennent remplir ou le scrotum même, ou la tunique moyenne, ou la tunique propre du testicule ; quelquefois c'est dans cette dernière tunique, et autour du testicule et du crémaster, qu'elles sont étendues. Les varices du scrotum se distinguent à la simple vue ; celles de la tunique du milieu, et de la tunique inférieure, étant plus enfoncées, ne sont pas, à la vérité, aussi apparentes ; cependant, on ne laisse pas de les apercevoir ; et, de plus, il y a une tumeur, plus ou moins volumineuse, selon la grandeur et l'étendue des veines, et qui est fort rénitente au toucher ; on sent des inégalités sur le corps même des veines ; et le testicule, de ce côté, pend plus bas que l'autre ; si ces varices sont placées sur le corps même du testicule et du muscle crémaster, le testicule pend beaucoup plus bas qu'il ne devrait, et il est plus petit que l'autre, parce qu'il reçoit moins de nourriture. Il se forme aussi quelquefois, mais rarement, des excroissances de chair entre les tuniques : les Grecs appellent cette espèce de hernie *sarcocèle*. Le testicule lui-même se gonfle aussi quelquefois par suite de l'inflammation ; accident qui est accompagné de fièvre ; et, si l'inflammation ne se termine pas promptement, la douleur s'étend jusqu'aux aines et aux flancs : ces parties se gonflent ; le muscle qui soutient le testicule, se tuméfie et se durcit. Enfin l'aine elle-même devient quelquefois le siège d'une hernie, qu'on appelle *bubonocèle*.

XIX. Après cet exposé des différentes sortes de hernies, il convient de passer à leur cure, qui est générale, ou particulière. Je commencerai par la cure générale, et je parlerai d'abord de celles où l'on emploie le bistouri. Quant à celles qui demandent une autre méthode, ou qui sont incurables, je n'en parlerai que lorsque je traiterai de la cure de chaque espèce en particulier. Quelquefois c'est à l'aine, d'autres fois c'est au scrotum

interdum scrotum. In utraque curatione homo ante triduum bibere aquam; pridie abstinere etiam a cibo debet : ipso autem die collocari supinus; deinde, si inguen incidendum est, idque jam pube contegitur, ante radendum est; et tum, extento scroto, ut cutis inguinis intenta sit, id incidendum sub imo ventre, qua cum abdomine tunicæ inferiores committuntur. Aperiendum autem audacter est, donec summa tunica, quæ ipsius scroti est, incidatur, perveniaturque ad eam, quæ media est. Plaga facta, foramen deorsum versus subest. In id demittendus est sinistræ manus digitus index, ut diductis intervenientibus membranulis, sinum laxet. Minister autem, sinistra manu comprehenso scroto, sursum versus eum debet extendere, et quam maxime ab inguinibus abducere ; primum cum ipso testiculo, dum medicus omnes membranulas, quæ super mediam tunicam sunt, si digito diducere non potest, scalpello abscindat : deinde sive eo, ut is delapsus ipsi plagæ jungatur, digitoque inde promatur, et super ventrem cum duabus suis tunicis collocetur. Inde si qua vitiosa sunt, circumcidenda sunt. In quibus cum multæ venæ discurrant, tenuiores quidem præcidi protinus possunt; majores vero ante longiore lino deligandæ sunt, ne periculose sanguinem fundant. Sin media tunica vexata erit, aut sub ea malum increverit, excidenda erit, sic, ut alte ad ipsum inguen præcidatur. Infra tamen non tota demenda est : nam quod ad basim testiculi vehementer cum ima tunica connexum est, excidi sine summo periculo non potest : itaque illi relinquendum est. Idem in ima quoque tunica, si læsa est, faciendum est. Sed non a summa inguinis plaga, verum infra

qu'on fait l'incision. Il faut y disposer le malade, en ne lui laissant boire que de l'eau trois jours auparavant, et en l'empêchant de prendre la veille aucun aliment solide. Au moment d'opérer, on fera coucher le malade sur le dos; et si c'est l'aine qu'il faut ouvrir, et qu'elle soit couverte de poils, il faut d'abord la raser. Alors on tirera le scrotum, pour tendre la peau de l'aine, et on fera l'incision au bas du ventre, à l'endroit où les tuniques du testicule viennent se réunir à l'abdomen. On enfoncera hardiment le bistouri, jusqu'à ce que, par l'incision de la tunique extérieure du scrotum, on soit parvenu jusqu'à la tunique moyenne. L'incision faite, on trouvera en dessous une ouverture dans laquelle il faut introduire le doigt index de la main gauche, pour écarter les membranes et dégager le sac herniaire. Un aide saisira alors le scrotum de la main gauche, l'élèvera en le tirant vers lui, et l'éloignera le plus qu'il pourra de l'aine, avec le testicule; tandis que le chirurgien coupera, avec le bistouri, toutes les productions membraneuses qui recouvrent la tunique moyenne, s'il ne peut les séparer avec les doigts. Ce qui étant fait, l'aide laissera aller le testicule, afin qu'il vienne se présenter à l'ouverture de l'incision, et qu'on puisse le retirer du *scrotum*, pour le placer sur le ventre avec ses deux tuniques. Si on y aperçoit quelque chose de vicié, on l'excisera; et, comme il y a quantité de veines qui rampent dans toutes ces parties, on coupera sur-le-champ, avec le bistouri, celles qui sont petites; mais on fera auparavant une ligature, avec un long fil, à celles qui sont plus grosses, pour éviter l'hémorrhagie dangereuse qui pourrait survenir. Si la tunique moyenne paraît endommagée, ou si le mal est situé au-dessous, on l'incisera jusqu'à l'aine; cependant, on ne l'emportera pas entièrement, par sa partie inférieure; car il y aurait un danger extrême à la couper à la base du testicule où elle est fortement attachée à la tunique inférieure. On en fera autant à la tunique inférieure, si elle paraît en mauvais état; on ne fera, cependant, point l'incision tout-à-fait au haut de l'aine, mais un peu plus bas, afin de ne point offenser le pé-

paulum ea abscindenda ; ne læsa abdominis membrana inflammationes moveat. Neque tamen nimium ex ea rursum relinquendum est ; ne postea
sinuetur, et sedem eidem malo præstet. Purgatus
ita testiculus per ipsam plagam cum venis, et ar-
teriis, et nervo suo leniter demittendus est ; videndumque, ne sanguis in scrotum descendat, nevo
concretus aliquo loco maneat. Quæ ita fient, si venis vinciendo medicus prospexerit. Lina, quibus
capita earum continebuntur, extra plagam dependere debebunt : quæ, pure orto, sine ullo doloro
excident. Ipsæ autem plagæ injiciendæ duæ fibulæ
sunt ; et insuper medicamentum, quo glutinetur.
Solet autem interdum ab altera ora necessarium
esse aliquid excidi, ut cicatrix major et latior fiat.
Quod ubi incidit, linamenta super, non fulcienda
sed leviter tantum ponenda sunt ; supraque ea
quæ inflammationem repellant, id est, ex aceto
vel lana succida, vel spongia : cetera eadem, quæ
ubi pus moveri debet, adhibenda sunt. At cum
infra incidi oportet, resupinato homine, subjicienda sub scroto sinistra manus est ; deinde id vehementer apprehendendum, et incidendum ; si parvulum est, quod nocet, modice, ut tertia pars integra, ad sustinendum testiculum, infra relinquatur : si majus est, etiam amplius, ut paulum tantummodo ad imum, cui testiculus insidere possit,
integrum maneat. Sed primo rectus scalpellus
quam levissima manu teneri debet, donec scrotum
ipsum diducat : tum inclinandus mucro est, ut
transversas membranas secet, quæ inter summam
mediamque tunicam sunt. Ac, si vitium in proximo est, mediam tunicam attingi non oportet : et
sub illa quoque conditur, etiam illa incidenda est,
sicut tertia quoque, si illa vitium tegit. Ubicum-

ritoine; ce qui pourrait donner lieu à une inflammation considérable. Il ne faut pas, néanmoins, en laisser une trop grande portion; de crainte que ce qui resterait, ne se dilatât et n'occasionnât le retour de la maladie. Lorsqu'on aura ainsi dégagé le testicule, on le remettra doucement dans le scrotum, avec ses veines, ses artères et son muscle. On doit prendre garde qu'il ne tombe du sang dans la cavité du scrotum, et de n'en point laisser de caillé dans aucun endroit. Si le chirurgien a été obligé de faire la ligature de quelques veines, il laissera pendre, hors de la plaie, les bouts du fil avec lequel il les aura liées. Ces ligatures, lorsque la suppuration sera établie, tomberont d'elles-mêmes, sans causer aucune douleur. On réunira ensuite les bords de la plaie, avec deux boucles, et on appliquera par-dessus, des médicamens agglutinatifs. Il est quelquefois nécessaire d'exciser l'un des bords de la plaie, afin que la cicatrice soit plus forte et plus étendue. Dans ce cas, il ne faut pas que la charpie appuie beaucoup sur la plaie, mais qu'elle ne fasse, pour ainsi dire, que poser dessus; on la recouvrira de médicamens propres à empêcher l'inflammation; c'est-à-dire, de laine grasse, ou d'une éponge trempée dans du vinaigre : on se comportera, pour le reste, comme dans tous les cas où il convient d'exciter la suppuration. Si c'est au-dessous de l'aine qu'on ouvre, on fera également coucher le malade sur le dos; on saisira, ensuite, fortement le scrotum en dessous, avec la main gauche, et on y fera l'incision. Si le mal est petit, on ne l'ouvrira qu'aux deux tiers; s'il est plus considérable, on fera l'incision plus grande, et de façon, dans l'un et l'autre cas, qu'il reste en dessous de quoi appuyer le testicule. Il faut d'abord tenir le bistouri droit, et n'appuyer que très-légèrement, pour n'ouvrir que le scrotum; ensuite, on inclinera un peu la pointe de l'instrument, pour couper le tissu cellulaire, qui est entre la tunique extérieure et la tunique moyenne du testicule : si le mal est placé sur cette tunique, on ne l'ouvrira point; s'il est en dessous, on l'ouvrira, de même que la troisième, si c'est au-dessous d'elle que le mal est situé. En

que autem repertum malum est, ministrum ab
inferiore parte exprimere moderate scrotum oportet : medicum, digito manubriolove scalpelli diductam inferiore parte tunicam extra collocare ;
deinde eam ferramento, quod a similitudine cor-
vum vocant, incidere, sic, ut intrare duo digiti,
index et medius possint : his deinde conjectis,
excipienda reliqua pars tunicæ, et inter digitos
scalpellus immittendus est, eximendumque aut
effundendum quidquid est noxium. Quamcumque
autem tunicam quis violavit, illam quoque debet
excidere ; ac mediam quidem , ut supra dixi,
quam altissime ad inguen; imam autem, paulo
infra. Ceterum antequam excidantur, hæ quoque
vinciri lino summæ debent ; et ejus lini capita extra plagam relinquenda sunt, sicut in aliis quoque
venis, quæ id requisierint. Eo facto, testiculus
intus reponendus est : oræque scroti suturis inter
se committendæ; neque paucis, ne parum glutinentur, et longior fiat curatio ; neque multis, ne
inflammationem augeant. Atque hic quoque videndum est, ne quid in scroto sanguinis maneat :
tum imponenda glutinantia sunt. Si quando autem
in scrotum sanguis defluxit, aliquidve concretum
ex eo decidit, incidi subter id debet ; purgatoque
eo, spongia, acri aceto madens, circumdari. Deligatum autem vulnus omne, quod ex his causis factum est, si dolor nullus est, quinque primis diebus
non est resolvendum, sed bis die tantum aceto
irroranda lana vel spongia : si dolor est, tertio die
resolvendum ; et, ubi fibulæ sunt, hæ incidendæ ;
ubi linamentum, id immutandum est; rosaque et
vino madefaciendum id, quod imponitur. Si inflammatio increscit, adjiciendum prioribus cata-

quelque endroit que soit le siège du mal, lorsqu'on l'a trouvé, il faut qu'un aide tire doucement le scrotum, tandis que le chirurgien, avec le bout du doigt, ou le manche du bistouri, détache la tunique, à sa partie inférieure. Lorsqu'il l'a détachée, il la tire en dehors, et l'ouvre ensuite avec un instrument que, d'après sa forme, on appelle bec de corbeau : l'incision doit être assez grande, pour laisser passer le doigt du milieu et l'index. Cette incision faite, on coupe le reste de la tunique, avec le scalpel, qu'on fait glisser entre les doigts ; et on ôte tout ce qu'il y a de vicié. Quelle que soit la tunique qu'on a ouverte, il faut en faire l'excision. Si c'est celle du milieu, on la coupera, comme je l'ai dit ci-dessus, très-haut près de l'aine ; et plus bas, si c'est la dernière. Au reste, avant de les exciser, il faut y faire une ligature, de même qu'aux veines, où cela sera nécessaire, et laisser pendre les bouts du fil hors de la plaie. Après qu'on a fait ce que je viens de dire, on replace le testicule, et on réunit les bords de l'incision, avec des sutures, qui ne doivent pas être en trop petit nombre, de peur que les bords ne puissent se reprendre, et que la cure ne dure trop long-temps ; ni trop multipliées, afin de ne point augmenter l'inflammation. Il faut aussi avoir attention de ne pas laiser de sang dans le scrotum, et appliquer par-dessus les sutures, des médicamens agglutinatifs. S'il s'est épanché du sang dans le scrotum, ou s'il en est tombé quelque caillot, il faut faire une incision en dessous ; et, lorsqu'on aura ôté ce sang, on appliquera sur l'incision, une éponge trempée dans du vinaigre. Dans ces sortes d'opération, on ne doit lever le premier appareil, que le cinquième jour, s'il n'y a point de douleur : il suffit d'arroser deux fois par jour, avec du vinaigre, la laine, ou l'éponge qu'on a appliquée par-dessus. S'il y a douleur, on le lèvera le troisième jour ; et si ce sont des boucles qu'on a faites, on les coupera ; ou bien, si on n'a mis que de la charpie, on l'ôtera, et on en mettra de la nouvelle, que l'on trempera dans de l'huile rosat, ou du vin. Si l'inflammation augmente, on ajoutera à ces premiers remédes, un cataplasme fait avec la len-

plasma ex lenticula et melle ; vel ex malicorio, quod in austero vino coctum sit ; vel ex his mixtis. Si sub his inflammatio non conquierit, post diem quintum multa calida aqua vulnus fovendum, donec scrotum ipsum et extenuetur, et rugosius fiat : tum imponendum cataplasma ex triticea farina, cui resina pinea adjecta sit : quæ ipsa, si robustus curatur, ex aceto ; si tener, ex melle coquenda sunt. Neque dubium est, quodcumque vitium fuit, si magna inflammatio est, quin ea, quæ pus movent, imponenda sint. Quod si pus ipso scroto ortum est, paulum id incidi debet, ut exitus detur ; linamentumque eatenus imponendum est, ut foramen tegat. Inflammatione finita, propter nervos propiore cataplasmate, dein cerato utendum est. Hæc proprie ad ejusmodi vulnera pertinent : cetera, et in curatione, et in victu, similia iis esse debent, quæ in alio quoque vulnerum genere præcipimus.

XX. His propositis, ad singulas species veniendum est. Ac si cui parvulo puero intestinum descendit, ante scalpellum experienda vinctura est. Fascia ejus rei causa fit, cui imo loco pila assuta est ex panniculis facta, quæ ad repellendum intestinum ipsi illi subjicitur : deinde reliqua fasciæ pars arcte circumdatur. Sub quo sæpe et intus compellitur intestinum, et inter se tunicæ glutinantur. Rursus, si ætas processit, multumque intestini descendisse ex tumore magno patet, adjiciunturque dolor et vomitus ; quæ ex stercore, ex cruditate eo delapso, fere accidunt ; scalpellum adhiberi sine pernicie non posse, manifestum est : levandum tantummodo malum, et per alias cura-

tille et le miel, ou bien avec l'écorce de grenade bouillie dans du vin austère, ou bien avec tous ces ingrédiens mêlés ensemble. Si ce cataplasme n'appaise pas l'inflammation, on fomentera la plaie, après le cinquième jour, avec de l'eau chaude ; et l'on continuera, jusqu'à ce que le scrotum soit désenflé et devienne rugueux. Alors, on se servira d'un cataplasme fait avec la farine de froment et la résine de pin, qu'on fera bouillir dans du vinaigre, si le malade est robuste ; ou dans du miel, s'il est délicat. De quelque espèce que soit le mal, si l'inflammation est considérable, il n'est pas douteux qu'il ne faille appliquer des suppuratifs. S'il s'est formé du pus dans le scrotum même, il faut y faire une petite incision, pour donner issue à ce pus, et n'y appliquer de charpie, qu'autant qu'il en faut pour recouvrir l'ouverture : l'inflammation terminée, on se servira, à cause des nerfs, du cataplasme dont je viens de parler, et ensuite de cérat. Voilà ce que ces sortes de plaies ont de particulier. Quant au reste du pansement et au régime qu'on doit suivre, c'est absolument la même chose, que ce que j'ai recommandé pour les autres espèces de blessures.

XX. Telle est la cure générale des hernies : nous passerons à présent à la cure particulière de chaque espèce. Si l'intestin, chez un enfant, est tombé dans le scrotum, il faut, avant d'en venir au bistouri, essayer le bandage. On dispose, pour cet effet, un brayer, au bout duquel on coud une pelote faite de linge, qu'on applique contre l'intestin même, pour l'empêcher de sortir ; ou serre ensuite fortement le reste du brayer, tout autour du corps. On vient souvent à bout, par ce moyen, de maintenir l'intestin en place, et d'oblitérer le sac herniaire. Mais si le sujet est plus avancé en âge, et s'il est sorti une grande portion d'intestin, ainsi qu'on peut en juger par la grosseur de la tumeur, et qu'il y ait, en même temps, douleur et vomissement ; ce qui provient ordinairement de l'arrêt des matières fécales dans cet endroit ; il y aurait du danger à employer le bistouri. Il ne faut donc songer qu'à pallier et à adoucir le mal, et à faire rentrer l'intestin par d'autres moyens.

* 9

tiones extrahendum est. Sanguis mitti ex brachio debet : deinde, si vires patiuntur, imperanda tridui abstinentia est; si minus, certe pro vi corporis quam longissima. Eodem vero tempore, superhabendum cataplasma ex lini semine, quod ante aliquis ex mulso decoxerit. Post hæc, et farina hordeacea cum resina injicienda; et is demittendus in solium aquæ calidæ, cui oleum quoque adjectum sit; dandumque aliquid cibi levis, calidi. Quidam etiam alvum ducunt. Id deducere aliquid in scrotum potest, educere ex eo non potest. Per ea vero, quæ supra scripta sunt, levato malo, si quando alias dolor reverterit, eadem erunt facienda. Sine dolore quoque si multa intestina prolapsa sunt, secari supervacuum est : non quo non excludi a scroto possint; nisi tamen id inflammatio prohibuit; sed quo repulsa inguinibus immorentur, ibique tumorem excitent, atque ita fiat mali non finis, sed mutatio. At in eo, quem scalpello curari oportebit, simulatque ad mediam tunicam vulnus in inguine factum pervenerit, duobus hamulis ea juxta ipsas oras apprehendi debebit, dum diductis omnibus membranulis medicus eam liberet. Neque enim cum periculo læditur, quæ excidenda est; cum intestinum esse, nisi sub ea, non possit. Ubi diducta autem erit, ab inguine usque ad testiculum incidi debebit, sic, ne is ipse lædatur; tum excidi. Fere tamen hanc curationem puerilis ætas, et modicum malum recipit. Si vir robustus est, majusque id vitium est, extrahi testiculus non debet, sed in sua sede permanere. Id hoc modo fit. Inguen eadem ratione usque ad mediam tunicam scalpello aperitur; eaque tunica eodem modo duo-

Il faut tirer du sang du bras; ordonner ensuite au malade une abstinence de trois jours, s'il peut la supporter, ou du moins la plus longue qu'il est possible, d'après l'état de ses forces. On appliquera, en même temps, des cataplasmes faits avec la graine de lin, bouillie dans de l'hydromel, et ensuite avec la farine d'orge et la résine. On mettra aussi le malade dans un bain d'eau chaude, dans laquelle on aura mêlé de l'huile : on ne lui fera prendre que quelques alimens légers et chauds. Quelques-uns donnent des lavemens : ces lavemens peuvent bien pénétrer jusque dans le scrotum, mais ils ne peuvent en faire rien sortir. Si, après avoir adouci le mal par les remèdes que nous venons de dire, la douleur reparaît plus tard, on réitèrera le même traitement. S'il est tombé une grande portion d'intestin dans le scrotum, sans qu'il y ait, cependant, aucune douleur, il est également inutile d'employer le bistouri; non qu'on ne puisse, par ce moyen, faire sortir l'intestin du scrotum, ce que l'inflammation seule pourrait empêcher; mais parce qu'après qu'on l'aura repoussé, il s'arrêtera à l'aine, et y formera une tumeur; en sorte que le mal n'aura fait que changer de place, sans être pour cela guéri. Dans les cas, néanmoins, où l'on doit employer l'instrument, il faut, lorsqu'on est parvenu à la tunique moyenne, qu'un aide la saisisse par les bords avec deux petits crochets, tandis que le chirurgien la séparera du tissu cellulaire qui l'attache aux parties voisines; car l'excision qu'on doit y pratiquer, n'expose à aucun risque, puisque l'intestin est nécessairement placé au-dessous d'elle. Lorsqu'on l'aura entièrement détachée, on l'ouvrira depuis l'aine jusqu'au testicule, qu'on aura soin de ne pas offenser, et on l'excisera. Telle est la méthode qu'il faut suivre ordinairement, lorsque le sujet est très-jeune, et que le mal est léger. Si c'est un homme robuste, et que le mal soit plus considérable, on ne doit pas déranger le testicule; mais il faut le laisser dans sa place, et opérer de la façon suivante. On fera à l'aine, de la manière dont nous venons de le dire, une incision qui pénètrera jusqu'à la tunique moyenne, qu'on saisira de même avec deux crochets; de façon, ce-

bus hamis excipitur, sic, ut a ministro testiculus
eatenus contineatur, ne per vulnus exeat : tum ea
tunica deorsum versus scalpello inciditur ; sub
eaque index digitus sinistræ manus ad imum testiculum demittitur, eumque ad plagam compellit :
deinde dextræ manus duo digiti, pollex atque index, venam et arteriam et nervum tunicamque eorum a superiore tunica diducunt. Quod si aliquæ
membranulæ prohibent, scalpello resolvuntur, donec ante oculos tota jam tunica sit. Excisis, quæ
excidenda sunt, repositoque. testiculo, ab ora
quoque ejus vulneris, quod in inguine est, demenda habenula paulo latior est, quo major plaga
sit, et plus creare carnis possit.

XXI. 1. At si omentum descendit, eodem quidem modo, quo supra scriptum est, aperiendum
inguen, diducendæque tunicæ sunt : considerandum autem est, majorne is modus, an exiguus
sit. Nam quod parvulum est, super inguen in alvum vel digito, vel averso specillo repellendum
est : si plus est, sinere oportet dependere, quantum ex utero prolapsum est; idque adurentibus
medicamentis illinere, donec emoriatur et excidat. Quidam hic quoque duo lina acu trajiciunt,
binisque singulorum capitibus diversas partes adstringunt; sub quo æque, sed tardius emoriatur.
Adjicitur tamen hic quoque celeritati, si omentum super vinculum illinitur medicamentis, quæ
sic exedunt, ne erodant : σηπτά Græci vocant. Fuerunt etiam, qui omentum forfice præciderent :
quod in parvulo non est necessarium : si majus
est, potest profusionem sanguinis facere ; siquidem omentum quoque venis quibusdam, etiam
majoribus illigatum est. Neque vero, si discisso
ventre id prolapsum forfice præciditur, cum et

pendant, que l'aide contienne le testicule, pour l'empêcher de sortir par la plaie. On ouvrira, ensuite, par en
en bas, cette tunique, avec le bistouri; on portera l'index de la main gauche en dessous, à la base du testicule,
pour le pousser vers l'ouverture de la plaie; après quoi,
on séparera, avec le pouce et l'index de la main droite,
la veine, l'artère, le muscle, et la tunique qui les recouvre, de la tunique supérieure : si on rencontre des
attaches membraneuses qui s'y opposent, on les coupera avec le bistouri, pour dégager totalement la tunique
moyenne. Lorsqu'on a coupé tout ce qu'il fallait, et qu'on
a remis le testicule en place, on emporte une petite
bride de l'incision faite à l'aine; afin que l'ouverture soit
plus grande, et qu'il croisse plus de chair, pour former
une plus forte cicatrice.

XXI. 1. Si c'est l'épiploon qui est tombé dans le scrotum, il faut également faire une incision à l'aine, et
séparer les tuniques de la façon que nous avons dite.
Alors on examine si la portion de l'épiploon qui est déplacée, est grande ou petite : si elle est petite, il faut
la repousser dans le ventre, en la dirigeant au-dessus de
l'aine, avec les doigts, ou avec le manche du bistouri : si
elle est considérable, il faut la laisser pendre telle qu'elle
est, et la toucher avec des cathérétiques, jusqu'à ce
qu'elle se dessèche et tombe d'elle-même. Quelques-uns
la percent avec une aiguille enfilée d'un fil double, et y
font une ligature, en serrant fortement les deux bouts
de chaque fil, en sens contraire. Par ce moyen, la portion de l'épiploon se dessèche et tombe également, mais
plus tard. On abrègera la cure, si on applique sur l'épiploon, au-dessus de la ligature, des médicamens qui
consument les chairs, sans les ronger : les Grecs les appellent *septiques*. Il y a eu des chirurgiens qui emportaient
l'épiploon avec des ciseaux; ce qui n'est pas nécessaire,
lorsque la portion qui est tombée, est petite; et ce qui
peut occasionner une hémorrhagie, si elle est considérable; car l'épiploon est parsemé de veines, et même
de veines assez grosses. On ne doit point s'autoriser ici de
ce que nous avons dit au sujet des blessures du ventre;
qu'il fallait couper avec des ciseaux la portion de l'épi-

emortuum sit, et aliter tutius avelli non possit, inde huc exemplum transferendum est. Vulnus autem curari, si relictum omentum est, sutura debet : si id amplius fuit, et extra emortuum est, excisis oris, sicut supra propositum est.

2. Si vero humor intus est, incidendum est, in pueris quidem, inguen; nisi in his quoque id liquoris ejus major modus prohibet : in viris vero, et ubicumque multus humor subest, scrotum. Deinde, si inguen incisum est, eo protractis tunicis, humor effundi debet : si scrotum, et sub hoc protinus vitium est, nihil aliud quam humor effundendus, abscindendæque membranæ sunt, si quæ eum continuerunt; deinde eluendum id ex aqua, quæ vel salem adjectum, vel nitrum habeat : si sub media, imave tunica, totæ eæ extra scrotum collocandæ, excidendæque sunt.

XXII. Ramex autem, si super istum scrotum est, adurendus est tenuibus et acutis ferramentis, quæ ipsis venis infigantur; cum eo, ne amplius quam has urant; maximeque, ubi inter se implicatæ glomerantur, eo ferrum id admovendum est; tum super farina ex aqua frigida subacta injicienda est; utendumque eo vinculo, quod idoneum esse ani curationibus posui; tertio die lenticula cum melle imponenda est : post, ejectis crustis, ulcera melle purganda, rosa implenda, ad cicatricem aridis linamentis perducenda sunt. Quibus vero super mediam tunicam venæ tument, inci-

ploon qui était sortie : le cas est tout - à - fait différent ; puisque, dans les blessures du ventre, cette portion de l'épiploon est morte, et qu'on ne peut l'emporter par aucun moyen plus sûr. Si l'on a fait rentrer l'épiploon dans le bas-ventre, on réunira les bords de la plaie par une suture : si la portion est trop considérable, et qu'on l'ait laissé dessécher en dehors, on fera une excision sur les bords de l'ouverture, que l'on fermera comme nous l'avons dit plus haut.

3. Si la hernie est produite par un amas d'eau, il faut faire une incision à l'aine, lorsque c'est un enfant ; à moins que la trop grande quantité du fluide renfermé dans la tumeur ne s'y oppose : il faut faire cette incision au scrotum, si c'est un homme, et toutes les fois qu'il y a beaucoup d'eau épanchée ; ensuite, si on a ouvert l'aine, tirer les tuniques par l'ouverture qu'on a faite, et en faire sortir l'eau : si c'est au scrotum qu'on a fait l'incision, et si l'épanchement est situé au-dessous des tégumens, il suffit d'évacuer l'eau, et de retrancher les membranes qui pouvaient la contenir : on fera ensuite dans le scrotum, pour le nettoyer, des injections avec de l'eau dans laquelle on aura dissous du sel, ou du nitre. Si le fluide est renfermé sous la tunique moyenne, ou inférieure, il faut les tirer tout-à-fait hors du scrotum, et les exciser.

XXII. Quant au cirsocèle, lorsqu'il est situé sur le scrotum même, il faut le cautériser avec un fer mince et aigu, qu'on enfonce dans les veines variqueuses, ayant soin de ne rien brûler que ces veines : lorsqu'elles sont entortillées les unes dans les autres, et forment des espèces de pelotons, c'est là surtout qu'il faut porter le fer rouge. On applique ensuite un cataplasme de farine détrempée dans de l'eau froide, qu'on assure par le moyen du bandage que j'ai dit convenir dans les maladies de l'anus. Le troisième jour, on se sert d'un cataplasme fait avec la lentille et le miel. Lorsque les eschares sont tombées, on déterge les ulcères avec du miel ; on les incarne avec l'huile rosat, et on les cicatrise avec la charpie sèche. Si les varices sont placées sur la membrane moyenne, il faut faire une incision à l'aine ; tirer

dendum inguen est, atque tunica promenda, ab
eaque venæ digito vel manubriolo scalpelli sepa-
randæ. Qua parte vero inhærebunt, et ab superiore
et ab inferiore parte lino vinciendæ; tum sub ipsis
vinculis præcidendæ, reponendusque testiculus
est. At ubi supra tertiam tunicam ramex insedit,
mediam excidi necesse est. Deinde, si duæ tresve
venæ tument, et ita pars aliqua obsidetur, ut major eo vitio vacet, idem faciendum, quod supra
scriptum est; ut et ab inguine, et a testiculo de-
ligatæ venæ præcidantur, isque condatur. Sin totum id ramex obsederit, per plagam demittendus
digitus index erit, subjiciendusque venis, sic, uti
paulatim eas protrahat; eæque adducendæ, donec
is testiculus par alteri fiat : tum fibulæ oris sic injiciendæ, ut simul eas quoque venas comprehen-
dant. Id hoc modo fit. Acus ab exteriore parte oram
vulneris perforat : tum non per ipsam venam, sed
per membranam ejus immittitur, per eamque in
alteram oram compellitur. Venæ vulnerari non debent, ne sanguinem fundant. Membrana semper
inter has venas est, ac neque periculum affert, et
filo comprehensa illas abunde tenet. Itaque etiam
satis est, duas fibulas esse. Tum venæ, quæcumque protractæ sunt, in ipsum inguen averso specillo compelli debent. Solvendi fibulas tempus,
inflammatione finita, et purgato vulnere, est; ut
una simul et oras et venas cicatrix devinciat. Ubi
vero inter imam tunicam et ipsum testiculum nervumque ejus ramex ortus est, una curatio est,
quæ totum testiculum abscindit. Nam neque ad
generationem quidquam is confert, et omnibus
indecore, quibusdam etiam cum dolore dependet.
Sed tum quoque inguen incidendum; media tunica promenda, atque excidenda est; idem id imas

en dehors la tunique, et en détacher, avec les doigts ou le manche du bistouri, les veines variqueuses. On fera, ensuite, une ligature avec un fil au-dessus, et, au-dessous des endroits où elles seront adhérentes ; et après les avoir coupées près de chaque ligature, on replacera le testicule. Mais si le cirsocèle attaque la troisième tunique, on est obligé d'emporter la seconde ; ensuite, s'il n'y a que deux ou trois veines variqueuses sur la tunique inférieure, et si la plus grande partie de cette tunique est en bon état, il faut lier ces veines supérieurement et inférieurement, et les couper, comme je viens de le dire : puis, on replacera le testicule. Mais s'il y a des varices sur toute l'étendue de cette tunique, il faut introduire le doigt index par l'ouverture de l'incision ; le faire passer en dessous des veines variqueuses, les soulever, jusqu'à ce que le testicule de ce côté, soit à la même hauteur que celui de l'autre : on applique alors aux bords de l'incision, des boucles dans lesquelles les veines variqueuses doivent se trouver comprises. Voici comment cela se fait. On perce, par l'extérieur, un des bords de l'incision avec une aiguille qu'on enfonce, non dans la veine même, mais à travers le tissu cellulaire qui l'entoure ; après quoi, on vient percer, avec la même aiguille, l'autre bord de l'incision : on ne doit pas piquer les veines, de crainte d'une hémorrhagie : mais le tissu qui leur sert d'attache, peut être traversé sans inconvénient ; et les veines se trouvent suffisamment assujetties de cette manière, au moyen de deux boucles seulement. On pousse ensuite vers l'aine, avec le manche du bistouri, toutes les veines qu'on avait soulevées. Lorsque l'inflammation est finie, et que la plaie est détergée, on ôte les boucles ; afin que la cicatrice attache ensemble les bords de l'incision et les veines. Mais si le cirsocèle est situé au-dessous de la tunique interne, et attaque le testicule même et son muscle, il n'y a qu'un moyen de remédier à ce mal ; c'est d'emporter le testicule qui, tout-à-fait inutile à la génération, reste toujours pendant d'une manière difforme, et cause même quelquefois de la douleur : dans ce cas aussi, il faut faire une incision à l'aine ; tirer en dehors la tunique moyenne, et l'empor-

faciendum ; nervusque, ex quo testiculus dependet, præcidendus : post id , venæ et arteriæ ad
inguen lino deligandæ, et infra vinculum abscin-
dendæ sunt.

XXIII. Caro quoque, si quando inter tunicas
increvit, nihil dubii est, quin eximenda sit : sed
id, ipso scroto inciso, fieri commodius est. At si
nervus induruit, curari res neque manu, neque medicamento potest. Urgent enim febres ardentes, et
aut virides, aut nigri vomitus ; præter hæc, ingens
sitis, et linguæ aspritudo ; fereque a die tertio
spumans bilis alvo cum rosione redditur : ac neque assumi facile cibus, neque contineri potest :
neque multo post extremæ partes frigescunt, tre-
mor oritur , manus sine ratione extenduntur ;
deinde in fronte frigidus sudor, eumque mors
sequitur.

XXIV. Ubi vero in ipso inguine ramex est , si
tumor modicus est, semel incidi ; si major, duabus
lineis debet, ut medium excidatur : deinde , non
extracto testiculo, sicut intestinis quoque prolap-
sis interdum fieri docui, colligendæ venæ, vincien-
dæque, ubi tunicis inhærebunt, et sub his nodis
præcidendæ sunt. Neque quidquam novi curatio
vulneris ejus requirit.

XXV. 1. Ab his ad ea transeundum est, quæ
in cole ipso fiunt. In quo si glans nuda est , vult-
que aliquis eam decoris causa tegere, fieri potest :
sed expeditius in puero, quam in viro ; in eo, cui
id naturale est, quam in eo, qui quarumdam
gentium more circumcisus est; in eo, cui glans
parva juxtaque eam cutis spatiosior, brevis ipse
coles est , quam in quo contraria his sunt. Curatio
autem eorum, quibus id naturale est, ejusmodi

ter; en faire autant à la tunique inférieure, et couper ensuite le muscle qui soutient le testicule. L'ablation faite, on lie les veines et les artères au haut de l'aine, et on les coupe au-dessous de la ligature.

XXIII. S'il s'est formé un sarcocèle entre les tuniques du testicule, il n'est pas douteux qu'on ne doive l'emporter; mais, dans cette opération, il vaut mieux faire l'incision au scrotum. Mais si le mal a son siège dans le cordon même, on ne peut le guérir, ni par les médicamens, ni par le secours de la main. Le malade, dans ce cas, est pris d'une fièvre ardente; il vomit des matières vertes ou noires; il est tourmenté d'une soif extrême; sa langue est sèche et âpre; ordinairement, dès le troisième jour, il rend par bas de la bile écumeuse, qui corrode les endroits par lesquels elle passe; il ne peut presque ni prendre, ni garder aucune nourriture; les extrémités ne tardent pas à devenir froides; il survient un tremblement; les mains s'étendent involontairement; le front se couvre d'une sueur froide, et à cette sueur succède la mort.

XXIV. Lorsque le cirsocèle est situé à l'aine, il suffit d'y faire une seule incision, si le mal est léger; mais s'il est plus considérable, il faut en faire deux, et emporter ce qui est entre ces deux incisions; ensuite, sans tirer en dehors le testicule, comme j'ai dit que cela se faisait quelquefois dans la descente de l'intestin, rassembler les veines; les lier aux points où elles sont adhérentes aux tuniques, et les couper entre les deux ligatures. Le pansement de cette plaie n'a d'ailleurs rien de particulier.

XXV. 1. Des maladies des testicules, nous passerons à celles de la verge. Si quelqu'un a le gland découvert, et veut, par bienséance, le recouvrir, c'est une chose qui peut se faire, mais plus aisément chez un enfant que chez un homme fait; quand le gland reste découvert naturellement, que quand on a été circoncis, ainsi que cela se pratique chez certaines nations; quand on a le gland petit, entouré d'une peau ample, et la verge courte, que dans les cas contraires. Voici la manière dont il faut s'y prendre à l'égard de ceux qui ont le gland

est. Cutis circa glandem prehenditur et extenditur, donec illam ipsam condat; ibique deligatur: deinde, juxta pubem, in orbem tergus inciditur, donec coles nudetur; magnaque cura cavetur, ne vel urinæ iter, vel venæ, quæ ibi sunt, incidantur. Eo facto, cutis ad vinculum inclinatur, nudaturque circa pubem velut circulus; eoque linamenta dantur, ut caro increscat, et id impleat, satisque velamenti supra latitudo plagæ præstet. Sed, donec cicatrix sit, vinctum esse id debet; in medio tantum relicto exiguo urinæ itinere. At in eo, qui circumcisus est, sub circulo glandis scalpello diducenda cutis ab interiore cole est. Non ita dolet, quia, summo soluto, diduci deorsum usque ad pubem manu potest; neque ideo sanguis profluit. Resoluta autem cutis rursus extenditur ultra glandem : tum multa frigida aqua fovetur; emplastrumque circa datur, quod valenter inflammationem reprimat; proximisque diebus, et prope a fame victus est, ne forte eam partem satietas excitet. Ubi jam sine inflammatione est, deligari debet a pube usque circulum : super glandem autem, adverso emplastro imposito, induci. Sic enim fit, ut inferior pars glutinetur; superior ita sanescat, ne inhæreat.

2. Contra, si glans ita contecta est, ut nudari non possit (quod vitium Græci φίμωσιν appellant) aperienda est: quod hoc modo fit. Subter a summa ora, cutis inciditur recta linea usque ad frenum;

naturellement découvert. On saisit le prépuce, on l'étend jusqu'à ce qu'il recouvre entièrement le gland, et on le maintient dans cet état par le moyen d'une ligature. Ensuite, on fait à la peau de la verge, du côté du pubis, une incision circulaire, en évitant soigneusement de blesser l'urèthre et les veines situées dans cette partie. Après quoi, on tire la peau du côté de la ligature, aux dépens de celui où l'on a pratiqué l'incision. On applique sur ce dernier point de la charpie, afin qu'une nouvelle chair remplisse le vide qu'on a fait ; de manière qu'au moyen de cette plaie, la peau acquière assez d'étendue pour l'objet qu'on se propose. On doit maintenir la ligature jusqu'à ce que la cicatrice soit formée, et ne laisser qu'une petite ouverture, pour donner passage à l'urine. Chez ceux qui ont été circoncis, il faut détacher la peau de la verge, en faisant une incision tout autour du gland. Cette opération n'est pas très-douloureuse ; parce que, lorsqu'on a détaché la peau supérieurement dans les environs du gland, avec le bistouri, on peut, avec la main, la ramener jusqu'au pubis, sans aucune effusion de sang. Quand on a ainsi rendu la peau libre, on l'étend de nouveau, et on la tire jusqu'au-delà du gland. L'opération finie, on trempe la verge dans de l'eau froide, et on la recouvre d'un emplâtre propre à modérer la violence de l'inflammation. Les jours suivans, le malade doit être mis à une diète tellement sévère, qu'il se sente, pour ainsi dire, défaillir d'inanition ; afin d'éviter les érections que l'ingestion des alimens pourrait occasionner. Lorsque l'inflammation est passée, on lie la peau depuis le pubis, jusqu'à l'incision circulaire qu'on a faite, et on la ramène au-dessus du gland qu'on a eu soin de recouvrir d'un emplâtre. Il arrive de là qu'elle s'attache inférieurement, tandis que sa partie supérieure guérit , sans former d'adhérence.

2. Si, au contraire, le gland se trouve tellement couvert qu'il ne puisse être mis à nu (accident que les Grecs nomment *phimosis*), il faut le découvrir de cette manière. On fait une incision longitudinale en dessous du prépuce, depuis son bord jusqu'au frein ; par ce moyen,

atque ita superius tergus relaxatum , cedere retro
potest. Quod si parum sic profectum est, aut propter angustias , aut propter duritiem tergoris, protinus triangula forma cutis ab inferiore parte excidenda est , sic, ut vertex ejus ad frenum, basis
in tergo extremo sit. Tum superdanda linamenta
sunt , aliaque medicamenta quæ ad sanitatem perducant. Necessarium autem est, donec cicatrix sit,
conquiescere : nam ambulatio, atterendo ulcus
sordidum reddit.

3. Infibulare quoque adolescentulos interdum
vocis, interdum valetudinis causa quidam consuerunt : ejusque hæc ratio est. Cutis, quæ super
glandem est, extenditur , notaturque utrimque a
lateribus atramento, qua perforetur; deinde remit-
titur. Si super glandem notæ revertuntur, nimis
apprehensum est, et ultra notari debet : si glans
ab his libera est, is locus idoneus fibulæ est. Tum,
qua notæ sunt, cutis acu filum ducente transui-
tur, ejusque fili capita inter se deligantur, quotidieque id movetur, donec circa foramina cicatriculæ
fiant. Ubi eæ confirmatæ sunt, exemto filo fibula
additur, quæ, quo levior, eo melior est. Sed hoc
quidem sæpius inter supervacua , quam inter necessaria est.

XXVI. 1. Res vero interdum cogit emoliri
manu urinam, cum illa non redditur, aut quia
senectute iter ejus collapsum est, aut quia calculus, vel concretum aliquid ex sanguine intus se
opposuit ; ac mediocris quoque inflammatio sæpe
eam reddi naturaliter prohibet. Idque non in viris
tantummodo, sed in feminis quoque interdum necessarium est. Ergo æneæ fistulæ fiunt; quæ, ut
omni corpori, ampliori minorique, sufficiant, ad
mares, tres; ad feminas, duæ medico habendæ

la partie qui est en dessus se trouve suffisamment dégagée, et on peut l'amener au-dessous du gland. Si cette incision ne suffit pas, parce que le prépuce est trop étroit ou trop dur, on y pratique sur-le-champ une incision triangulaire, dont la pointe est tournée vers le frein, et la base vers le bord du prépuce. On panse ensuite la plaie avec de la charpie et d'autres médicamens convenables. Il faut observer le repos, jusqu'à ce que la cicatrice soit formée; parce que le mouvement occasionnerait sur l'ulcère des frottemens qui le rendraient sordide.

3. On boucle quelquefois les jeunes gens, soit dans l'intention de leur conserver la voix, soit pour les maintenir en santé. Voici la manière dont on y procède. On tire le prépuce en avant, et on marque de chaque côté, avec de l'encre, l'endroit qu'on veut percer; ensuite, on laisse revenir le prépuce. Si les marques empiètent sur le gland, c'est une preuve qu'on a trop pris du prépuce, et il faut refaire les marques plus bas; si elles se trouvent en deçà du gland, c'est là qu'il convient de placer la boucle. On perce donc le prépuce, à l'endroit de ces marques, avec une aiguille chargée d un fil : on noue ensuite les deux bouts de ce fil, qu'on a soin de mouvoir tous les jours, jusqu'à ce que les bords des trous qu'on a faits soient cicatrisés. Pour lors, on ôte le fil, que l'on remplace par une boucle, qui sera d'autant meilleure, qu'elle sera plus légère. Mais cette opération est plus souvent inutile, qu'elle n'est nécessaire.

XXVI. 1. On est quelquefois obligé, non-seulement chez les hommes, mais encore chez les femmes, d'employer le secours de la main pour faire couler les urines qui sont retenues, soit parce que le conduit de l'urine s'est affaissé par l'effet de l'âge, soit parce qu'il est obstrué par un calcul ou un grumeau de sang, ou qu'enfin une légère inflammation, ainsi que cela arrive souvent, empêche qu'on n'urine naturellement. On emploie, pour cette opération, des sondes d'airain; et un chirurgien n'en doit jamais avoir moins de trois pour les hommes, et de deux pour les femmes; afin de pou-

sunt : ex virilibus maxima, decem et quinque
digitorum ; media, duodecim ; minima novem : ex muliebribus major, novem ; minor, sex.
Incurvas vero esse eas paulum, sed magis viriles
oportet, lævesque admodum ; ac neque nimis ple-
nas, neque nimis tenues. Homo tum resupinus eo
modo, quo in curatione ani figuratur, super sub-
sellium aut lectum collocandus est. Medicus autem a dextro latere, sinistra quidem manu colem
masculi continere, dextra vero fistulam demittere
in iter urinæ debet : atque ubi ad cervicem vesicæ
ventum est, simul cum cole fistulam inclinatam in
ipsam vesicam compellere, eamque, urina reddita,
recipere. Femina brevius urinæ iter, simul et rectius habet; quod mammulæ simile, inter imas oras
super naturale positum, non minus sæpe auxilio
eget, aliquanto minus difficultatis exigit. Nonnunquam etiam prolapsus in ipsam fistulam calculus,
quia subinde ea extenuatur, non longe ab exitu
inhærescit. Eum, si fieri potest, oportet evellere
vel oriculario specillo, vel eo ferramento, quo in
sectione calculus protrahitur. Si id fieri non potuit
cutis extrema quamplurimum attrahenda, et, condita glande, lino vincienda est : deinde a latere
recta plaga coles incidendus, et calculus eximendus est : tum cutis remittenda. Sic enim fit, ut
incisum colem integra pars cutis contegat, et urina
naturaliter profluat.

2. Cum vesicæ vero, calculique facta mentio sit,
locus ipse exigere videtur, ut subjiciam, quæ curatio calculosis, cum aliter succurri non potest,
adhibeatur. Ad quam festinare, cum præceps sit,

voir s'en servir sur toutes sortes de personnes, grandes ou petites. Les sondes destinées à l'usage des hommes, doivent être, la plus grande de quinze pouces; la moyenne, de douze; la plus petite, de neuf; celles dont on se sert pour les femmes, seront, la plus grande de neuf pouces, et la plus petite, de six. Toutes, surtout celles qui sont à l'usage des hommes, doivent être un peu courbes, fort unies, et n'être ni trop fortes, ni trop faibles. Lorsqu'on veut sonder un homme, on le fait coucher sur un banc ou sur un lit, comme dans l'opération de..... *; le chirurgien se place du côté droit; il saisit la verge de la main gauche; et de la droite, il insinue la sonde dans l'urèthre : lorsqu'il est parvenu au col de la vessie, il incline la verge et la sonde, de manière à pouvoir pénétrer dans la vessie : lorsque l'urine s'est écoulée, il retire la sonde. Pour les femmes, elles n'ont pas moins souvent besoin d'être sondées que les hommes; mais l'introduction de la sonde est plus facile chez elles; parce qu'elles ont le conduit de l'urine plus droit et plus court. Son orifice, qui ressemble à un petit mamelon, est situé au-dessus du vagin, entre les grandes lèvres. Quelquefois un calcul s'engage dans le canal de l'urèthre, qui se prête à son passage, et vient s'arrêter près de son orifice. Il faut, s'il est possible, en retirer ou avec un cure-oreille, ou avec l'instrument dont on se sert dans l'opération de la taille : si on ne peut y réussir, il faut allonger le prépuce le plus possible, et après en avoir recouvert le gland, y faire une ligature. Ensuite, on fait une incision longitudinale à la verge, et on retire le calcul. Cela fait, on délie le prépuce; et la partie de la peau qui est intacte, vient recouvrir l'incision : par ce moyen, l'urine reprend sa route naturelle, et la blessure se guérit sans peine.

2. Puisque j'ai fait mention de la vessie et du calcul, il paraît convenable de parler ici de l'opération qu'on fit à ceux qui sont attaqués de la pierre, lorsqu'on ne peut les en guérir autrement. On ne doit jamais se

* Ici le texte est altéré de manière qu'on n'en peut tirer a sens raisonnable.

nullo modo convenit. Ac neque omni tempore ,
neque in omni ætate , neque in omni vitio id ex-
periendum est : sed solo vere; in eo corpore, quod
jam novem annos, nondum quatuordecim excessit;
et si tantum mali subest, ut neque medicamentis
vinci possit, neque etiam trahi posse videatur, quo
minus interposito aliquo spatio interimat. Non quo
non interdum etiam temeraria medicina proficiat ;
sed quo sæpius utique in hoc fallat, in quo plura
et genera et tempora periculi sunt. Quæ simul cum
ipsa curatione proponam. Igitur, ubi ultima experiri statutum est , ante aliquot diebus victu corpus
præparandum est : ut modicos, ut salubres cibos,
ut minime glutinosos assumat; ut aquam bibat.
Ambulandi vero inter hæc exercitatione utatur,
quo magis calculus ad vesicæ cervicem descendat.
Quod an inciderit, digitis quoque, sicut in curatione docebo, demissis cognoscitur. Ubi ejus rei
fides est, pridie is puer in jejunio continendus est
et tum loco calido curatio adhibenda, quæ hoc
modo ordinatur. Homo prævalens et peritus in sedili alto considit, supinumque eum et aversum
super genua sua coxis ejus collocatis, comprehendit; reductisque ejus cruribus, ipsum quoque ju-
bet, manibus ad suos poplites datis, eos , quam
maxime possit, attrahere ; simulque ipse sic eos
continet. Quod si robustius corpus ejus est, qui
curatur, duobus sedilibus junctis, duo valentes
insidunt ; quorum et sedilia et interiora crura
inter se deligantur, ne diduci possint : tum is sua
per duorum genua eodem modo collocatur; atque
alter, prout consedit, sinistrum crus ejus, alter
dextrum, simulque ipse poplites suos attrahit. Sive
autem unus, sive duo continent, super humeros

presser d'en venir à cette opération ; parce qu'elle est périlleuse. On ne doit pas non plus la faire en tout temps, ni à tout âge, ni dans toutes sortes de cas; mais seulement au printemps ; sur les enfans, depuis neuf ans jusqu'à quatorze ; et lorsque le mal est si violent, qu'il ne peut céder aux autres remèdes, et que le malade est menacé de périr incessamment, si l'on diffère. Ce n'est pas que l'on ne se trouve bien quelquefois de risquer quelque chose en médecine ; mais c'est qu'ici l'on est souvent trompé dans son espérance ; parce que la taille peut être suivie, à diverses époques, de différentes sortes d'accidens que je rapporterai, en décrivant l'opération même. Lors donc qu'on a résolu de tenter la dernière ressource, et d'en venir à l'opération, il faut y disposer le malade quelques jours auparavant, en ne lui donnant que des alimens salubres, légers, et en petite quantité, et en ne lui laissant boire que de l'eau. Pendant tout ce temps-là, il doit se promener, afin que la pierre se fixe de plus en plus vers le col de la vessie. On peut reconnaître, par le moyen des doigts, ainsi que je le dirai, si la pierre occupe cette position. Lorsqu'on s'en sera assuré, on fera jeûner l'enfant la veille, et on lui fera le lendemain, dans un lieu chaud, l'opération de la manière suivante. Un homme, vigoureux et entendu, s'assied sur un siège élevé ; il prend ensuite l'enfant qu'on doit tailler, et le met sur ses genoux, en lui pliant les jambes, et en lui ordonnant de mettre les mains sur ses jarrets, qu'il lui fait écarter le plus possible, et qu'il maintient lui-même dans cette situation. Si l'enfant sur lequel on doit faire l'opération, est fort, on met deux sièges l'un contre l'autre, et on fait asseoir dessus, deux hommes vigoureux. On attache, ensuite, ces sièges et les jambes de ceux qui y sont placés, de façon qu'ils ne puissent se déranger ; après quoi, on met, de la manière que je viens de le dire, l'enfant sur les genoux de ces deux hommes, dont l'un lui écarte la jambe gauche, et l'autre la droite, selon qu'ils sont placés ; tandis qu'il tient lui-même ses jarrets fortement embrassés. Au reste, soit qu'il n'y ait qu'un homme, soit qu'il y en ait deux

ejus suis pectoribus incumbunt. Ex quibus evenit,
ut inter ilia sinus super pubem sine ullis rugis sit
extentus, et, in angustum compulsa vesica, facilius calculus capi possit. Præter hæc, etiamnum a
lateribus duo valentes objiciuntur, qui circum-
stantes, labare vel unum vel duos, qui puerum
continent, non sinunt. Medicus deinde, diligenter
unguibus circumcisis, atque sinistra manu, duos
ejus digitos, indicem et medium, leniter prius
unum, deinde alterum in anum ejus demittit;
dextræque digitos super imum abdomen leniter
imponit; ne, si utrimque digiti circa calculum
vehementer concurrerint, vesicam lædant. Neque
vero festinanter in hac re, ut in plerisque, agendum est; sed ita, ut quam maxime id tuto fiat:
nam læsa vesica nervorum distentiones cum periculo mortis excitat. Ac primum circa cervicem
quæritur calculus: ubi repertus, minore negotio
expellitur. Et ideo dixi, ne curandum quidem, nisi
cum hoc indiciis suis cognitum est. Si vero aut ibi
non fuit, aut recessit retro, digiti ad ultimam vesicam dantur; paulatimque dextra quoque manus
ejus ultra translata subsequitur. Atque ubi repertus est calculus; qui necesse est in manus incidat;
eo curiosius deducitur, quo minor læviorque est;
ne effugiat, id est, ne sæpius agitanda vesica sit.
Ergo ultra calculum dextra semper manus ejus
opponitur; sinistræ digiti deorsum eum compel-
lunt, donec ad cervicem pervenitur. In quam, si
oblongus est, sic compellendus est, ut pronus
exeat; si planus, sic, ut transversus sit; si quadratus, ut duobus angulis sedeat; si altera parte
plenior, sic, ut prius ea, qua tenuior sit, evadat.

qui tiennent l'enfant, ses épaules doivent appuyer sur leur poitrine. Au moyen de cette situation, la peau qui est au-dessus du pubis, entre les îles, est bien tendue et sans rides; la vessie se trouve resserrée dans un espace plus étroit, et il est plus aisé de saisir la pierre. Il est bon aussi de faire mettre sur les côtés, deux hommes vigoureux qui empêchent celui ou ceux qui tiennent l'enfant, de chanceler. Les choses étant ainsi disposées, le chirurgien, dont les ongles doivent être bien rognés, après avoir trempé, dans de l'huile, l'index et le medius de la main gauche, les introduira dans l'anus, et appuiera la droite sur le bas du ventre, mais doucement; de peur que, si les doigts venaient de part et d'autre à presser trop fort sur la pierre, la vessie ne s'en trouvât blessée. Il ne faut pas se presser dans cette opération, comme dans la plupart des autres, mais la faire le plus sûrement qu'il est possible; car, si on blesse la vessie, il survient des convulsions qui mettent le malade en danger de mort. On doit commencer par chercher la pierre, aux environs du col de la vessie : si on l'y rencontre, il est moins difficile de la tirer; c'est pourquoi j'ai dit qu'on ne devait faire l'opération, que lorsqu'on était sûr qu'elle y était. Si elle n'y est pas, ou qu'elle soit placée plus avant, il faut porter les doigts jusqu'au fond de la vessie, et continuer d'appuyer doucement de la main droite, en suivant la même route. Lorsqu'on aura trouvé la pierre (car il est impossible qu'on ne la rencontre avec les doigts), il faut la conduire vers le col de la vessie, avec d'autant plus de précaution, qu'elle est plus petite et plus lisse; de crainte qu'elle n'échappe, et qu'on ne soit obligé de trop fatiguer la vessie. Pour cela, il faut la pousser en avant, avec les doigts de la main gauche, tandis que la main droite, qui est placée au-delà, s'opposera à son retour en arrière. Si la pierre est oblongue, on la poussera dans le col de la vessie, de façon qu'elle s'y présente couchée; si elle est plate, on la placera transversalement; si elle est carrée, on la mettra sur un de ses deux angles; si elle est plus épaisse par un bout, et plus mince par l'autre, on la fera entrer par le petit

In rotundo nihil interesse, ex ipsa figura patet; nisi, si lævior altera parte est, ut ea antecedat. Cum jam eo venit, incidi super vesicæ cervicem, juxta anum cutis plaga lunata usque ad cervicem vesicæ debet, cornibus ad coxas spectantibus paulum: deinde ea parte, qua resima plaga est, etiamnum sub cute altera transversa plaga facienda est, qua cervix aperiatur; donec urinæ iter pateat, sic, ut plaga paulo major, quam calculus sit. Nam, qui metu fistulæ (quam illo loco κορυάδα Græci vocant) parum patefaciunt, cum majore periculo eodem revolvuntur: quia calculus iter, cum vi promitur, facit, nisi accipit: idque etiam perniciosius est, si figura quoque calculi, vel aspritudo aliquid eo contulit. Ex quo et sanguinis profusio, et distentio nervorum fieri potest: quæ si quis evasit, multo tamen patentiorem fistulam habiturus est rupta cervice, quam habuisset, incisa. Cum vero ea patefacta est, in conspectum calculus venit: in cujus colore nullum discrimen est. Ipse, si exiguus est, digitis ab altera parte propelli, ab altera protrahi potest: si major, injiciendus a superiore ei parte uncus est, ejus rei causa factus. Is est ad extremum tenuis, in semicirculi speciem retusæ latitudinis; ab exteriore parte lævis, qua corpori jungitur; ab interiore asper, qua calculum attingit. Isque longior potius esse debet: nam bre-

bout; si elle est ronde, on sent qu'il est indifférent de la mettre d'une façon ou d'une autre; à moins qu'elle ne soit plus lisse d'un côté que de l'autre; car alors, ce serait par le côté le plus lisse, qu'il faudrait la faire entrer. Lorsqu'on a amené la pierre dans le col de la vessie, il faut faire à la peau, auprès de l'anus, une incision en forme de croissant, qui pénètre jusqu'au col de la vessie, et dont les extrémités soient un peu tournées vers les cuisses. Dans la partie obtuse de cette incision, on en fait, sous la peau, une seconde transversale, qui ouvre le col de la vessie, de façon que l'ouverture soit un peu plus grande que la pierre n'est grosse. Ceux qui, dans la crainte qu'il ne reste, à cet endroit, une fistule, que les Grecs appellent .... *, font l'incision trop petite, s'exposent au même inconvénient, avec encore bien plus de danger; car, si la pierre ne trouve pas une route faite, elle s'en fait une, lorsqu'on la tire de force. Sa figure, sa surface inégale et raboteuse, quand elles ont lieu, contribuent encore pour beaucoup, dans ce cas, à augmenter les accidens. Il peut, en effet, survenir une hémorrhagie et des convulsions, qui mettent la vie du malade en danger; et, s'il en réchappe, il lui restera, dans l'endroit de cette déchirure, une fistule beaucoup plus considérable qu'elle n'eût été, si l'on eût fait l'incision assez grande. L'incision faite, on aperçoit la pierre, dont la couleur, quelle qu'elle soit, n'est d'aucune importance. Si elle est petite, on la pousse d'un côté avec les doigts de la main gauche, et on la tire de l'autre, avec ceux de la droite. Mais si elle est grosse, il faut la tirer avec un crochet fait exprès pour cela, et qu'on applique sur la partie supérieure : ce crochet est mince et évasé par sa partie antérieure, qui forme une espèce de demi-cercle; il est uni et poli en dehors, du côté qui touche la vessie; raboteux et inégal, de celui qui saisit la pierre. Il doit être plus long que court; car, lorsqu'il est court, on n'a pas la même force, pour l'extraction

---

* Le mot grec du texte est trop altéré, pour pouvoir être traduit d'une manière plausible.

vis extrahendi vim non habet. Ubi injectus est, in utrumque latus inclinandus est, ut appareat, an calculus teneatur; quia, si apprehensus est, ille simul inclinatur. Idque eo nomine opus est, ne, cum adduci uncus cœperit, calculus intus effugiat, hic in oram vulneris incidat, eamque convulneret. In qua re, quod periculum esset, jam supra posui. Ubi satis teneri calculum patet, eodem pæne momento triplex motus adhibendus est: in utrumque latus; deinde extra, sic tamen, ut leniter id fiat, paulumque primo calculus attrahatur: quo facto, attollendus uncus extremus est, uti intus magis maneat, faciliusque illum producat. Quod si quando a superiore parte calculus parum commode comprehendetur, a latere erit apprehendendus. Hæc est simplicissima curatio. Sed varietas rerum quasdam etiamnum animadversiones desiderat. Sunt enim quidam non asperi tantummodo, sed spinosi quoque calculi, qui per se quidem delapsi in cervicem, sine ullo periculo eximuntur: in vesica vero, non tuto vel hi conquiruntur, vel attrahuntur; quoniam, ubi illam convulnerarunt, ex distentione nervorum mortem maturant; multoque magis, si spina aliqua vesicæ inhæret, eamque, cum duceretur, duplicavit. Colligitur autem eo, quod difficilius urina redditur, in cervice calculum esse; eo, quod cruenta destillat, illum esse spinosum: maximeque id sub digitis quoque experiundum est, neque adhibenda manus, nisi id constitit. Ac tum quoque leniter intus digiti objiciendi, ne violenter promovendo convulnerent: tum incidendum. Multi hic quoque scalpello usi

qu'on se propose. Lorsqu'on a introduit ce crochet, il faut l'incliner à droite et à gauche, pour rencontrer la pierre et la mieux saisir ; dès qu'on l'a saisie, on penche le crochet. Il faut prendre toutes ces précautions, de crainte qu'en retirant le crochet , la pierre ne s'échappe en dedans, et que l'instrument, venant à heurter contre les lèvres de l'incision, ne les offense ; ce qui serait, comme je viens de le dire, très-dangereux. Lorsque l'on est sûr de bien tenir la pierre , il faut faire , presque dans le même moment, trois mouvemens à la fois ; deux sur les côtés, et un en avant ; de façon, cependant, que le tout s'exécute fort doucement, et que l'on fasse avancer la pierre peu à peu. Ensuite on élève un peu l'extrémité du crochet, afin qu'il soit plus engagé sous la pierre, et qu'il la fasse sortir avec plus de facilité. S'il est difficile de la saisir par sa partie supérieure, il faut la prendre par sa partie latérale. Telle est la méthode la plus simple d'opérer. Mais on rencontre quelquefois, dans les circonstances de cette maladie, des variétés qui exigent quelques observations. Il se trouve, en effet, des calculs qui sont non-seulement raboteux, mais encore hérissés de pointes. Il n'est pas difficile d'extraire ces sortes de pierres, lorsqu'elles sont tombées dans le col de la vessie ; mais ce n'est qu'avec beaucoup de danger, qu'on les cherche dans le corps de la vessie , ou qu'on les en tire ; parce que, lorsqu'elles viennent à déchirer les parois de ce viscère , il survient des convulsions qui accélèrent la mort du malade ; surtout si ces pierres sont adhérentes par quelque pointe à la vessie , et l'obligent de se froncer, lorsqu'on les en tire. On connaît que la pierre est dans le col de la vessie, par la difficulté avec laquelle on rend l'urine : on sait qu'elle est hérissée de pointes, par la nature de l'urine même, que l'on rend ensanglantée. On doit surtout s'assurer de l'existence de la pierre, par le moyen des doigts, et n'en point venir à l'opération, sans avoir tenté cette épreuve. On ne doit alors presser que très-légèrement en dedans, avec les doigts ; de crainte qu'en appuyant trop fort, on ne déchire la vessie : on fait ensuite l'incision. Plusieurs se servent du bistouri , même

sunt. Meges (quoniam is infirmior est, potestque in aliqua prominentia incidere, incisoque super illam corpore, qua cavum subest, non secare, sed relinquere, quod iterum incidi necesse sit) ferramentum fecit rectum, in summa parte labrosum, in ima semicirculatum acutumque. Id receptum inter duos digitos, indicem ac medium, super pollice imposito sic deprimebat, ut simul cum carne, si quid ex calculo prominebat, incideret : quo consequebatur, ut semel, quantum satis esset, aperiret. Quocumque autem modo cervix patefacta est, leniter extrahi, quod asperum est, debet ; nulla, propter festinationem, vi admota.

3. At calculus arenosus, et ante manifestus est ; quoniam urina quoque redditur arenosa : et in ipsa curatione ; quoniam inter subjectos digitos neque aeque leniter renititur, et insuper dilabitur. Item molles calculos, et ex pluribus minutisque, sed inter se parum adstrictis, compositos indicat urina, trahens quasdam quasi squamulas. Hos omnes, leniter permutatis subinde digitorum vicibus, sic oportet adducere, ne vesicam laedant, neve intus aliquae dissipatae reliquiae maneant, quae postmodum curationi difficultatem faciant. Quidquid autem ex his in conspectum venit, vel digitis, vel unco eximendum est. At si plures calculi sunt, singuli protrahi debent ; sic tamen, ut, si quis exiguus supererit, potius relinquatur : siquidem in vesica difficulter invenitur, inventusque celeriter effugit. Ita longa inquisitione vesica lae-

en cette occasion. Mégès a prétendu que cet instrument n'était pas convenable; parce qu'il est trop faible, et qu'il peut se rencontrer quelque éminence à la pierre; et qu'alors, en coupant les chairs saillantes qui la recouvrent, il ne pénétrera point jusqu'à celles qui sont plus enfoncées; ce qui mettra dans le cas de recommencer l'incision. Pour remédier à cet inconvénient, il a imaginé un instrument droit, arrondi par le dos, demi-circulaire en dedans, et bien affilé. Il le tenait entre le doigt du milieu et l'index, appuyant le pouce par-dessus, et l'enfonçait de façon qu'il coupât d'un seul coup, et les chairs et tout ce qui faisait saillie sur la pierre. Par ce moyen, l'incision qu'il faisait, était d'une dimension suffisante. Au reste, de quelque façon que l'on ouvre le col de la vessie, il faut tirer doucement la pierre, qui est inégale et raboteuse, et ne faire aucune violence, pour en venir plus promptement à bout.

3. On peut reconnaître, avant l'opération, si la pierre est sablonneuse, parce que l'urine est alors chargée de sable et de gravier; et dans le temps même de l'opération, parce que la pierre n'offre pas de résistance au tact, et glisse facilement entre les doigts. L'urine fait aussi connaître si la pierre est molle et friable, et si elle est composée de plusieurs autres petites pierres qui ne sont point fortement attachées les unes aux autres : dans ce cas, l'urine charie et entraîne, avec elle, comme des espèces de petites écailles. Il faut amener toutes ces pierres vers le col de la vessie, en faisant changer doucement et alternativement les doigts de place ; de crainte d'offenser la vessie, ou de détacher quelques fragmens qui, demeurés dans ce viscère, rendraient ensuite la cure plus difficile. Il faut tirer ensuite, avec les doigts ou le crochet, la pierre, quelle qu'elle soit, qui se présente à l'ouverture. S'il y a plusieurs pierres, il faut les extraire toutes les unes après les autres ; cependant, s'il en restait encore une petite, il vaudrait mieux la laisser, car on aurait bien de la peine à la trouver dans la vessie; et lorsqu'on l'aurait trouvée, elle s'échapperait aisément. Les longues perquisitions qu'il faut faire

ditur, excitatque inflammationes mortiferas; adeo
ut quidam non secti, cum diu frustraque per digitos vesica esset agitata, decesserint. Quibus accedit etiam, quod exiguus calculus ad plagam
urina postea promovetur, et excidit. Si quando autem is major, non videtur, nisi rupta cervice, extrahi posse, findendus est : cujus repertor Ammonius, ob id λιθοτόμος cognominatus est. Id hoc
modo fit. Uncus injicitur calculo, sic, ut facile
eum concussum quoque teneat, ne is retro revol-
vatur : tum ferramentum adhibetur crassitudinis
modicæ, prima parte tenui, sed retusa, quod admotum calculo, et ex altera parte ictum, eum findit; magna cura habita, ne aut ad ipsam vesicam
ferramentum perveniat, aut calculi fractura ne
quid incidat.

4. Hæ vero curationes in feminis quoque similes
sunt; de quibus tamen parum proprie quædam
dicenda sunt. Siquidem in his, ubi parvulus calculus est, scalpellus supervacuus est ; quia is urina
in cervicem compellitur; quæ et brevior, quam in
maribus, et laxior est. Ergo et per se sæpe excidit,
et, si in primo, quod est angustius, inhæret, eodem tamen unco sine ulla noxa educitur. At in majoribus calculis necessaria eadem curatio est. Sed
virgini subjici digiti tanquam masculo, mulieri
per naturale ejus debent. Tum, virgini quidem,
sub ima sinisteriore ora ; mulieri vero, inter urinæ iter et os pubis, incidendum est, sic, ut
utroque loco plaga transversa sit. Neque terreri

dans la vessie, pour y trouver ces sortes de pierres, l'irritent et y attirent des inflammations mortelles. On a vu des personnes qui, même sans avoir été taillées, sont mortes, pour leur avoir, pendant long-temps et inutilement, tourmenté la vessie avec les doigts. A ces raisons, on peut ajouter que, lorsque la pierre est petite, l'urine ne manque pas ensuite de l'entraîner avec elle, par la plaie. Mais si la pierre est si grosse, qu'on ne puisse la tirer, sans déchirer le col de la vessie, il faut la fendre en deux. On doit l'invention de cette méthode à Ammonius, qui fut, pour cela, surnommé *Lithotome*. Voici comment il faut s'y prendre, pour fendre la pierre : on la saisit avec un crochet : on l'embrasse de façon qu'elle ne puisse s'échapper; on prend ensuite un instrument d'une moyenne épaisseur, mince et émoussé par la pointe, qu'on porte contre la pierre, tandis qu'on frappe sur l'autre bout de l'instrument, qui, par ce moyen, fend la pierre en deux : il faut avoir grand soin qu'il ne pénètre pas jusqu'à la vessie, et que les fragmens de la pierre n'occasionnent pas de déchirure.

4. On fait ces mêmes opérations sur les femmes : l'extraction du calcul a cependant chez elles quelques particularités, dont il est à propos de parler *. Ainsi, le bistouri est inutile, lorsque la pierre est petite; parce qu'elle est entraînée par l'urine, dans le col de la vessie, qui est plus court et plus large chez elles, que chez les hommes; elle tombe donc d'elle-même; ou si elle s'arrête dans le conduit de l'urine, parce qu'il est trop étroit pour la laisser passer, on peut la tirer, sans le moindre risque, avec le crochet dont j'ai parlé. Mais, si elle est considérable, on ne peut se dispenser de faire l'opération. Quand c'est une vierge qui y est soumise, on introduit les doigts dans l'anus, comme chez les mâles; après quoi, on fait une incision transversale, au bas de la grande lèvre gauche : si c'est une femme, on introduit les doigts dans le vagin : et on fait une incision semblable entre le conduit de l'urine et l'os pu-

---

* Le mot *parum* se trouve dans le texte contre toute raison, et l'on a dû traduire comme s'il n'y était pas.

convenit, si plus ex muliebri corpore sanguinis
profluit.

5. Calculo evulso, si valens corpus est, neque
magnopere vexatum, sinere oportet sanguinem
fluere, quo minor inflammatio oriatur: atque ingredi quoque eum paulum, non alienum est, ut
excidat, si quid intus concreti sanguinis mansit.
Quod si per se non destitit, rursus, ne vis omnis
intereat, supprimi debet; idque protinus, in im-
becillioribus, ab ipsa curatione faciendum est:
siquidem, ut distentione nervorum periclitatur aliquis, dum vesica ejus agitatur; sic alter metus
excipit, remotis medicaminibus, ne tantum sanguinis profluat, ut occidat. Quod ne incidat, desidere is debet in acre acetum, cui aliquantum salis
sit adjectum : sub quo et sanguis fere conquiescit,
et adstringitur vesica, ideoque minus inflammatur. Quod si parum proficit, agglutinanda cucurbitula est, et inguinibus, et coxis, et super pubem..
Ubi jam satis vel evocatus est sanguis, vel prohibi-
tus, resupinus collocandus est, sic, ut caput hu-
mile sit, coxæ paulum excitentur: ac super vulnus
imponendum est duplex aut triplex linteolum, aceto madens. Deinde, interpositis duabus horis, in
solium is aquæ calidæ resupinus demittendus est,
sic, ut a genibus ad umbilicum aqua teneat, cetera vestimentis circumdata sint; manibus tantummodo pedibusque nudatis, ut et minus digeratur,
et ibi diutius maneat. Ex quo sudor multus oriri
solet; qui spongia subinde in facie detergendus
est : finisque ejus fomenti est, donec infirmando
offendat. Tum multo is oleo perungendus, inducen-

bis. On ne doit pas non plus s'épouvanter si, chez une femme, il survenait une hémorrhagie un peu considérable.

5. Lorsqu'on a extrait la pierre de la vessie, si le malade est robuste, et qu'il n'ait pas souffert beaucoup, il faut laisser couler le sang, afin que l'inflammation subséquente soit moins considérable; on pourra même laisser marcher un peu le malade, afin de faire tomber les caillots de sang, s'il en est resté dans la plaie. Si le sang ne s'arrête pas de lui-même, il faut en faire cesser l'écoulement, pour que le malade ne perde pas toutes ses forces; on doit même, s'il est faible, supprimer l'hémorrhagie dès que l'opération est faite; car les convulsions qui surviennent, lorsqu'on a fait violence à la vessie, ne sont pas la seule chose qui mette les personnes taillées en danger; l'hémorrhagie, si on n'y remédie par le secours des médicamens, peut être si considérable, qu'elle fasse périr le malade. Il faut donc, pour éviter cet accident, faire asseoir l'opéré dans un vase rempli de fort vinaigre, où l'on aura fait dissoudre un peu de sel. Ce remède appaise ordinairement l'hémorrhagie, resserre la vessie et tempère l'inflammation. S'il fait peu d'effet, il faut appliquer des ventouses aux aines, aux hanches et sur le pubis. Lorsqu'on a laissé couler assez de sang, ou que l'hémorrhagie est appaisée, on met le malade dans son lit; on le couche sur le dos, de façon que la tête soit un peu basse, et les reins plus élevés : on applique sur la plaie un linge plié en deux ou trois doubles, et trempé dans du vinaigre; ensuite, au bout de deux heures, on place le malade dans un bain d'eau tiède, de façon qu'il n'y soit plongé que depuis les genoux jusqu'au nombril; on lui couvre exactement les autres parties du corps, à l'exception des mains et des pieds; afin qu'il s'affaiblisse moins, et qu'il puisse rester plus long-temps dans le bain. Il survient ordinairement une sueur des plus abondantes; on essuie, de temps en temps, avec une éponge, celle dont le visage est trempé. On retire le malade du bain, lorsqu'il commence à se trouver trop faible; on l'oint ensuite avec beaucoup d'huile, et on

dusque bapsus lanæ mollis, tepido oleo repletus, qui pubem, et coxas, et inguina, et plagam ipsam, contectam eodem ante linteolo, protegat : isque; subinde oleo tepido madefaciendus est; ut neque frigus ad vesicam admittat, et nervos leviter molliat. Quidam cataplasmatis calefacientibus utuntur. Ea plus pondere nocent, quo vesicam urgendo vulnus irritant, quam calore proficiunt. Ergo ne vinculum quidem ullum necessarium est. Proximo die, si spiritus difficilius redditur, si urina non excedit, si locus circa pubem mature intumuit, scire licet, in vesica sanguinem concretum remansisse. Igitur, demissis eodem modo digitis, leniter pertractanda vesica est, et discutienda, si qua coierunt : quo fit, ut per vulnus postea procedant. Non alienum etiam est, oriculario clystere acetum nitro mixtum per plagam in vesicam compellere : nam sic quoque discutiuntur, si qua cruenta coierunt. Eaque facere etiam primo die convenit, si timemus, ne quid intus sit : maximeque, ubi ambulando id elicere imbecillitas prohibuit. Cetera eadem facienda sunt : ut demittatur in solium ; ut eodem modo panniculus, eodem lana superinjiciatur. Sed neque sæpe, neque tamdiu in aqua calida puer habendus, quam adolescens est; infirmus, quam valens; levi, quam graviore inflammatione affectus; is, cujus corpus digeritur, quam is, cujus adstrictum est. Inter hæc vero, si somnus est, et æqualis spiritus, et madens lingua, et sitis modica, et venter imus sedet, et mediocris est

lui enveloppe, avec de la laine molle imbibée d'huile
tiède, le pubis, les hanches, les aines et la plaie, sur
laquelle on laisse toujours appliqué le linge qui la recouvre. On verse, de temps en temps, sur cette laine,
de l'huile tiède, pour l'humecter et l'entretenir chaude ;
afin que le froid ne pénètre point sur la vessie, et que
les nerfs soient doucement relâchés. Quelques-uns appliquent des cataplasmes chauds ; mais ces cataplasmes,
en pressant sur la vessie, irritent la plaie et incommo-
dent plus par leur poids, qu'ils ne font de bien par leur
chaleur. Ainsi, il n'est pas même nécessaire de mettre
de bandage. Le lendemain, si la respiration est gênée ;
si l'urine na coule point ; s'il y a gonflement dans les
environs du pubis, on peut être sûr qu'il est resté du
sang caillé dans la vessie ; il faut donc introduire l'index et le medius de la main gauche, dans l'anus, et
agiter doucement la vessie ; afin que les caillots qui y
sont demeurés, se détachent et tombent par la plaie.
Il conviendra également de faire, dans la vessie, au
moyen d'une seringue à oreille, par l'ouverture de la
plaie, des injections avec du vinaigre dans lequel on
aura fait dissoudre du nitre. Ces sortes d'injections sont
très-propres à résoudre les concrétions de sang qui peuvent s'être formées dans la vessie. On emploiera ces
divers moyens dès le premier jour, si l'on craint qu'il
ne soit resté quelque caillot qui n'a pu sortir, parce
que la faiblesse du malade n'a pas permis qu'on le fît
marcher. On lui administre, d'ailleurs, le même traitement déjà prescrit, c'est-à-dire qu'on le baigne ; on
recouvre la plaie d'un linge trempé dans du vinaigre,
et on applique de la laine par-dessus. Mais on ne doit
pas baigner si fréquemment, ni laisser si long-temps
dans le bain, un enfant, qu'un jeune homme ; une personne faible, qu'une forte ; celui qui n'éprouve qu'une
légère inflammation, que celui chez qui elle est violente ;
le sujet dont l'habitude du corps est lâche, que celui
qui l'a resserrée. Si, pendant ce temps-là, le malade a du
sommeil ; si la respiration est aisée et égale, la langue hu-
mectée, la soif modérée ; si le bas-ventre ne se tend
point ; si la douleur et la fièvre sont peu considérables,

cum febre modica dolor, scire licet, recte procedere curationem. Atque in his inflammatio fere quinto vel septimo die finitur: qua levata, solium supervacuum est: supini tantummodo vulnus aqua calida fovendum est, ut, si quid urinæ rodit, eluatur. Imponenda autem medicamenta sunt pus moventia; et, si purgandum ulcus videbitur, melle linendum. Id si rodet, rosa temperabitur. Huic curationi aptissimum videtur enneapharmacum emplastrum: nam et sevum habet ad pus movendum, et mel ad ulcus repurgandum; medullam etiam, maximeque vitulinam; quod in id, ne fistula relinquatur, præcipue proficit. Linamenta vero tum super ulcus non sunt necessaria; super medicamentum, ad id continendum, recte imponuntur. At ubi ulcus purgatum est, puro linamento ad cicatricem perducendum est. Quibus temporibus tamen, si felix curatio non fuit, varia pericula oriuntur. Quæ præsagire protinus licet, si continua vigilia est, si spiritus difficultas, si lingua arida est, si sitis vehemens, si venter imus tumet, si vulnus hiat, si transfluens urina id non rodit, si similiter ante tertium diem quædam livida excidunt, si is aut nihil aut tarde respondet, si vehementes dolores sunt, si post diem quintum magnæ febres urgent, et fastidium cibi permanet, si cubare in ventrem jucundius est. Nihil tamen pejus est distentione nervorum, et, ante nonum diem, vomitu bilis. Sed cum inflammationis sit metus, succurri abstinentia, modicis et tempestivis cibis; inter hæc, fomentis, et quibus supra scripsimus, oportet.

c'est une preuve que l'opération aura un résultat heureux. L'inflammation finit, ordinairement, le cinquième ou le septième jour. Lorsqu'elle est passée, le bain est inutile ; il suffit que le malade continue de se coucher sur le dos, et qu'on bassine sa plaie avec de l'eau chaude, pour la préserver de l'acrimonie de l'urine. On applique alors des suppuratifs ; et, s'il paraît que l'ulcère ait besoin d'être détergé, on le pansera avec du miel que l'on tempérera avec l'huile rosat, s'il fait une impression trop vive. L'emplâtre ennéapharmaque semble être celui qui convient le mieux dans le traitement qui nous occupe ; car il entre dans sa composition, du suif qui est bon pour faire suppurer, et du miel qui est propre pour déterger l'ulcère ; il contient aussi de la moelle, et principalement de la moelle de veau, qui est excellente pour empêcher la formation des fistules. Il n'est pas nécessaire d'appliquer de la charpie sur l'ulcère ; on peut en mettre par-dessus les médicamens qu'on emploie pour les maintenir en place. Lorsque l'ulcère est suffisamment détergé, il faut le cicatriser avec la charpie sèche. C'est pendant ce temps-là même, lorsque l'opération n'a pas été heureuse, qu'il survient des accidens qui font prévoir, dès le commencement, que les suites en seront funestes. Ainsi, l'on aura tout à craindre, si le malade ne dort point ; si la respiration est difficile, la langue sèche, la soif violente ; si le bas-ventre est tendu ; si la plaie ne se referme point ; si l'urine qui passe par son ouverture, n'y excite point un sentiment de cuisson ; s'il se détache de la plaie, avant le troisième jour, quelque chose de livide ; si l'on ne va point à la selle, ou si l'on n'y va que difficilement ; si la douleur est des plus vives ; si la fièvre est ardente et subsiste après le cinquième jour ; si le malade continue d'être dégoûté, et s'il se trouve mieux couché sur le ventre. Le signe néanmoins le plus fâcheux de tous, ce sont les convulsions, et un vomissement de bile qui survient avant le neuvième jour. Comme il est alors à craindre que la vessie ne s'enflamme, il faut s'opposer à cet accident, par l'abstinence, un régime exact, des fomentations, et les autres moyens que nous avons prescrits plus haut.

XXVII. Proximus cancri metus est. Is cognoscitur, si, et per vulnus, et per ipsum colem, fluit sanies mali odoris, cumque ea quædam a concreto sanguine non abhorrentia, tenuesque carunculæ lanulis similes: præter hæc, si oræ vulneris aridæ sunt, si dolent inguina, si febris non desinit, eaque in noctem augetur, si inordinati horrores accedunt. Considerandum autem est, in quam partem cancer is tendat. Si ad colem, indurescit is locus, et rubet, et tactu dolorem excitat, testiculique intumescunt: si in ipsam vesicam, ani dolor sequitur, coxæ duræ sunt, non facile crura extendi possunt: at si in alterutrum latus, oculis id expositum est, paresque utrimque easdem notas, sed minores, habet. Primum autem ad rem pertinet corpus recte jacere, ut superior pars eadem semper sit, in quam vitium fertur. Ita, si ad colem it, supinus is collocari debet; si ad vesicam, in ventrem; si in latus, in id, quod integrius est. Deinde, ubi ventum fuerit ad curationem, homo in aquam demittetur, in qua marrubium decoctum sit, aut cupressus, aut myrtus; idemque humor clystere intus adigetur : tum superponetur lenticula cum malicorio mixta; quæ utraque ex vino decocta sint; vel rubus, aut oleæ folia, eodem modo decocta; aliave medicamenta, quæ ad cohibendos purgandosque cancros proposuimus. Ex quibus, si qua erunt arida, per scriptorium calamum inspirabuntur. Ubi stare cœperit cancer, mulso vulnus eluetur : vitabiturque eo tempore ceratum, quod, ad recipiendum id malum, corpus emollit : potius plumbum elotum cum vino

XXVII. 1. Ce que l'on a le plus à craindre ensuite, c'est la gangrène. On la reconnaît, lorsqu'il sort par l'ouverture de la plaie, et par le pénis même, une sanie de mauvaise odeur, mêlée de matières qui ressemblent à des caillots de sang, et de petites caroncules semblables à des flocons de laine ; lorsqu'avec cela, les lèvres de la plaie sont sèches ; qu'on sent des douleurs aux aines ; que la fièvre ne cesse pas ; qu'elle augmente pendant la nuit, et qu'on éprouve des frissons qui ne reviennent point à des temps marqués. On doit examiner vers quelle partie tend la gangrène. Si c'est vers le pénis, il se durcit, devient rouge, douloureux lorsqu'on le touche, et les testicules se gonflent ; si c'est vers la vessie, on ressent des douleurs au fondement ; le haut des cuisses se tuméfie ; on a de la peine à étendre les jambes : si c'est vers l'un ou l'autre bord de la plaie, la gangrène est exposée à la vue même, et est accompagnée à-peu-près des mêmes symptômes, mais plus légers. On doit commencer par faire garder au malade une position convenable ; de façon que la partie vers laquelle tend le mal, soit toujours en dessus : ainsi donc, si c'est vers le pénis, il faut coucher le malade sur le dos ; sur le ventre, si c'est vers la vessie ; si c'est vers les bords de la plaie, sur le côté qui paraît le moins malade. Ensuite, quant aux remèdes, il faut baigner le malade dans de l'eau où l'on aura fait bouillir du marrube, ou du cyprès, ou du myrte ; on fera avec la même décoction, des injections dans la vessie, par le moyen d'une seringue. On appliquera un cataplasme de lentille et d'écorce de grenade, mêlées et bouillies dans du vin, ou de feuilles de ronces, ou d'olivier bouillies dans la même liqueur, ou quelques-uns des remèdes que nous avons dit être propres à réprimer et à déterger les chancres. Si l'on se sert de poudres, on les soufflera sur le mal, avec un tuyau de plume à écrire. Lorsque la gangrène commencera à ne plus faire de progrès, on détergera l'ulcère avec de l'hydromel ; on évitera le cérat, parce qu'il ramollit les parties, et les rend plus propres à recevoir l'impression du mal. Il vaut mieux oindre l'ulcère avec une préparation de plomb lavé,

inungetur; superque idem linteolo illitum imponetur. Sub quibus perveniri ad sanitatem potest;
cum eo tamen, ut non ignoremus, orto cancro sæpe
affici stomachum, cui cum vesica quædam con-
sortio est : exque eo fieri, ut neque retineatur cibus, neque, si quis retentus est, concoquatur,
neque corpus alatur; ideoque ne vulnus quidem
aut purgari, aut ali possit : quæ necessario mortem maturant. Sed ut his succurri nullo modo potest, sic a primo tamen die tenenda ratio curationis est. In qua quædam observatio, ad cibum
quoque potionemque pertinens, necessaria est.
Nam cibus inter principia, non nisi humidus dari
debet : ubi ulcus purgatum est, ex media materia:
olera et salsamenta semper aliena sunt. Potione
opus est, modica. Nam, si parum bibitur, accen-
ditur vulnus, et vigilia urget, et vis corporis minuitur : si plus æquo assumitur, subinde vesica
impletur, eoque irritatur. Non nisi aquam autem
bibendam esse, manifestius est, quam ut subinde
dicendum sit. Solet vero sub ejusmodi victu evenire, ut alvus non reddatur. Hæc aqua ducenda
est, in qua vel fœnum græcum, vel malva decocta
sit. Idem humor rosa mixtus in ipsum vulnus oriculario clystere agendus est, ubi id rodit urina,
neque purgari patitur. Fere vero primo per vulnus
exit hæc : deinde, eo sanescente dividitur, et pars
per colem descendere incipit, donec ex toto plaga
claudatur. Quod interdum tertio mense, interdum
non ante sextum, nonnunquam exacto quoque
anno fit. Neque desperari debet solida glutinatio
vulneris, nisi ubi aut vehementer rupta cervix
est, aut ex cancro multæ magnæque carunculæ,

mêlé avec du vin; et appliquer par-dessus un linge trempé dans la même composition. On peut guérir avec le secours de ces remèdes ; cependant, il est bon de savoir que, lorsque la gangrène attaque ces parties , l'estomac se trouve affecté, à cause de la sympathie qui existe entre lui et la vessie ; d'où il arrive que les alimens ne restent pas dans l'estomac; ou que, s'ils y restent, ils ne se digèrent pas : la nutrition, par conséquent, ne peut se faire , ni la plaie se déterger et s'incarner : ce qui nécessairement hâte la mort du malade. Le mal arrivé à ce point , est, à la vérité incurable : mais c'est une raison de plus , pour tâcher de le prévenir , en employant, dès le premier jour, les moyens appropriés. Ce qui concerne le boire et le manger doit être réglé soigneusement. Dans les premiers temps , le malade ne doit vivre que d'alimens humectans : lorsque l'ulcère est détergé , il passe aux alimens de la classe moyenne , évitant néanmoins toutes les espèces de légumes et de salaisons. Il doit boire modérément; car, s'il boit peu , la plaie s'enflamme , l'insomnie survient, et les forces diminuent : s'il boit trop, la vessie éprouve une plénitude qui produit l'irritation. On sent trop combien il est nécessaire de ne boire que de l'eau, pour qu'il soit besoin de le dire davantage. Cette façon de vivre rend ordinairement le ventre paresseux ; en ce cas, on donne des lavemens avec une décoction de fenugrec, ou de mauve. On injecte aussi dans la plaie , par le moyen d'une seringue à oreille, la même liqueur mêlée avec l'huile rosat, lorsque l'urine irrite les bords de la plaie , et ne lui permet pas de se déterger ; car, dans le commencement, l'urine a coutume de sortir par cette ouverture ; lorsque celle-ci tend à la guérison, l'urine s'écoule en partie par la même ouverture, et en partie par l'urèthre, jusqu'à ce que la plaie soit entièrement fermée : ce qui n'arrive tantôt qu'au troisième mois, tantôt qu'au sixième, et quelquefois même qu'au bout d'un an. On ne doit pas désespérer que la plaie ne se cicatrise parfaitement ; à moins que le col de la vessie n'ait été fort endommagé, ou que, par suite de la gangrène, il ne se soit détaché plusieurs caroncules considérables

simulque nervosa aliqua exciderunt. Sed, ut vel
nulla ibi fistula, vel exigua admodum relinquatur,
summa cura providendum est. Ergo, cum jam ad
cicatricem vulnus intendit, extentis jacere feminibus et cruribus oportet : nisi tamen molles are-
nosive calculi fuerunt. Sub his enim tardius vesica
purgatur : ideoque diutius plagam patere necessarium est ; et tum demum, ubi jam nihil tale extra
fertur, ad cicatricem perduci. Quod si, antequam
vesica purgata est, oræ se glutinarunt, dolorque
et inflammatio redierunt, vulnus digitis vel averso
specillo diducendum est ; ut torquentibus exitus
detur : hisque effusis, cum diutius pura urina
descendit, tum demum, quæ cicatricem inducant,
imponenda sunt ; extendendique, ut supra docui,
pedes, quam maxime juncti. Quod si fistulæ metus ex his causis, quas proposui, subesse videbitur, quo facilius claudatur ea, vel certe coangu-
stetur, in annum quoque danda plumbea fistula
est, extentisque cruribus femina talique inter
se deligandi sunt, donec, qualis futura est, cicatrix sit.

XXVIII. Et hoc quidem commune esse maribus
et feminis potest. Proprie vero quædam ad feminas
pertinent : ut in primis, quod earum naturalia
nonnunquam, inter se glutinatis oris, concubitum
non admittunt. Idque interdum evenit protinus in
utero matris : interdum exulceratione in his partibus facta, et per malam curationem his oris sanescendo junctis. Si ex utero est, membrana ori
vulvæ opposita est ; si ex ulcere, caro id replevit.
Oportet autem membranam duabus lineis, inter

et quelques parties nerveuses. Mais on doit donner tous ses soins, pour qu'il ne reste pas de fistule en cet endroit, ou du moins pour qu'il n'en reste qu'une très-petite. Lors donc que la plaie commence à se cicatriser, il faut se coucher, les cuisses et les jambes étendues et serrées; à moins que la pierre qu'on a tirée ne fût sablonneuse ou molle; car alors la vessie se nettoye avec plus de lenteur; aussi doit-on laisser la plaie ouverte pendant plus long-temps, et ne la laisser cicatriser, que lorsqu'il ne sort plus ni sable ni gravier. Si les bords de la plaie se réunissent, avant que tout ne soit sorti de la vessie, et si la douleur et l'inflammation recommencent, il faut séparer ces bords avec les doigts ou le dos du bistouri; afin de donner passage aux corps étrangers qui occasionnent les accidens. Lorsque la vessie est bien nettoyée, et que l'urine sort pure depuis quelque temps, c'est alors qu'il faut appliquer sur la plaie des remèdes propres à former la cicatrice, et avoir, comme je l'ai dit plus haut, les cuisses et les jambes étendues et serrées, le plus qu'on peut. Si les accidens dont j'ai parlé font craindre qu'il ne reste une fistule, il faut, pour pouvoir la fermer plus facilement, ou du moins la rétrécir le plus qu'il est possible, introduire une canule de plomb dans l'anus; étendre les jambes du malade, et lui tenir les cuisses serrées et liées l'une contre l'autre, jusqu'à ce que la cicatrice soit arrivée au point où elle doit parvenir.

XXVIII. La maladie dont je viens de parler, est commune aux hommes et aux femmes; mais il en est qui sont propres à ces dernières. Par exemple, elles sont quelquefois inhabiles à la génération, parce que leurs parties naturelles sont réunies et fermées contre nature. Ce défaut de conformation précède quelquefois la naissance; d'autres fois il survient à la suite des ulcères du vagin, qui ont été mal traités, et qui, en se guérissant, ont collé les parois de ce canal l'une contre l'autre. Si la maladie vient de naissance, il y a une membrane qui ferme l'entrée du vagin; si elle est produite par suite d'un ulcère, une substance charnue en remplit la cavité. Lorsque c'est une membrane qui ferme la cavité du

se transversis, incidere ad similitudinem literæ X, magna cura habita, ne urinæ iter violetur : deinde undique eam membranam excidere. At si caro increvit, necessarium est recta linea patefacere : tum ab ora vel vulsella vel hamo apprehensa, tanquam habenulam excidere; et intus implicitum in longitudinem linamentum ($\lambda\eta\mu\nu i\sigma\varkappa o\nu$ Græci vocant) in aceto tinctum demittere, supraque succidam lanam aceto madentem deligare : tertio die solvere ulcus, et, sicut alia ulcera, curare. Cumque jam ad sanitatem tendet, plumbeam fistulam medicamento cicatricem inducente illinere, eamque intus dare : supraque idem medicamentum injicere, donec ad cicatricem plaga perveniat.

XXIX. Ubi concepit autem aliqua, si jam prope maturus partus intus emortuus est, neque excidere per se potest, adhibenda curatio est : quæ numerari inter difficillimas potest. Nam et summam prudentiam moderationemque desiderat, et maximum periculum affert. Sed ante omnia vulvæ natura mirabilis, cum in multis aliis, tum in hac re quoque facile cognoscitur. Oportet autem ante omnia resupinam mulierem transverso lecto sic collocare, ut feminibus ejus ipsius ilia comprimantur : quo fit, ut et imus venter in conspectu medici sit, et infans ad os vulvæ compellatur; quæ emortuo partu, id comprimit ; ex intervallo vero paulum dehiscit. Hac occasione usus medicus nactæ manus indicem digitum primum debet inserere, atque ibi continere, donec iterum id aperiatur, rursusque alterum digitum demittere debebit, et per easdem occasiones alios, donec toti esse intus manus possit. Ad cujus rei facultatem

vagin, il faut y faire une incision cruciale , en observant soigneusement de ne pas offenser le conduit de l'urine ; couper ensuite cette membrane dans toute sa circonférence , et l'emporter. Quand c'est une substance charnue , il faut y faire une incision longitudinale ; saisir ensuite cette substance, par son extrémité, avec des pinces ou un crochet , et en exciser une bandelette. On introduira ensuite dans la plaie une tente oblongue trempée dans du vinaigre ; et on appliquera par-dessus de la laine grasse imbibée de la même liqueur : on assurera le tout par le moyen d'un bandage convenable : le troisième jour , on lèvera cet appareil , et on se conduira pour le reste du traitement , comme dans les autres blessures. Lorsque la plaie commencera à se guérir, on y introduira une canule de plomb enduite d'une substance propre à cicatriser ; et on appliquera par-dessus , le même médicament , jusqu'à ce que la cicatrice soit formée.

XXIX. Lorsqu'une femme est enceinte, si le fœtus vient à mourir un peu avant qu'elle soit à terme, il faut, s'il ne sort pas de lui-même , en venir à l'opération : celle dont il s'agit ici, est une des plus difficiles de la chirurgie ; car elle demande beaucoup de prudence et de ménagement, et elle est accompagnée d'un extrême danger ; mais il est aisé de reconnaître en cette occasion, comme dans beaucoup d'autres, combien la structure de la matrice est admirable. Il faut commencer par faire coucher la femme sur le dos ; la placer en travers sur un lit, les cuisses relevées contre les flancs. Au moyen de cette situation, le bas-ventre se trouve vis-à-vis du chirurgien, et l'enfant est poussé vers l'orifice de la matrice, qui est fermé, lorsque le fœtus est mort, mais qui s'entr'ouvre de temps en temps. Le chirurgien doit profiter du moment où il se dilate, et introduire d'abord dans la matrice, le doigt index qu'il a trempé auparavant dans de l'huile ; il faut l'y laisser jusqu'à ce que l'orifice s'ouvre de nouveau ; y introduire ensuite un autre doigt, et saisissant les momens favorables, insinuer les autres, jusqu'à ce que toute la main soit entrée. La grandeur de la matrice , la force

multum confert et magnitudo vulvæ, et vis nervorum ejus, et corporis totius habitus, et mentis
etiam robur; cum præsertim intus nonnunquam
etiam duæ manus dari debeant. Pertinet etiam ad
rem, quam calidissimum esse imum ventrem, et
extrema corporis; neque dum inflammationem cœ-
pisse, sed recenti re protinus adhiberi medicinam.
Nam, si corpus jam intumuit, neque demitti manus, neque educi infans, nisi ægerrime potest:
sequiturque sæpe cum vomitu, et cum tremore,
mortifera nervorum distentio. Verum intus emortuo corpori manus injecta protinus habitum ejus
sentit : nam aut in caput, aut in pedes conversum
est; aut transversum jacet; fere tamen sic, ut vel
manus ejus, vel pes in propinquo sit. Medici vero
propositum est, ut eum manu dirigat vel in caput,
vel etiam in pedes, si forte aliter compositus est.
Ac, si nihil aliud est, manus vel pes apprehensus,
corpus rectius reddit : nam manus in caput, pes
in pedes eum convertit. Tum, si caput proximum
est, demitti debet uncus undique lævis, acuminis
brevis, qui vel oculo, vel auri, vel ori, interdum
etiam fronti recte injicitur; deinde attractus infantem educit. Neque tamen quolibet is tempore
extrahi debet. Nam, si compresso vulvæ ore id ten-
tatum est, non emittente eo, infans abrumpitur, et
unci acumen in ipsum os vulvæ delabitur; sequiturque nervorum distentio, et ingens periculum
mortis. Igitur, compressa vulva, conquiescere;
hiante, leniter trahere oportet; et per has occasiones paulatim eum educere. Trahere autem dextra
manus uncum; sinistra, intus posita, infantem ipsum, simulque dirigere eum debet. Solet etiam

de ses muscles, l'habitude de tout le corps, et le courage de la femme qui est en travail, donnent beaucoup de facilité dans cette occasion ; d'autant plus, qu'on est quelquefois obligé d'introduire les deux mains dans la matrice. On doit avoir l'attention de tenir bien chauds le bas-ventre et les extrémités : il faut opérer, dès le commencement, avant qu'il y ait inflammation à la matrice ; car si le bas-ventre est déjà tuméfié, on a une peine extrême à insinuer la main dans la matrice, et à tirer l'enfant ; et il survient souvent des convulsions mortelles, qui sont accompagnées de vomissement et de tremblement. Dès qu'on a introduit la main dans la matrice, et qu'on l'a portée sur le corps de l'enfant mort, on sent tout de suite comment il est tourné ; car il présente ou la tête, ou les pieds, ou bien il est placé en travers : mais dans cette dernière position, presque toujours de façon qu'une de ses mains, ou un de ses pieds n'est pas éloigné de l'orifice de la matrice. Le but du chirurgien, dans cette opération, est de diriger avec la main, l'enfant, de manière qu'il présente la tête, ou même les pieds, s'il est tourné autrement. Si l'enfant ne présente qu'une main ou un pied, le chirurgien le saisira par cette partie, et le redressera ; dans le premier cas, sur la tête ; dans le second, sur les pieds ; et alors, si la tête est à proximité, il enfoncera ou dans l'œil, ou dans la bouche, ou dans l'oreille, quelquefois même dans le front, un crochet qui soit lisse de tous côtés, et qui ait le bec court : il tirera ensuite ce crochet à lui, et arrachera l'enfant. Il aura soin, cependant, de ne pas tenter indistinctement l'extraction en tout temps ; car s'il le faisait, lorsque l'orifice de la matrice est fermé, comme il ne peut alors donner passage à l'enfant, le crochet arraché violemment de son corps, viendrait frapper, par sa pointe, contre l'orifice de la matrice ; ce qui occasionnerait des convulsions, et mettrait la femme dans un danger éminent de perdre la vie. Le chirurgien doit donc rester tranquille, lorsque l'orifice de la matrice se resserre ; ce n'est que lorsqu'il se dilate, qu'il doit tirer doucement et arracher ainsi l'enfant peu à peu, à différentes reprises. Il tire l'ins-

evenire, ut is infans humore distendatur, exque eo profluat foedi odoris sanies. Quod si tale est, indice digito corpus illud forandum est, ut effuso humore, extenuetur : tum id leniter per ipsas manus recipiendum est. Nam uncus injectus facile hebeti corpusculo elabitur : in quo quid periculi sit, supra positum est. In pedes quoque conversus infans, non difficulter extrahitur; quibus apprehensis per ipsas manus commode educitur. Si vero transversus est, neque dirigi potuit, uncus alæ injiciendus, paulatimque attrahendus est. Sub quo fere cervix replicatur, retroque caput ad reliquum corpus spectat. Remedio est, cervix præcisa; ut separatim, utraque pars auferatur. Id unco fit, qui, priori similis, in interiore tantum parte per totam aciem exacuitur. Tum id agendum est, ut ante caput, deinde reliqua pars auferatur : quia fere, majore parte extracta, caput in vacuam vulvam prolabitur, extrahique sine summo periculo non potest. Si tamen id incidit, super ventrem mulieris duplici panniculo injecto, valens homo, non imperitus, a sinistro latere ejus debet assistere, et super imum ventrem ejus duas manus imponere, alteraque alteram premere : quo fit, ut illud caput ad os vulvæ compellatur : idque eadem ratione, quæ supra posita est, unco extrahitur. At si pes alter juxta repertus est, alter retro cum corpore est, quidquid protractum est, paulatim abscindendum est ; et, si clunes os vulvæ urgere cœperunt, iterum retro repellendæ sunt, conquisitusque pes ejus adducendus. Aliæque etiamnum difficultates faciunt, ut, qui solidus non exit, concisus eximi debeat. Quoties autem infans protractus est, tradendus ministro est. Is eum supinis manibus sus-

trument avec la main droite, tandis que la gauche, qui
est dans la matrice, est occupée à diriger le fœtus.
Quelquefois l'enfant est hydropique, et il sort de son
corps une sanie d'une odeur fétide; dans ce cas, le
chirurgien doit percer, avec l'index, les tégumens, pour
évacuer les humeurs, et diminuer par là le volume du
fœtus, qu'il doit, ensuite, tirer doucement avec les mains;
car le crochet que l'on enfonce dans un corps pourri,
se détache facilement; et nous avons déjà dit combien
cela était dangereux. Lorsque l'enfant présente les
pieds, il n'est pas difficile de l'extraire : en le saisissant
par ces parties, avec les mains, on l'arrache aisément.
Si l'enfant est posé transversalement dans la matrice,
et s'il n'a point été possible de le redresser, il faut enfoncer le crochet dans l'aisselle, et tirer peu à peu le
fœtus. Le cou se replie alors ordinairement, et la tête
se porte en arrière. Dans ce cas, il faut séparer la tête
du reste du corps, pour pouvoir les tirer l'un après
l'autre; on se sert, pour cela, d'un crochet semblable
au premier, excepté que sa pointe est tranchante en
dedans. On tire, ensuite, la tête la première, et le reste
du corps après. Car, si on commençait par emporter le
tronc, la tête tomberait dans le fond de la matrice,
d'où on ne pourrait la retirer qu'avec un péril extrême
Lorsque cet accident arrive, on étend sur le ventre de
la femme, un linge plié en deux : un homme vigoureux
et entendu se place à son côté gauche, lui applique
sur le bas-ventre, ses deux mains, et les appuyant l'une
sur l'autre, presse et pousse vers l'orifice de la matrice, la tête que le chirurgien arrache avec le crochet,
ainsi que nous l'avons dit plus haut. Mais si l'enfant ne
présente qu'un pied, tandis que l'autre est replié vers
le ventre, le chirurgien coupera tout ce qui sort de la
matrice; si les fesses de l'enfant se présentent à l'orifice, il les repoussera en dedans; il cherchera l'autre
pied, et arrachera l'enfant par cette partie. Quelquefois
la sortie du fœtus éprouve encore d'autres difficultés,
qui ne permettent pas de l'extraire en entier; alors, on
est obligé de l'arracher par parties. Toutes les fois qu'on
a fait l'extraction d'un fœtus, il faut le donner à un

tinere; medicus deinde sinistra manu leniter trahere umbilicum debet, ita, ne abrumpat, dextraque
eum sequi usque ad eas, quas secundas vocant,
quod velamentum infantis intus fuit; hisque ulti-
mis apprehensis, venulas, membranulasque omnes
eadem ratione manu diducere a vulva, totumque
illud extrahere, et si quid intus praeterea concreti
sanguinis remanet. Tum compressis in unum feminibus, illa conclavi collocanda est modicum
calorem, sine ullo perflatu, habente: super imum
ventrem ejus imponenda lana succida, in aceto et
rosa tincta. Reliqua curatio talis esse debet, qualis
in inflammationibus, et in iis vulneribus, quæ in
nervosis locis sunt, adhibetur.

XXX. 1. Ani quoque vitia, ubi medicamentis
non vincuntur, manus auxilium desiderant. Ergo, si qua scissa in eo vetustate induruerunt,
jamque callum habent, commodissimum est, du-
cere alvum; tum spongiam calidam admovere, ut
relaxentur illa, et foras prodeant : ubi in conspectu sunt, scalpello singula excidere, et ulcera re-
movare; deinde imponere linamentum molle, et super linteolum illitum melle; locumque eum molli
lana implere, et ita vincire : altero die, deincepsque ceteris, lenibus medicamentis uti, quæ ad
recentia eadem vitia necessaria esse, alias proposui : et utique per primos dies sorbitionibus eum
sustinere; paulatim deinde cibis adjicere aliquid,
generis tamen ejus, quod eodem loco præceptum
est. Si quando autem ex inflammatione pus in his
oritur, ubi primum id apparuit, incidendum est,
ne anus ipse suppuret. Neque tamen ante properandum est: nam, si crudum incisum est, inflam-

aide, qui le tient couché sur ses mains, tandis que le chirurgien tire doucement de la main gauche, le cordon ombilical, de crainte de le rompre; et le suit de la main droite, jusqu'à l'arrière-faix qui servait d'enveloppe au fœtus, dans la matrice. Il porte, ensuite, la main sur cet arrière-faix, le détache de la matrice, et en fait l'extraction, ainsi que des caillots de sang, qui pourraient y être restés. Lorsque la femme est entièrement délivrée, on lui fait rapprocher les cuisses l'une de l'autre, et on la met dans une chambre où il y ait une chaleur modérée, et où il n'entre point de vent. On lui applique sur le bas-ventre, de la laine grasse, trempée dans du vinaigre et de l'huile rosat. Le reste du traitement est comme celui des inflammations et des blessures aux parties nerveuses.

XXX. 1. Les maladies de l'anus, lorsqu'elles ne cèdent point aux médicamens, ont aussi besoin du secours de la main. Ainsi donc, s'il s'y trouve des rhagades qui soient devenues skirreuses par vétusté, et dont les bords soient calleux, il n'y a rien de mieux à faire, que de donner quelques lavemens; d'appliquer ensuite sur les rhagades, une éponge trempée dans de l'eau chaude, pour les ramollir, et les faire sortir en dehors, et lorsqu'on les aperçoit bien, de les exciser toutes, les unes après les autres, avec le bistouri; de renouveler les ulcères; d'appliquer ensuite par-dessus, de la charpie bien douce, et sur cette charpie un linge trempé dans du miel : on recouvre le tout de laine molle, et on l'assure par le moyen d'un bandage : le lendemain et les jours suivans, on se sert de linimens adoucissans. Ceux que j'ai dit ailleurs, qu'il fallait employer dans ce mal, lorsqu'il ne fait que commencer, conviennent parfaitement ici. On ne donne, les premiers jours, que des crêmes farineuses au malade; ensuite on augmente peu à peu sa nourriture, ne faisant, néanmoins, usage que des alimens que nous avons recommandés au même endroit. S'il survient une inflammation qui amène du pus, dès qu'on s'en aperçoit, il faut l'évacuer, en ouvrant l'abcès, pour empêcher l'anus de suppurer. Il ne faut cependant pas se presser trop; car, si on ouvrait l'abcès

mationi multum accedit, et puris aliquanto amplius concitatur. Ilis quoque vulneribus, lenibus
cibis, iisdemque medicamentis opus est.

2. At tubercula, quæ κονδυλώματα appellantur,
ubi induruerunt, hac ratione curantur. Alvus ante omnia ducitur: tum vulsella tuberculum apprehensum, juxta radices exciditur. Quod ubi factum est, eadem sequuntur, quæ supra post curationem adhibenda esse proposui: tantummodo, si quid
increscit, squama æris coërcendum est.

3. Ora etiam venarum, fundentia sanguinem,
sic tolluntur. Ubi sanguini, qui effluit, sanies
adjicitur, alvus acribus ducitur, quo magis ora
promoveantur : eoque fit, ut omnia venarum quasi
capitula conspicua sint. Tum, si capitulum exiguum est, basimque tenuem habet, adstringendum
lino paulum supra est, quam ubi cum ano committitur : imponenda spongia ex aqua calida est,
donec id liveat : deinde aut ungue, aut scalpello,
supra nodum id exulcerandum est. Quod nisi factum est, magni dolores subsequuntur : interdum
etiam urinæ difficultas. Si id majus est, et basis
latior, hamulo uno aut altero excipiendum est,
paulumque supra basim incidendum : neque relinquendum quidquam ex eo capitulo, neque quidquam ex ano demendum est : quod consequitur is,
qui neque nimium, neque parum hamos ducit.
Qua incisum est, acus debet immitti, infraque
eam lino id capitulum alligari. Si duo triave sunt,
imum quodque primum curandum est : si plura,
non omnia simul ; ne tempore eodem undique te-
neræ cicatrices sint. Si sanguis profluit, excipiendus est spongia : deinde linamentum imponendum,
ungenda femina, et inguina, et quidquid juxta

avant qu'il fût mûr, on augmenterait l'inflammation et la quantité du pus. On pansera, ensuite, ces ulcères avec les médicamens que nous venons de conseiller, et on n'usera que d'alimens adoucissans.

2. Lorsque les tubercules qu'on appelle *condylômes*, sont devenus skirreux, voici la manière de les extirper : on commence par donner quelques lavemens ; après quoi, on saisit le tubercule avec des pinces, et on le coupe à sa racine : l'extirpation faite, on se conduit pour le reste du traitement, comme dans l'article précédent. S'il pousse quelques excroissances, on les consume avec l'écaille de cuivre.

3. Voici maintenant la manière d'emporter les veines hémorrhoïdales qui laissent échapper le sang. Lorsqu'il est mêlé de sanie, on donne un lavement âcre, pour que l'orifice des vaisseaux paraisse davantage, et s'élève en manière de tubercule ; alors, si le tubercule est petit et mince par sa base, il faut y faire une ligature avec un fil, un peu au-dessus de l'endroit où il s'attache à l'anus ; tenir appliqué dessus, une éponge trempée dans de l'eau chaude, jusqu'à ce qu'il devienne livide ; ensuite l'ulcérer au-dessus de la ligature, avec l'ongle ou le bistouri : si l'on n'a pas cette attention, il survient des douleurs fort vives, et quelquefois même une difficulté d'uriner. Si le tubercule est plus considérable, et si sa base est plus large, il faut le saisir avec un petit crochet, ou deux, et y faire une légère incision au-dessus de sa base ; de sorte qu'on ne laisse rien du tubercule, et qu'on n'emporte rien de l'anus. Pour cela, il ne faut tirer ni trop, ni trop peu avec les crochets. On perce le tubercule de part en part, avec une aiguille, à l'endroit même de l'incision, au-dessous de laquelle on le lie. S'il y en a deux ou trois, il faut commencer par celui qui est le plus enfoncé. S'il y en a davantage, on ne les emporte pas tous à la fois, afin que l'anus ne se trouve pas, dans le même temps, environné de toutes parts de cicatrices récentes. S'il coule du sang, on l'étanchera avec une éponge ; après quoi, on appliquera dessus, de la charpie. Il sera à propos d'oindre les aines, les cuisses, et tous les environs de

ulcus est, ceratumque superdandum, et farina
hordeacea calida implendus is locus, et sic deligandus est. Postero die, is desidere in aqua calida
debet, eodemque cataplasmate foveri. Ac bis die,
et ante curationem, et post eam, cervices ac femina liquido cerato perungenda sunt; tepidoque
is loco continendus. Interpositis quinque aut sex
diebus, oriculario specillo linamenta educenda :
si capitula simul non exciderunt, digito promo-
venda : tum lenibus medicamentis, iisdemque,
quæ alibi posui, ulcera ad sanitatem perducenda.
Finito vitio, quemadmodum agendum esset, jam
alias superius exposui.

XXXI. Ab his ad crura proximus transitus est.
In quibus orti varices non difficili ratione tolluntur. Huc autem et earum venularum, quæ in capite
nocent, et eorum varicum, qui in ventre sunt,
curationem distuli ; quoniam ubique eadem est.
Igitur vena omnis, quæ noxia est, aut adusta ta-
bescit, aut manu eximitur. Si recta ; si, quamvis
transversa, tamen simplex; si modica est, melius
aduritur. Si curva est, et velut in orbes quosdam
implicatur, pluresque inter se involvuntur, uti-
lius eximere est. Adurendi ratio hæc est. Cutis
superinciditur : tum, patefacta vena, tenui et retuso ferramento candente modice premitur ; vita-
turque, ne plagæ ipsius oræ adurantur : quas
reducere hamulis facile est. Id interpositis fere

l'ulcère ; d'appliquer ensuite du cérat sur l'ulcère même, qu'on remplira de farine d'orge chaude. On assurera le tout par le moyen d'un bandage convenable. Le lendemain, on fera asseoir le malade dans de l'eau tiède, et on appliquera sur l'ulcère un nouveau cataplasme, pareil au premier. On oint deux fois par jour, une fois avant le pansement, et une fois après, les * hanches et les cuisses, avec du cérat liquide, et on fait tenir le malade dans un lieu chaud. Au bout de cinq à six jours, on emporte, avec un cure-oreille, la charpie qui remplit le fond de l'ulcère ; et si les tubercules ne sont pas tombés en même temps, on les détache avec les doigts ; ensuite on cicatrise ces ulcères avec des médicamens adoucissans, pareils à ceux que nous avons déjà prescrits. Nous avons aussi indiqué ailleurs les précautions qu'il convient de prendre, lorsque la cure est achevée.

XXXI. Après les maladies dont il vient d'être question, se présentent celles des jambes. Cette partie est sujette à des varices qu'il n'est pas difficile de guérir. J'ai remis à parler ici des veines variqueuses de la tête, et de celles qui se montrent sur le ventre ; parce que la cure de toutes ces varices est absolument la même. Car il faut, ou les dessécher en les brûlant, ou les emporter en les coupant. Si ces veines sont situées en ligne droite, ou même si elles sont placées transversalement, pourvu qu'elles soient petites et isolées, il vaut mieux les brûler ; mais si elles décrivent une ligne courbe, et forment différens plis et replis, ou si elles sont plusieurs qui s'entrelacent les unes dans les autres, il est plus à propos de les couper. Voici la manière de les brûler : on fait une incision à la peau qui recouvre les varices, et après avoir mis la veine variqueuse à découvert, on appuie légèrement dessus, un fer ardent, grêle et obtus ; prenant bien garde de ne point brûler les bords de l'incision, qu'on tient écartés avec de petits crochets ; on brûle ainsi toute la varice, en laissant des

---

* Il est évident que, dans le texte, le mot *cervices* est altéré : *coxæ* paraît être la vraie leçon.

quaternis digitis per totum varicem fit : et tum
superimponitur medicamentum, quo adusta sanantur. At exciditur hoc modo. Cute eadem ratione
super venam incisa , hamulo oræ excipiuntur ;
scalpelloque undique a corpore vena diducitur ;
caveturque, ne inter hæc ipsa lædatur ; eique re-
tusus hamulus subjicitur ; interpositoque eodem
fere spatio , quod supra positum est , in eadem
vena idem fit : quæ, quo tendat, facile hamulo
extento cognoscitur. Ubi jam idem , quacumque
varices sunt, factum est , uno loco adducta per
hamulum vena præciditur : deinde, qua proximus
hamus est, attrahitur et evellitur ; ibique rursus
abscinditur. Ac sic undique varicibus crure libe-
rato , tum plagarum oræ committuntur , et super
emplastrum glutinans injicitur.

XXXII. At, si digiti vel in utero protinus, vel
propter communem exulcerationem postea cohæ-
serunt, scalpello diducuntur ; dein separatim uterque non pingui emplastro circumdatur : atque ita
per se uterque sanescit. Si vero fuit ulcus in digito, posteaque male inducta cicatrix curvum eum
reddidit ; primum malagma tentandum est : dein ,
si id nihil prodest (quod et in veteri cicatrice , et,
ubi nervi læsi sunt, evenire consuevit) videre
oportet, nervine id vitium, an cutis sit. Si nervi
est, attingi non debet : neque enim sanabile est.
Si cutis , tota cicatrix excidenda ; quæ fere callosa
extendi digitum minus patiebatur : tum rectus sic
ad novam cicatricem perducendus est.

XXXIII. Gangrænam inter ungues alasque , aut
inguina nasci, et, si quando medicamenta vincuntur, membrum præcidi oportere ; alio loco
mihi dictum est. Sed id quoque cum periculo sum-

intervalles d'environ quatre doigts. On panse, ensuite, la plaie avec les médicamens propres pour les brûlures. Mais, si on coupe les varices, il faut, après avoir fait pareillement une incision à la peau qui les recouvre, écarter les bords de la plaie, avec un petit crochet, et détacher, avec le bistouri, la veine variqueuse des parties environnantes, prenant garde de ne point l'offenser. Après qu'on l'a détachée, on place en dessous un petit crochet obtus, en laissant toujours des intervalles de quatre doigts, et on continue la même opération sur la veine. Il est aisé de s'assurer de sa direction, par le moyen du crochet. Lorsqu'on a ainsi détaché ces veines variqueuses, on les élève avec le crochet, à côté duquel on les coupe ; on passe, ensuite, au crochet le plus voisin, avec lequel on élève pareillement la veine ; et on la coupe, de nouveau, à cet endroit. Après avoir ainsi emporté toutes les varices de la jambe, on réunit les bords des plaies, et on applique par-dessus, un emplâtre agglutinatif.

XXXII. Lorsque les doigts tiennent ensemble, ou par un vice de naissance, ou par suite d'une ulcération qui leur a été commune, il faut les séparer avec le bistouri ; après quoi, on les enveloppe séparément, avec un emplâtre dessiccatif, jusqu'à ce qu'ils soient guéris. Mais, s'il y a eu des ulcères aux doigts, et qu'il s'y soit formé des cicatrices qui les aient courbés, il faut d'abord essayer des onguens. S'ils ne font rien, ce qui arrive ordinairement lorsque la cicatrice est ancienne, et que les tendons sont offensés, il faut examiner si le mal vient des tendons, ou de la peau. S'il vient des tendons, il ne faut pas y toucher, parce qu'il n'y a pas de remède ; mais, s'il vient de la peau, il faut emporter toute la cicatrice, qui, étant devenue calleuse, empêchait d'étendre le doigt : on le redresse ensuite, et on forme une nouvelle cicatrice.

XXXIII. J'ai déjà dit que la gangrène attaquait les parties qui sont situées entre les ongles et les aisselles ou les aines ; et qu'en ce cas, si elle ne cédait point aux remèdes, il fallait faire l'amputation du membre gangrené. Mais cette amputation ne se fait qu'avec un péril

mo fit : nam saepe in ipso opere, vel profusione sanguinis vel animae defectione moriuntur. Verum hic quoque nihil interest, an satis tutum praesidium sit, quod unicum est. Igitur inter sanam vitiatamque partem incidenda scalpello caro usque ad os est, sic, ut neque contra ipsum articulum id fiat, et potius ex sana parte aliquid excidatur, quam ex aegra relinquatur. Ubi ad os ventum est, reducenda ab eo sana caro, et circa os subsecanda est, ut ea quoque parte aliquid os nudetur: dein id serrula praecidendum est, quam proxime sanae carni etiam inhaerenti : ac tum frons ossis, quam serrula exasperavit, laevanda est, supraque inducenda cutis; quae sub ejusmodi curatione laxa esse debet, ut quam maxime undique os contegat. Quo cutis inducta non fuerit, id linamentis erit contegendum, et super id spongia ex aceto deliganda. Cetera postea sic facienda, ut in vulneribus, in quibus pus moveri debet, praeceptum est.

extrême ; car il arrive souvent que l'hémorrhagie, ou une syncope qui survient, fait périr le malade dans l'opération même. Mais lorsqu'un remède est unique, son incertitude, et le danger même qui l'accompagne, n'empêchent pas qu'on ne doive le tenter. Il faut donc, avec le bistouri, couper jusqu'à l'os, entre le mort et le vif, la chair du membre malade ; de façon, néanmoins, que l'amputation ne se fasse pas tout-à-fait auprès de l'article, et qu'on emporte plutôt de la partie saine, qu'on ne laisse de celle qui est gangrenée. Lorsqu'on est parvenu à l'os, il faut en séparer, tout autour, les chairs saines, et les repousser en dessus ; afin qu'il y ait en cet endroit une portion de l'os qui soit nue ; on le coupe ensuite avec une petite scie, le plus près qu'on le peut des chairs saines qui y sont adhérentes. L'amputation faite, on emporte toutes les aspérités que les dents de la scie peuvent avoir faites autour de l'os, sur lequel on ramène la peau qui, dans cette opération, doit être très-lâche, pour recouvrir la plus grande portion de l'os, qu'il est possible : on applique sur celle qui n'est pas recouverte, de la charpie, et par-dessus une éponge trempée dans du vinaigre : on maintient le tout par le moyen d'un bandage. On se conduit pour le reste du pansement, comme dans les blessures où nous avons dit qu'il fallait exciter la suppuration.

LIBER OCTAVUS.

I. Superest ea pars, quæ ad ossa pertinet : quæ
quo facilius accipi possit, prius positus figurasque
eorum indicabo. Igitur calvaria incipit, ex interiore parte concava, extrinsecus gibba, utrimque
lævis, et qua cerebri membranam contegit, et qua
cute, capillum gignente, contegitur : eaque simplex, ab occipitio et temporibus ; duplex, usque
in verticem a fronte, est : ossaque ejus, ab exte-
rioribus partibus, dura ; ab interioribus, quibus
inter se connectuntur, molliora sunt : interque ea
venæ discurrunt, quas his alimentum submini-
strare credibile est. Raro autem calvaria solida,
sine suturis est : locis tamen æstuosis facilius invenitur ; et id caput firmissimum, atque a dolore
tutissimum est. Ex ceteris quo suturæ pauciores
sunt, eo capitis valetudo commodior est. Neque
enim certus earum numerus est, sicut ne locus
quidem. Fere tamen duæ, super aures, tempora a
superiore capitis parte discernunt : tertia, ad aures
per verticem tendens, occipitium a summo capite
diducit : quarta, ab eodem vertice per medium
caput ad frontem procedit ; eaque modo sub imo
capillo desinit, modo frontem ipsam secans inter
supercilia finitur. Ex his ceteræ quidem suturæ in
unguem committuntur : eæ vero, quæ super aures
transversæ sunt, totis oris paulatim extenuantur ;

LIVRE HUITIÈME.

I. Il ne me reste plus à exposer que les maladies des os : je commencerai par indiquer leurs positions et leurs figures, pour que l'on puisse comprendre plus aisément ce que j'ai à dire sur cette matière. D'abord se présente le crâne, qui est concave intérieurement, convexe extérieurement ; également lisse du côté par lequel il recouvre la membrane du cerveau, et de celui où il est recouvert lui-même par la peau à laquelle sont implantés les cheveux. Les os de l'occiput et des tempes ne sont composés que d'une seule table ; mais ceux qui sont renfermés entre le sommet et le front, sont composés de deux. Ces os sont plus durs à l'extérieur, et plus poreux à l'intérieur, vers les endroits où ils s'unissent. Entre ces diverses pièces osseuses serpentent des vaisseaux, qui, probablement, sont destinés à leur porter la nourriture. Il est rare de trouver des crânes qui soient tout d'une pièce et sans sutures ; ou en voit cependant quelquefois dans les pays chauds. Ce sont les plus solides, et les moins exposés à la douleur. Quant aux autres, moins il s'y trouve de sutures, plus la tête est en sûreté contre les accidens. Le nombre et la position de ces sutures varient. Il y en a ordinairement deux au-dessus des oreilles, qui séparent les tempes de la partie supérieure de la tête. Une troisième se dirige vers les oreilles, en passant par le sommet qu'elle sépare de l'occiput. Une quatrième qui part du sommet, partage la tête en deux, et s'avance vers le front, où elle se termine quelquefois ; quelquefois aussi elle le partage en deux, et vient aboutir entre les sourcils. Toutes ces sutures se joignent entre elles par ongle, excepté celles qui, placées transversalement au-dessus des oreilles, deviennent insensiblement plus minces

atque ita inferiora ossa superioribus leniter insidunt. Crassissimum vero in capite os post aurem
est; qua capillus, ut verisimile est, ob id ipsum
non gignitur. Sub his quoque musculis, qui tempora connectunt, os medium, in exteriorem partem inclinatum, positum est. At facies suturam
habet maximam; quæ, a tempore incipiens, per
medios oculos, naresque transversa pervenit ad
alterum tempus. A qua breves duæ sub interioribus angulis deorsum spectant. Et malæ quoque in
summa parte singulas transversas suturas habent.
A mediisque naribus, aut superiorum dentium
gingivis, per medium palatum una procedit; aliaque transversa idem palatum secat. Et suturæ quidem in plurimis hæ sunt. Foramina autem, intra
caput, maxima oculorum sunt: deinde narium;
tum quæ in auribus habemus. Ex his, quæ oculorum sunt, recta simpliciaque ad cerebrum tendunt.
Narium duo foramina osse medio discernuntur:
siquidem hæ primum a superciliis, angulisque
oculorum, osse inchoantur ad tertiam fere partem:
deinde in cartilaginem versæ, quo propius ori
descendunt, eo magis caruncula quoque molliun-
tur. Sed ea foramina, quæ a summis ad imas nares
simplicia sunt, ibi rursus in bina itinera dividun-
tur: aliaque ex his, ad fauces pervia, spiritum
et reddunt et accipiunt; alia, ad cerebrum tendentia, ultima parte in multa et tenuia foramina
dissipantur, per quæ sensus odoris nobis datur.
In aure quoque primo rectum et simplex iter, pro-
cedendo flexuosum, juxta cerebrum in multa et
tenuia foramina diducitur, per quæ facultas audiendi est. Juxtaque ea duo parvuli quasi sinus
sunt; superque eos finitur os, quod transversum
a genis tendens, ab inferioribus ossibus sustine-

vers leurs bords, et dans lesquelles les os de dessous appuient légèrement contre ceux de dessus. L'os de la tête le plus épais, est celui qui est derrière l'oreille : c'est vraisemblablement cette épaisseur, qui fait qu'il ne croît point de cheveux à cet endroit. Au-dessous des muscles qui unissent les tempes, est l'os du milieu, qui est convexe extérieurement. La face a une très-grande suture, qui commence à la tempe d'un côté, passe transversalement au milieu des yeux et des narines, et va se terminer à la tempe de l'autre côté. A droite et à gauche des angles intérieurs de cette suture, il en part deux autres plus petites qui se portent par en bas. La joue, de chaque côté, a aussi une suture transversale à sa partie supérieure. Du milieu des narines, ou des gencives de la mâchoire supérieure, il en part une qui divise le palais par son milieu ; une autre vient le couper transversalement. Telles sont les sutures que l'on remarque chez le plus grand nombre de sujets. Les trous les plus grands de la tête, sont ceux des yeux ; ensuite ceux des narines ; enfin, ceux des oreilles. Les trous des yeux sont simples, et se portent en droite ligne au cerveau. Les deux trous du nez sont séparés par une cloison, qui est osseuse depuis les sourcils et les angles des yeux, jusqu'aux deux tiers de sa longueur ; elle est ensuite cartilagineuse, et devient plus charnue, à mesure qu'elle descend vers la bouche. Les trous du nez qui sont simples, depuis le haut des narines jusqu'à leur extrémité, se divisent ensuite en deux conduits qui s'ouvrent, d'une part, dans le gosier, pour recevoir et rejeter l'air ; et, de l'autre, tendent vers le cerveau, où ils vont aboutir à quantité de petits trous, par lesquels se fait la sensation de l'odorat. Le conduit de l'oreille est aussi d'abord droit et simple ; il devient ensuite tortueux, lorsqu'il s'avance du côté du cerveau, où il se divise en quantité de petits trous, par lesquels se fait la sensation de l'ouïe. A côté de ces trous, on aperçoit deux petites concavités, situées au-dessous de l'os qui coupe transversalement la joue, et qui vient s'articuler avec les os de la mâchoire ; on

tur. Jugale appellari potest ab eadem similitudine,
a qua id Græci ζυγῶδες appellant. Maxilla vero est
molle os, eaque una est : cujus eadem et media
et etiam ima pars, mentum est : a quo utrimque
procedit ad tempora ; solaque ea movetur. Nam
malæ cum toto osse, quod superiores dentes exigit,
immobiles sunt. Verum ipsius maxillæ partes extremæ quasi bicornes sunt. Alter processus, infra
latior, vertice ipso tenuatur, longiusque procedens sub osse jugali subit, et super id temporum
musculis illigatur. Alter brevior et rotundior, et
in eo sinu, qui juxta foramina auris est, cardinis
modo fit ; ibique huc et illuc se inclinans maxillæ
facultatem motus præstat. Duriores osse dentes
sunt : quorum pars maxillæ, pars superiori ossi
malarum hæret. Ex his quaterni primi, quia secant, τομικοί a Græcis nominantur. Hi deinde quatuor caninis dentibus ex omni parte cinguntur.
Ultra quos utrimque fere maxillares quini sunt,
præterquam in iis, in quibus ultimi, qui sero
gigni solent, non increverunt. Ex his priores singulis radicibus ; maxillares utique binis, quidam
etiam ternis, quaternisve nituntur. Fereque longior radix breviorem dentem edit ; rectique denti
recta etiam radix, curvi flexa est. Exque eadem
radice in pueris novus dens subit, qui multo sæpius priorem expellit : interdum tamen supra in-
frave eum se ostendit. Caput autem spina excipit.
Ea constat ex vertebris quatuor et viginti. Septem
in cervice sunt, duodecim ad costas, reliquæ quin-

pourrait l'appeler os jugal, à cause de sa forme qui l'a fait nommer par les Grecs *zygôde*. La mâchoire inférieure n'est composée que d'un seul os, d'un tissu spongieux : au milieu et à sa partie la plus inférieure, est le menton ; d'où elle se dirige, de chaque côté, vers les tempes : cette mâchoire est la seule qui soit mobile ; car les os de la face sont articulés sans mouvement, avec l'os de la mâchoire supérieure, dans lequel sont implantées les dents. L'os de la mâchoire inférieure forme par ses deux extrémités, comme une espèce de fourche, dont la branche intérieure, plus large par le bas, plus pointue par en haut, passe par-dessous l'arcade zygomatique, et vient fournir un lieu d'attache aux muscles temporaux. La branche postérieure plus courte et plus ronde, s'articule en manière de pivot, dans la concavité qui est placée à côté du conduit auditif, où, par sa mobilité, elle se meut en différens sens, pour permettre à la mâchoire d'exécuter tous ses mouvemens. Les dents sont plus dures que les os. Elles sont situées, en partie, au bord inférieur de l'os maxillaire, et en partie le long du bord de la mâchoire inférieure. Les Grecs ont appelé les quatre premières antérieures, *tomiques* (incisives), parce qu'elles tranchent ; elles sont entourées des deux côtés, par les quatre dents canines. Après les canines, viennent les molaires, qui sont ordinairement cinq de chaque côté, excepté dans les personnes chez qui les arrière-dents, qui d'ailleurs viennent presque toujours tard, ne sont point poussées. Les dents incisives et canines n'ont qu'une racine ; les molaires en ont toujours deux, quelquefois trois, et même quatre. Lorsque le corps de la dent est court, la racine est ordinairement plus longue ; et lorsque la dent est droite, la racine l'est aussi : si la dent est courbée, il en est de même de la racine. Sous cette racine, il pousse, chez les enfans, une nouvelle dent, qui fait ordinairement tomber la première, mais qui quelquefois vient se placer en dessus ou en dessous d'elle. La tête est terminée par l'épine, qui est composée de vingt-quatre vertèbres ; savoir, sept cervicales, douze dorsales et cinq lom-

que sunt proximæ costis. Eæ teretes brevesque, ab utroque latere, processus duos exigunt: mediæ perforatæ, qua spinæ medulla cerebro commissa descendit : circa quoque per duos processus tenuibus cavis perviæ, per quæ a membrana cerebri similes membranulæ deducuntur. Omnesque vertebræ, exceptis tribus summis, a superiore parte in ipsis processibus parum desidentes sinus habent : ab inferiore alios deorsum versus processus exigunt. Summa igitur protinus caput sustinet, per duos sinus receptis exiguis ejus processibus. Quo fit, ut caput sursum deorsum versum tuberibus exasperetur. Secunda superiori parti inferiore. Quod ad circuitum pertinet, pars summa angustiore orbe finitur : ita superior ei summæ circumdata in latera quoque caput moveri sinit. Tertia eodem modo secundam excipit. Ex quo facilis cervici mobilitas est. Ac, ne sustinere quidem caput posset, nisi utrimque recti valentesque nervi collum continerent, quos τένοντας Græci appellant : siquidem horum inter omnes flexus alter semper intentus ultra prolabi superiora non patitur. Jamque vertebra tertia tubercula, quæ inferiori inserantur, exigit. Ceteræ processibus deorsum spectantibus in inferiores insinuantur, ac per sinus, quos utrimque habent, superiores accipiunt; multisque nervis et multa cartilagine continentur. Ac sic, uno flexu modico in promtum dato, ceteris

baires. Les vertèbres du cou sont rondes, courtes, et ont deux apophyses de chaque côté. Elles sont percées par le milieu, pour laisser passer la moelle épinière, qui vient du cerveau. Elles ont de plus, deux petits trous, un de chaque côté, qui percent les apophyses transverses, et par lesquels passent de petites membranes semblables à celle qui enveloppe le cerveau. Toutes les vertèbres, excepté les trois premières, ont à leur partie supérieure, dans leurs apophyses mêmes, des échancrures qui sont un peu inclinées ; et à leur partie inférieure, d'autres apophyses qui se dirigent en bas. La première vertèbre du cou soutient la tête, avec laquelle elle s'articule, en recevant dans ses enfoncemens, les deux petites éminences que l'on remarque en dessous de la tête *. La seconde vertèbre s'insère dans la partie inférieure de la première. Sa circonférence a moins d'étendue, et son ouverture est plus étroite par en haut : c'est ce qui fait que la première vertèbre, qui est appuyée sur cette seconde, permet à la tête de se mouvoir sur les côtés. La troisième est articulée avec la seconde de la même façon ; et c'est de cette articulation, que dépend la mobilité du cou. Mais ces vertèbres ne pourraient, par elles-mêmes, soutenir la tête, si le cou n'était affermi, de part et d'autre, par de forts ligamens droits, que les Grecs appellent *tenons*, dont l'un est toujours tendu dans les différentes flexions de la tête, et l'empêche de se porter au-delà du point convenable. Les éminences inférieures de la troisième vertèbre s'insèrent dans les cavités de la quatrième. Les vertèbres suivantes qui ont leurs apophyses tournées par en bas, s'articulent entre elles de la même manière ; et de façon que les éminences placées à droite et à gauche, dans la vertèbre qui est en dessus, sont reçues dans les cavités de celle qui est en dessous. Toutes ces articulations sont maintenues et affermies par beaucoup de ligamens

---

* Les trois phrases suivantes sont très-altérées dans le texte, et d'un sens fort incertain ; la première même ne peut se traduire.

negatis, homo erectus insistit, et aliquid ad necessaria opera curvatur. Infra cervicem vero summa costa contra humerum sita est. Inde undecim
inferiores usque ad imum pectus perveniunt : eæque, primis partibus rotundæ, et leniter quasi
capitulatæ, vertebrarum transversis processibus,
ibi quoque paulum sinuatis, inhærent : inde la-
tescunt, et in exteriorem partem recurvatæ paulatim in cartilaginem degenerant; eaque parte
rursus in interiora leniter flexæ committuntur
cum osse pectoris. Quod valens et durum a fauci-
bus incipit, ab utroque latere lunatum, et a præ-
cordiis, jam ipsum quoque cartilagine mollitum,
terminatur. Sub costis vero prioribus quinque,
quas νόθας Græci nominant, breves tenuioresque,
atque ipsæ quoque paulatim in cartilaginem versæ,
extremis abdominis partibus inhærescunt; imaque,
ex his, majore jam parte nihil, nisi cartilago est.
Rursus a cervice duo lata ossa utrimque ad scapulas
tendant : nostri scutula operta, ὠμοπλάτας Græci
nominant. Ea in summis verticibus sinuata, ab
his triangula, paulatimque latescentia ad spinam
tendunt; et quo latiora quaque parte sunt, hoc
hebetiora. Atque ipsa quoque, in imo cartilaginosa, posteriore parte velut innatant; quoniam,
nisi in summo, nulli ossi inhærescunt. Ib. vero
validis musculis nervisque constricta sunt. At a
summa costa paulo interius, quam ubi ea media
est, os excrescit, ibi quidem tenue, procedens

et de cartilages. Telle est la structure de l'épine; par le moyen de laquelle l'homme peut, selon l'exigence des cas, se tenir droit ou s'incliner, en exécutant ou en suspendant le mouvement de flexion dont cette partie est susceptible. Au-dessous du cou, est la première des côtes qui est placée contre l'humérus. Les six * suivantes descendent jusqu'au bas de la poitrine. Elles sont arrondies dans leur partie postérieure, en manière de petites têtes, et s'articulent avec les apophyses transverses des vertèbres, au point où elles sont légèrement échancrées. Elles s'applatissent ensuite, se courbent en dehors, et dégénèrent insensiblement en cartilage. Elles se courbent encore légèrement en cet endroit, mais intérieurement, et viennent s'articuler avec le sternum, qui est un os fort et dur, placé au-dessous du gosier, échancré de part et d'autre, et qui descend tout le long de la poitrine, au bas de laquelle il se termine aussi par un cartilage. Au-dessous des premières côtes, il y en a cinq autres, que les Grecs ont appelées *fausses*; elles sont plus courtes et plus minces que les premières; elles dégénèrent également peu-à-peu en cartilage, et adhèrent aux parties qui terminent l'abdomen : la dernière de ces fausses côtes est presque entièrement cartilagineuse. Il y a encore au-dessous du cou, deux os larges (un de chaque côté), qui se portent vers les épaules; nous appelons ces os, écussons recouverts; les Grecs les nomment *omoplates*. Ils sont échancrés par leurs bords supérieurs, et forment une espèce de triangle, qui s'élargit insensiblement, en se dirigeant vers l'épine. A mesure que ces os s'élargissent, ils deviennent plus minces; ils sont aussi cartilagineux à leur partie inférieure, et comme flottans, par leur partie postérieure; ne s'articulant avec aucun os, si ce n'est par leur bord supérieur, où ils sont arrêtés par de forts muscles et de forts ligamens. Au-dessus de la première côte, et un peu en deçà de sa partie moyenne, est un os, mince dans cet endroit,

---

* *Undecim*, dans le texte, est nécessairement une faute de copiste, à laquelle on n'a pas dû avoir égard.

vero, quo propius lato scapularum ossi fit, eo
plenius latiusque, et paulum in exteriora curva-
tum, quod altera verticis parte modice intumes-
cens, sustinet jugulum. Id autem ipsum recurvum,
ac neque inter durissima ossa numerandum, altero
capite in eo, quod posui, altero in exiguo sinu
pectoralis ossis insidit, paulumque motu brachii
movetur, et cum lato osse scapularum, infra caput
ejus, nervis et cartilagine connectitur. Hinc humerus incipit, extremis utrimque capitibus tumi-
dus, mollis, sine medulla, cartilaginosus : medius
teres, durus, medullosus : leniter gibbus et in
priorem et in exteriorem partem. Prior autem pars
est, quæ a pectore est; posterior, quæ ab scapulis;
interior, quæ ad latus tendit ; exterior, quæ ab eo
recedit : quod ad omnes articulos pertinere, in
ulterioribus patebit. Superius autem humeri caput
rotundius, quam cetera ossa, de quibus adhuc
dixi, parvo excessu vertici lati scapularum ossis
inseritur, ac majore parte extra situm nervis deligatur. At inferius duos processus habet ; inter quos,
quod medium est, magis etiam extremis partibus sinuatur. Quæ res sedem brachio præstat : quod constat
ex ossibus duobus. Radius, quem κερκίδα Græci
appellant, superior breviorque, et primo tenuior,
rotundo et leniter cavo capite exiguum humeri
tuberculum recipit ; atque ibi nervis et cartilagine continetur. Cubitus inferior longiorque, et
primo plenior, in summo capite duobus quasi verticibus exstantibus in sinum humeri, quem inter
duos processus ejus esse proposui, se inserit. Primo
vero duo brachii ossa juncta paulatim dirimuntur,

mais qui s'élargit et s'épaissit, à mesure qu'il s'avance vers l'omoplate, où il se courbe un peu en dehors; il est aussi un peu plus épais par son autre extrémité, contre laquelle le cou est appuyé. Cet os courbe, qui n'est pas d'une très-grande dureté, s'articule par un de ses bouts, avec l'omoplate, et par l'autre, avec la petite échancrure de l'os de la poitrine. Le mouvement du bras le fait un peu mouvoir. Il est attaché au-dessous de la tête de l'omoplate, par des ligamens et un cartilage. Ensuite vient l'humérus ou l'os du bras, qui a plusieurs tubérosités à l'une et à l'autre de ses extrémités, où il est mou, sans moelle, et cartilagineux. Sa partie moyenne, qui renferme de la moelle, est ronde, dure, un peu proéminente antérieurement et extérieurement. Par partie antérieure, j'entends celle qui est près de la poitrine; par postérieure, celle qui est tournée vers le dos; par intérieure, celle qui porte sur le côté; et par extérieure, celle qui s'en éloigne : ce qu'il est bon de remarquer dans toutes les articulations, ainsi qu'on le verra ci-après. La tête de l'extrémité supérieure de l'os du bras, plus ronde qu'aucun des os dont j'ai parlé jusqu'ici, s'articule par un point peu considérable, avec la cavité de l'omoplate, hors de laquelle elle reste en grande partie, mais attachée par différens ligamens. L'extrémité inférieure a deux apophyses, qui laissent entre elles une échancrure qui est plus creuse dans son milieu, que sur ses côtés. Cette disposition est telle, pour recevoir l'avant-bras qui est composé de deux os. L'un qui est en dessus, plus court et plus grêle par en haut, est appelé *rayon* par les Grecs : il est arrondi par son extrémité supérieure, où l'on remarque une cavité superficielle qui reçoit la petite tubérosité de l'humérus. Il est attaché à cet endroit, par un cartilage et plusieurs ligamens. L'autre, qui est en dessous, est appelé l'os du coude; il est plus long et plus gros par en haut. On aperçoit, à son extrémité supérieure, deux éminences qui sont reçues dans l'échancrure située entre les deux apophyses de l'extrémité inférieure de l'humérus. L'os du coude, et celui du rayon, sont d'abord unis, ensuite

rursusque ad manum coëunt, modo crassitudinis
mutato : siquidem ibi radius plenior, cubitus admodum tenuis est. Dein radius, in caput cartila-
ginosum consurgens , in vertice ejus sinuatur:
cubitus rotundus in extremo , parte altera paulum
procedit. Ac, ne sæpius dicendum sit , illud ignorari non oportet, plurima ossa in cartilaginem desinere, nullum articulum non sic finiri. Neque
enim aut moveri posset, nisi lævi inniteretur ; aut
cum carne nervisque conjungi, nisi ea media quædam materia committeret. In manu vero prima palmæ pars ex multis minutisque ossibus constat,
quorum numerus incertus est. Sed oblonga omnia,
et triangula, structura quadam inter se connectuntur, cum invicem superior alterius angulus, alterius planities sit : eoque fit ex his unius ossis paulum in interiora concavi species. Verum ex manu
duo exigui processus in sinum radii conjiciuntur.
Tum ex altera parte recta quinque ossa , ad digitos
tendentia, palmam explent. A quibus ipsi digiti
oriuntur ; qui ex ossibus ternis constant : omniüm-
que eadem ratio est. Interius os in vertice sinuatur , recipitque exterioris exiguum tuberculum ;
nervique ea continent. A quibus orti ungues indu-
rescunt : ideoque non ossi, sed carni magis radicibus suis inhærent. Ac superiores quidem partes
sic ordinatæ sunt. Ima vero spina in coxarum osse
desidit ; quod transversum longeque valentissi-
mum, vulvam, vesicam, rectum intestinum tuetur.
Idque ab exteriore parte gibbum ; ad spinam, re-
supinatum ; a lateribus, id est, in ipsis coxis , si-

ils se séparent, puis se réunissent au poignet, où leur grosseur réciproque devient différente de ce qu'elle était d'abord; car le rayon est assez gros dans cet endroit; et l'os du coude, fort grêle. Le rayon forme, ensuite, une éminence qui est recouverte d'un cartilage, et qui s'insère au sommet du cubitus : cette extrémité du cubitus est ronde, et on y remarque une petite apophyse. Nous observerons ici, pour n'être pas obligés de le répéter trop souvent, que quantité d'os se terminent par un cartilage, et qu'il n'y a point d'articulation où il ne s'en trouve; car l'os ne pourrait se mouvoir, s'il n'était appuyé sur quelque chose de lisse et de glissant; ni s'articuler avec les chairs et les ligamens, s'il n'y avait une substance cartilagineuse intermédiaire, pour les unir. La première partie de la main, est le carpe, qui est composé de beaucoup de petits os, dont le nombre varie; ils sont tous oblongs et triangulaires, unis entre eux par leur structure, qui est alternativement anguleuse et plane; de sorte que ces os paraissent n'en faire qu'un seul, qui est légèrement concave intérieurement : ils s'unissent aussi avec les os de l'avant-bras, par deux de leurs apophyses, qui sont reçues dans l'échancrure du rayon. La seconde partie de la main est le métacarpe : il est composé de cinq os longs, qui aboutissent aux doigts: ceux-ci sont composés chacun, de trois os arrangés tous de la même façon. L'os d'en dessous a à son extrémité, une échancrure, qui reçoit la petite tubérosité de celui d'en dessus; leurs articulations sont affermies par des ligamens. C'est de ces ligamens que partent les ongles, qui se durcissent dans leurs prolongemens, et qui ne sont pas articulés avec les os, mais qui tiennent aux chairs, par leurs racines. Telle est la manière dont les os des parties supérieures, sont articulés les uns avec les autres. L'épine est terminée par l'os des hanches, qui est situé transversalement, et est doué d'une très-grande force. Il renferme la matrice, la vessie, et l'intestin rectum : il est convexe extérieurement, et recourbé vers l'épine : il a deux cavités rondes sur ses côtés, c'est-à-dire, dans les hanches

nus rotundos habet. A quibus oritur os, quod pectinem vocant; idque, super intestina sub pube transversum, ventrem firmat; rectius in viris, recurvatum magis in exteriora in feminis, ne partum prohibeat. Inde femina oriuntur. Quorum capita rotundiora etiam, quam humerorum sunt; cum illa ex ceteris rotundissima sint. Infra vero duos processus a priore et a posteriore parte habent. Dein dura, et medullosa, et ab exteriore parte gibba, rursus ab inferioribus quoque capitibus intumescunt. Superiora in sinus coxæ, sicut humeri in ea ossa, quæ scapularum sunt, conjiciuntur: tum infra introrsus leniter intendunt, quo æqualius superiora membra sustineant. Atque in eo inferiora quoque capita media sinuantur, quo facilius excipi a cruribus possint. Quæ commissura osse parvo, molli, cartilaginoso tegitur: patellam vocant. Hæc super innatans, nec ulli ossi inhærens, sed carne et nervis deligata, pauloque magis ad femoris os tendens, inter omnes crurum flexus juncturam tuetur. Ipsum autem crus est ex ossibus duobus. Etenim per omnia femur humero, crus vero brachio simile est: adeo ut habitus quoque et decor alterius ex altero cognoscatur: quod ab ossibus incipiens, etiam in carne respondet. Verum alterum os ab exteriore parte suræ positum est; quod ipsum quoque sura recte nominatur. Id brevius, supraque tenuius, ad ipsos talos intumescit. Alterum a priore parte positum, cui tibiæ nomen est, longius et in superiore parte plenius, solum

mêmes : de ces cavités, part l'os pubis, qui est placé transversalement en devant, au-dessous des tégumens du bas-ventre, et au-dessus des intestins. Il est plus droit chez les hommes, et plus bombé extérieurement chez les femmes, pour ne pas être un obstacle à la sortie du fœtus. Après les os des hanches, viennent ceux des cuisses, dont les têtes sont encore plus arrondies que celles de l'os du bras : ce sont les plus rondes qu'il y ait dans tout le corps. Au-dessous de ces têtes, ils ont deux apophyses; l'une, antérieure ; et l'autre, postérieure. Le corps de l'os de la cuisse est dur, convexe extérieurement, et renferme de la moelle. L'extrémité inférieure de cet os présente également des éminences. La tête de l'extrémité supérieure est reçue dans la cavité de l'os des hanches, comme la tête de l'humérus, l'est dans la cavité de l'omoplate. L'os de la cuisse, après son articulation, se porte un peu en dedans, pour soutenir plus également les parties supérieures. Les éminences qui se trouvent à l'extrémité inférieure, laissent entre elles une échancrure ; afin qu'elles puissent s'emboîter plus aisément avec l'os de la jambe. Cette articulation est recouverte d'un petit os mou, cartilagineux, qu'on appelle rotule ; il paraît comme flottant sur l'articulation, n'est adhérent à aucun os, mais il est retenu par les chairs et les ligamens : il se porte un peu plus vers l'os de la cuisse, pour affermir la jointure dans les différens mouvemens de la jambe. La jambe est composée de deux os. Il faut remarquer que l'os de la cuisse est semblable, en tout, à l'os du bras; et les os de la jambe, à ceux de l'avant-bras. Cette ressemblance, qui commence par les os, se continue jusque dans les chairs ; de sorte que l'on peut juger de la grosseur et de la beauté de l'un, par la grosseur et la beauté de l'autre. Des deux os qui forment la jambe, l'un est placé au côté externe du gras de la jambe; ce qui lui a fait donner le nom de *sura* : il est plus court et plus grêle par sa partie supérieure, et plus gros vers le talon. L'autre est antérieur; on l'appelle *tibia* : il est plus long et plus épais par son extrémité supérieure, où il s'articule seule-

cum femoris inferiore capite committitur ; sicut cum humero cubitus. Atque ea quoque ossa , infra supraque conjuncta , media , ut in brachio , dehiscunt. Excipitur autem crus infra osse transverso talorum ; idque ipsum super os calcis situm est, quod quadam parte sinuatur , quadam excessus habet , et procedentia ex talo recipit , et in sinum ejus inseritur. Idque sine medulla durum, magisque in posteriorem partem projectum, teretem ibi figuram repræsentat. Cetera pedis ossa ad eorum, quæ in manu sunt, similitudinem instructa sunt : planta palmæ, digiti digitis , ungues unguibus respondent,

II. Omne autem os, ubi injuria accessit, aut vitiatur, aut finditur, aut frangitur, aut foratur, aut colliditur, aut loco movetur. Id , quod vitiatum est, primo fere pingue fit ; deinde vel nigrum , vel cariosum : quæ, supernatis gravibus ulceribus aut fistulis, hisque vel longa vetustate , vel etiam cancro occupatis, eveniunt. Oportet autem ante omnia os nudare, ulcere exciso ; et, si latius est ejus vitium, quam ulcus fuit, carnem subsecare, donec undique os integrum pateat : tum id, quod pingue est, semel iterumve satis est admoto ferramento adurere, ut ex eo squama secedat; aut radere, donec jam aliquid cruoris ostendatur, quæ integri ossis nota est. Nam necesse est aridum sit id, quod vitiatum est. Idem in cartilagine quoque læsa faciendum est : siquidem ea quoque scalpello radenda est, donec integrum id sit, quod relinquitur. Deinde, sive os sive cartilago rasa est, nitro bene trito respergendum est. Neque alia facienda sunt, ubi caries, nigritiesve in summo osse est : siquidem id vel paulo diutius eodem ferramento adurendum, vel radendum est. Qui radit hæc, audacter imprimere ferramentum debet, ut et agat aliquid,

ment avec la tête inférieure de l'os de la cuisse, de la manière dont le cubitus s'articule avec l'humérus. Ces os sont unis par leurs extrémités supérieures et inférieures, et séparés dans leur partie moyenne, comme les os de l'avant-bras. La jambe s'articule par en bas, avec l'os transversal du tarse, qui est situé au-dessus du *calcaneum* : celui-ci étant échancré d'un côté, et proéminent de l'autre, reçoit la tubérosité de l'os du tarse, et s'insinue dans sa cavité : il est dur, ne renferme point de moelle, et se porte davantage en arrière, où sa figure est presque ronde. Les autres os du pied sont articulés comme ceux de la main. La plante, les doigts, et les ongles de l'un, répondent à la paume, aux doigts, et aux ongles de l'autre.

II. Tous les os, lorsqu'ils sont exposés à l'action d'une cause préjudiciable, peuvent éprouver les maladies suivantes : la carie, la fissure, la fracture, la perforation, la contusion et la luxation. Lorsqu'un os commence à se vicier, il devient d'abord gras, ensuite noir, ou enfin il se carie ; ce qui arrive à la suite des ulcères ou des fistules qui durent depuis long-temps, ou sont accompagnés de gangrène. On doit commencer par découvrir l'os, en excisant l'ulcère ; après quoi, si la portion de l'os, qui est viciée, n'est point entièrement à découvert, il faut couper les chairs tout autour, jusqu'à ce que l'on soit parvenu à la partie saine de l'os ; on applique ensuite, une fois ou deux, un fer chaud, sur l'endroit qui paraît gras, pour le faire exfolier ; ou bien, on le ratisse, jusqu'à ce qu'il en suinte un peu de sang ; ce qui est une marque que l'os est sain en cet endroit ; car ce qui est vicié, est nécessairement frappé d'aridité. Si c'est le cartilage qui est affecté, il faut faire la même chose, et le ratisser avec le scalpel, jusqu'à ce qu'on ait emporté tout ce qui est vicié. On saupoudre ensuite de nitre bien broyé, l'os ou le cartilage qu'on a ainsi ratissé. La carie, lorsqu'elle est superficielle, ne demande pas un traitement différent ; si ce n'est qu'il faut laisser un peu plus long-temps le fer chaud appliqué sur l'os, ou le ratisser davantage. Dans ce dernier cas, il faut appuyer fortement avec l'instrument, pour

et maturius desinat. Finis est, cum vel ad album os, vel ad solidum ventum est. Albo finiri ex nigritie vitium, soliditate quadam ex carie, manifestum est. Accedere etiam cruoris aliquid integro, supra dictum est. Si quando autem, an altius descenderit utrumlibet, dubium est, in carie quidem expedita cognitio est. Specillum tenue in foramina demittitur; quod magis minusve intrando, vel in summo cariem esse, vel altius descendisse, testatur. Nigrities colligi quidem potest etiam ex dolore, et ex febre, quæ ubi mediocria sunt, illa alte descendisse non potest. Manifestior tamen adacta terebra fit: nam finis vitii est, ubi scobis nigra esse desiit. Igitur, si caries alte descendit, per terebram urgenda crebris foraminibus est, quæ altitudine vitium æquent: tum in ea foramina demittenda candentia ferramenta sunt, donec siccum os ex toto fiat. Simul enim post hæc, et resolvetur ab inferiore osse, quodcumque vitiatum est; et is sinus carne replebitur; et humor aut nullus postea feretur, aut mediocris. Sin autem nigrities est, aut si caries ad alteram quoque partem ossis transit, oportet excidi. Atque idem quoque in carie, ad alteram partem ossis penetrante, fieri potest. Sed, quod totum vitiatum, totum eximendum est; si inferior pars integra est, eatenus, quod corruptum est, excidi debet. Item sive capitis, sive pectoris os, sive costa cariosa est, inutilis ustio est, et excidendi necessitas est. Neque audiendi sunt, qui, osse nudato, diem tertium exspectant, ut tunc excidant: ante inflammationem enim tutius omnia tractantur. Itaque, quantum fieri potest, eodem momento et cutis incidenda est, et os detegendum, et omni vitio liberandum est. Longeque perniciosissimum est, quod in osse pectoris est:

emporter la carie, et avoir plus tôt fait. On ne cesse,
que lorsqu'on est arrivé à la partie blanche ou solide
de l'os; car il est évident que le mal, qui rend noire
la partie affectée, ne va point au-delà du blanc, et que
la carie se termine à l'endroit où l'os est solide. Nous
avons dit aussi plus haut, que, lorsqu'on était parvenu
à la partie saine de l'os, il en suintait un peu de sang.
Mais si l'on était incertain de savoir si la noirceur ou
la carie de l'os pénètre bien avant, il est aisé de s'en
assurer, quant à la carie, par le moyen d'un stylet; car
cet instrument s'enfonce plus ou moins dans l'os, selon
que la carie est plus ou moins profonde. Pour la noirceur, on peut aussi l'apprécier d'après la douleur et la
fièvre, qui, si elles sont médiocres, annoncent qu'elle
n'a pas pénétré profondément. On s'en assure encore
mieux, par le moyen de la tarière; car, lorsque les parties qu'on retirera de l'os, avec cet instrument, ne
seront plus noires, on sera sûr d'avoir trouvé la fin
de la maladie. Ainsi donc, si la carie pénètre bien avant
dans le corps de l'os, il faut, à cet endroit, faire, avec
la tarière, plusieurs trous qui aillent jusqu'au fond de
la partie malade, et y porter ensuite des fers chauds,
jusqu'à ce que l'os soit entièrement desséché. Par ce
moyen, toute la portion viciée se séparera de celle de
dessous, qui est saine; le sinus se remplira de chair;
il ne s'y portera plus, ou presque plus, d'humeur par
la suite. Mais, si la noirceur ou la carie pénètrent l'os
de part en part, il faut faire l'excision de tout ce qu'il
y a de vicié : si la partie d'en dessous est saine, on se
contentera d'enlever ce qui est corrompu. Lorsque la
carie attaque les os du crâne, l'os de la poitrine, ou
les côtes, la cautérisation par le fer chaud serait nuisible, mais l'excision est indispensable. On ne doit pas
suivre la méthode de ceux qui, après avoir mis l'os à
découvert, attendent le troisième jour pour l'exciser;
il y a moins de danger à opérer avant que l'inflammation
ne soit établie. C'est pourquoi il faut, autant qu'il est
possible, faire, en même temps, une incision aux chairs,
découvrir l'os, et emporter tout ce qu'il y a de vicié.
La carie de l'os de la poitrine est la plus pernicieuse

quia vix, etiamsi recte cessit curatio, veram sanitatem reddit.

III Exciditur vero os duobus modis. Si parvulum est, quod læsum est, modiolo, quam
χοινιχίδα Græci vocant : si spatiosus, terebris.
Utriusque rationem proponam. Modiolus ferramentum concavum, teres est, imis oris ferratum;
per quod medium clavus, ipse quoque interiore
orbe cinctus, demittitur. Terebrarum autem duo
genera sunt : alterum simile ei, quo fabri utuntur : alterum capituli longioris, quod ab acuto
mucrone incipit, deinde subito latius fit; atque
iterum ab alio principio paulo minus quam æqualiter sursum procedit. Si vitium in angusto est,
quod comprehendere modiolus possit, ille potius
aptatur : et, si caries subest, medius clavus in foramen demittitur; si nigrities, angulo scalpri sinus
exiguus fit, qui clavum recipiat, ut, eo insisten-
te, circumactus modiolus delabi non possit, deinde , is habena , quasi terebra , convertitur.
Estque quidam premendi modus, ut et foret, et
circumagatur: quia, si leviter imprimitur, parum
proficit; si graviter, non movetur. Neque alienum
est, instillare paulum rosæ, vel lactis, quo magis
lubrico circumagatur : quod ipsum tamen, si co-
piosius est, aciem ferramenti hebetat. Ubi jam iter
modiolo pressum est, medius clavus educitur, et
ille per se agitur : deinde, cum sanitas inferioris
partis scobe cognita est, modiolus removetur. At
si latius vitium est, quam ut illo comprehendatur,
terebra res agenda est. Ea foramen fit in ipso fine
vitiosi ossis atque integri ; deinde alterum non ita

de toutes ; car il est rare , quelque heureuse que l'opération ait été, que la guérison soit parfaite.

III. On excise les os cariés de deux façons. Si la carie a peu d'étendue, on l'enlève avec le trépan, que les Grecs appellent *chœnicis* : si elle en a beaucoup, on se sert de la tarière. Je vais donner la manière de se servir de l'un et de l'autre. Le trépan est un instrument de fer, concave, rond , armé de dents en dessous, comme une scie, garni dans son milieu, d'une pointe, qui est aussi environnée d'un cercle. Les tarières sont de deux sortes : les unes semblables à celles dont se servent les charpentiers ; les autres ayant une tige plus longue, qui commence par une pointe tranchante, laquelle s'élargit d'abord , et se rétrécit ensuite insensiblement jusqu'au haut. Si la partie viciée de l'os n'a pas plus d'étendue que n'en peut couvrir la couronne du trépan, il faut l'emporter avec cet instrument : s'il y a carie, on enfonce dans le trou, qui est à l'os, la pointe qui passe par le milieu du trépan ; s'il n'y a que noirceur, on fait à l'os , avec la pointe du ciseau, une petite entaille , dans laquelle on place la pointe du trépan, afin qu'il ne puisse s'échapper en tournant. Le trépan ainsi placé, on le fera tourner par le moyen de son manche, comme un vilebrequin. Il y a manière d'appuyer, pour percer l'os et faire, en même temps, tourner le trépan : car, si l'on n'appuie pas assez, on n'avance point ; et si l'on appuie trop, on ne peut faire tourner le trépan. Il est bon de verser un peu d'huile rosat ou de lait, pour lubrifier l'os davantage ; mais on ne doit pas en verser beaucoup, de crainte d'émousser le tranchant de l'instrument. Lorsque l'empreinte de la couronne du trépan est suffisamment marquée, on ôte la pointe, et on fait ensuite tourner la couronne seule. Lorsque, par la couleur de la sciure, on voit qu'on est parvenu à la partie saine de l'os, on retire le trépan. Si la carie est trop étendue , pour qu'on puisse la couvrir avec la couronne du trépan, il faut se servir de la tarière , avec laquelle on fait d'abord un trou, entre la portion de l'os, qui est viciée, et celle qui est saine ; on en fait ensuite un second, près du premier ;

longe, tertiumque, donec totus is locus, qui excidendus est, his cavis cinctus sit. Atque ibi quoque,
quatenus terebra agenda sit, scobis significat. Tum
excisorius scalper ab altero foramine ad alterum
malleolo adactus id, quod inter utrumque medium est, excidit; ac sic ambitus similis ei fit,
qui in angustiorem orbem modiolo imprimitur.
Utro modo vero id circumductum est, idem excisorius scalper in osse corrupto planus summam
quamque testam lævet, donec integrum os relinquatur. Vix unquam nigrities integrum; caries per
totum os perrumpit, maximeque ubi vitiata calvaria est. Id quoque signi specillo significatur:
quod depressum in id foramen, quod infra soli-
dam sedem habet, et ob id retinens aliquid invenit, et madens exit : si pervium invenit, altius
descendens inter os et membranam, nihil opposi-
tum invenit, educiturque siccum: non quo non
subsit aliqua vitiosa sanies; sed quoniam ibi, ut
in latiore sede, diffusa sit. Sive autem nigrities,
quam terebra detexit, sive caries, quam specillum ostendit, os transit, modioli quidem usus
fere supervacuus est; quia latius pateat necesse
est, quod tam alte processit. Terebra vero ea,
quam secundo loco posui, utendum; eaque, ne
nimis incalescat, subinde in aquam frigidam demittenda est. Sed tum majore cura agendum est,
cum jam aut simplex os dimidium perforatum est,
aut in duplici superius : illud, spatium ipsum; hoc,
sanguis significat. Ergo tum lentius ducenda habena, suspendendaque magis sinistra manus est, et

puis un troisième, jusqu'à ce que la portion de l'os qui est viciée, et qu'il faut emporter, soit environnée de ces trous. La couleur de la sciure fera connaître si ces trous sont assez profonds; alors, avec un ciseau bien tranchant, sur lequel on frappera avec un maillet, on coupera les portions de l'os qui se trouvent comprises entre ces trous. Par ce moyen, on fait dans l'os, une ouverture en rond, semblable à celle que le trépan fait dans une circonférence plus étroite. Au reste, soit qu'on se soit servi du trépan, ou de la tarière, il faut, avec le même ciseau, couché de plat, enlever par esquilles, ce qu'il y a de vicié dans l'os, jusqu'à ce qu'on soit parvenu à la partie saine. Il est très-rare que la noirceur et la carie pénètrent l'os de part en part; surtout si ce sont les os du crâne qui sont affectés. C'est encore par le moyen du stylet, qu'on reconnaîtra le degré de carie de ces os : on l'enfonce dans le trou : si la partie d'en dessous est solide; si le stylet y rencontre quelque chose de rénitent, et qu'il en sorte mouillé, c'est une preuve qu'elle n'est pas entièrement cariée. Mais, lorsque l'os est percé de part en part, le stylet pénètre plus avant; il ne trouve rien entre le crâne et la membrane du cerveau qui lui résiste, et revient sec; non qu'il n'y ait en dessous une sanie vicieuse, mais parce que se trouvant dans un plus grand espace, elle est moins concentrée. Quoi qu'il en soit, si la noirceur qu'on a découverte par la tarière, et la carie qu'on a reconnue par le stylet, vont d'un côté à l'autre de l'os, le trépan est presque toujours inutile; car il est presque impossible que le mal ne soit fort étendu, lorsqu'il est si profond. Il faut donc avoir recours à la tarière de la seconde espèce. On aura soin de la tremper, de temps en temps, dans de l'eau froide, afin qu'elle ne s'échauffe pas trop. On doit redoubler d'attention, lorsqu'on est parvenu à la moitié d'un os qui n'a qu'une table, ou qu'on a percé la première de celui qui en a deux. C'est ce que l'on reconnaît dans le premier cas, par l'espace même; et dans le second, par le sang. Il faut alors tourner plus doucement le manche de la tarière; n'appuyer que très-légèrement dessus, avec la main

saepius attollenda , et foraminis altitudo conside-
randa ; ut, quandocumque os perrumpitur, sentia-
mus , neque periclitemur, ne mucrone cerebri
membrana laedatur : ex quo graves inflammationes,
cum periculo mortis, oriuntur. Factis foraminibus,
eodem modo media septa , sed multo circumspec-
tius, excidenda sunt, ne forte angulus scalpri eamdem membranam violet; donec fiat aditus, per
quem membranae custos immittatur : μηνιγγοφύλακα
Graeci vocant. Lamina aenea est, firma, paulum
resima, ab exteriore parte levis; quae demissa, sic,
ut exterior pars ejus cerebro propior sit, subinde
ei subjicitur, quod scalpro discutiendum est : ac,
si excipit ejus angulum, ultra transire non patitur : eoque et audacius, et tutius, scalprum malleolo subinde medicus ferit, donec excisum undique os, eadem lamina levetur, tollique sine ulla
noxa cerebri possit. Ubi totum os ejectum est, cir-
cumradendae laevandaeque sunt orae, et, si quid
scobis membranae insedit, colligendum. Ubi, superiore parte sublata, inferior relicta est, non
orae tantum, sed os quoque totum laevandum est,
ut sine noxa postea cutis increscat, quae aspero
ossi innascens protinus non sanitatem, sed novos
dolores movet. Patefacto cerebro, qua ratione agendum sit, dicam, cum ad fracta ossa venero. Si basis aliqua servata est, superimponenda sunt medicamenta non pinguia, quae recentibus vulneribus
accommodantur ; supraque imponenda lana succida, oleo atque aceto madens. Ubi tempus processit, ab ipso osse caro increscit, eaque factum
manu sinum complet. Si quod etiam os adustum
est, a parte sana recedit; subitque inter integram

main gauche; retirer souvent l'instrument, et examiner la profondeur du trou, pour savoir lorsque l'os est entièrement percé, et ne point s'exposer à blesser la membrane du cerveau; ce qui occasionnerait une grave inflammation, et mettrait le malade en danger de perdre la vie. Lorsqu'on a fait tous les trous nécessaires, on emporte, de la manière que nous l'avons dit plus haut, les portions situées entre ces trous; mais en prenant bien garde de ne point offenser la dure-mère avec la pointe du ciseau. On continue ainsi, jusqu'à ce qu'on ait fait une ouverture suffisante, pour y faire entrer le *méningophylax*, ou gardien des *méninges*. Cet instrument est une lame de cuivre, ferme, un peu recourbée, et polie par sa partie extérieure : on l'introduit entre la portion de l'os qu'on veut enlever, et la dure-mère, qu'elle garantit de la pointe du ciseau, sur le manche duquel le chirurgien frappe plus hardiment et plus sûrement avec le maillet. Après que l'os est coupé de tous côtés, on l'élève et on l'emporte avec cette même lame, sans courir risque d'offenser, en aucune façon, le cerveau. Lorsque tout l'os a été enlevé, il faut racler et polir, avec la rugine, les bords de l'ouverture, et emporter la sciure qui peut être tombée sur la dure-mère. Si l'on n'a emporté que la première table de l'os, ce n'est pas assez de racler et de polir les bords de l'ouverture, il faut en faire autant à la seconde table ; car, lorsque les nouvelles chairs viennent à recouvrir l'os, s'il y était resté quelques aspérités, cela ferait obstacle à la guérison, et occasionnerait de nouvelles douleurs. Je dirai, en parlant des fractures, ce qu'il convient de faire, lorsqu'on a mis ainsi le cerveau à découvert. Si on a laissé en dessous, une portion de l'os, il faut appliquer par-dessus, des médicamens qui ne soient point gras; tels que ceux dont on se sert dans les blessures récentes. On recouvre le tout de laine non lavée, trempée dans de l'huile et du vinaigre. Au bout d'un certain temps, il pousse de l'os même, des chairs qui remplissent l'ouverture. Lorsqu'on a fait, avec le cautère actuel, un trou sur un os, il se forme, également entre les parties viciées et les parties saines, des chairs qui

atque emortuam partem caruncula, quæ, quod abscessit, expellat. Eaque fere, quia testa tenuis et angusta est, λεπίς, id est, squama, a Græcis nominatur. Potest etiam evenire, ut ex ictu neque findatur os, neque perfringatur; sed summum tamen collidatur, exaspereturque. Quod ubi incidit, radi et lævari satis est. Hæc quamvis maxime fiunt in capite, tamen ceteris quoque ossibus communia sunt : ut, ubicumque idem incidit, eodem remedio sit utendum. At quæ fracta, fissa, forata, collisa sunt, quasdam proprias in singulis generibus, quasdam communes in pluribus curationes requirunt : de quibus protinus dicam, initio ab eadem calvaria accepto.

IV. Igitur, ubi ea percussa, protinus requirendum est, num bilem is homo vomuerit; num oculi ejus obcæcati sint; num obmutuerit; num per nares auresve sanguis ei effluxerit; num conciderit; num sine sensu quasi dormiens jacuerit. Hæc enim non nisi osse fracto eveniunt : atque, ubi inciderunt, scire licet, necessariam, sed difficilem curationem esse. Si vero etiam torpor accessit; si mens non constat; si nervorum vel resolutio, vel distentio secuta est; verisimile est etiam cerebri membranam esse violatam : eoque in angusto magis spes est. At si nihil horum secutum est, potest etiam dubitari, an os fractum sit : et protinus considerandum est, lapide, an ligno, an ferro, an alio telo percussum sit, et hoc ipso lævi an aspero, mediocri an vastiore, vehementer an leviter; quia quo mitior ictus fuit, eo facilius os ei restitisse

font détacher et tomber ce qui s'était abcédé, et remplissent le creux fait par le cautère. Comme ces chairs ont ordinairement la figure d'une esquille mince et étroite, les Grecs les appellent *lepis*, c'est-à-dire, écaille. Il peut arriver aussi qu'à la suite d'un coup, l'os ne soit ni brisé, ni fendu, mais seulement contus ; dans ce cas, il suffit de racler et de polir la partie offensée. Quoique les différens maux dont nous venons de parler, attaquent le plus souvent les os de la tête, ils sont néanmoins communs à tous les autres os ; en sorte que partout où ils se présentent, on doit employer les mêmes remèdes. Quant aux fractures, aux fissures, aux perforations et aux contusions des os, les méthodes qu'on emploie pour y remédier, ont quelque chose de particulier pour chaque genre de ces accidens, et de commun pour ce qui est applicable au plus grand nombre. Je vais rapporter ce qui les concerne, en commençant de même par le crâne.

IV. Lorsqu'une personne a reçu un coup à la tête, il faut commencer par s'informer, si elle a vomi de la bile immédiatement après ; si sa vue s'est obscurcie ; si elle a perdu l'usage de la parole ; s'il lui est sorti du sang par les narines, ou par les oreilles ; si elle a été renversée du coup ; si elle est restée par terre, comme endormie et privée de sentiment. Ces signes annoncent la fracture du crâne ; et lorsqu'ils se rencontrent, il est évident que l'opération du trépan est nécessaire, et que le blessé n'en reviendra que difficilement. Si, outre cela, le malade éprouve de l'engourdissement ; si sa raison est égarée ; s'il survient une paralysie, ou des mouvemens convulsifs, il est probable que la dure-mère est aussi offensée ; par conséquent, il reste encore moins d'espérance. Si l'on ne remarque aucun des accidens dont nous venons de parler, et si l'on est incertain s'il y a, ou non, fracture au crâne, on examinera si c'est avec une pierre, une épée, un bâton, ou avec quelque autre espèce de trait, qu'il a été frappé, et si cet instrument était poli, ou raboteux, petit ou considérable, et si le coup a été léger ou violent. Car plus il a été léger, plus il est présumable que l'os aura pu y

credibile est. Sed nihil tamen melius est, quam certiore id nota explorare. Ergo, qua plaga est, demitti specillum oportet, neque nimis tenue, neque acutum; ne, cum in quosdam naturales sinus in·iderit, opinionem fracti ossis frustra faciat: neque nimis plenum, ne parvulæ rimulæ fallant. Ubi specillum ad os venit, si nihil nisi læve et lubricum occurrit, integrum id videri potest: si quid asperi est, utique qua suturæ non sint, fractum os esse testatur. A suturis se deceptum esse, Hippocrates memoriæ prodidit; more scilicet magnorum virorum, et fiduciam magnarum rerum habentium. Nam levia ingenia, quia nihil habent, nihil sibi detrahunt: magno ingenio, multaque nihilominus habituro, convenit etiam simplex veri erroris confessio; præcipueque in eo ministerio, quod utilitatis causa posteris traditur; ne qui decipiantur eadem ratione, qua quis ante deceptus est. Sed hæc quidem alioquin memoria magni professoris, uti interponeremus, effecit. Potest autem sutura eo nomine fallere, quia æque aspera est; ut aliquis, hanc esse, etiamsi rima est, existimet eo loco, quo subesse hanc verisimile est. Ergo eo nomine decipi non oportet: sed os aperire tutissimum est. Nam neque utique certa sedes, ut supra posui, suturarum est; et potest idem et naturaliter commissum et ictu fissum esse, juxtave aliquid fissum habere. Quin aliquando etiam, ubi ictus fuit vehementior, quamvis specillo nihil invenitur, tamen aperire commodius est. At si ne tum quidem rima manifesta est, inducendum super os atramentum scriptorium est, deinde scalpro id deradendum: nigritiem enim continet, si quid fissum

résister. Cependant, il vaut encore mieux s'en assurer par un moyen plus certain. On sondera donc la plaie; en se servant, pour cela, d'une sonde qui ne soit ni trop menue, ni pointue; de crainte que venant à rencontrer quelque petit enfoncement naturel, elle ne donne faussement lieu de croire, que c'est une fracture de l'os; il ne faut pas non plus qu'elle soit trop grosse, de peur qu'elle ne glisse par-dessus les fissures véritables, lorsqu'elles sont peu considérables. Quand la sonde a parcouru l'os, si elle n'a rien rencontré que de continu et de poli, il y a grande apparence que l'os n'est point endommagé; mais si l'on sent quelque chose de rude et d'inégal dans les endroits où il ne doit point y avoir de suture, c'est une marque que l'os est fracturé. Hippocrate nous apprend qu'il a été induit en erreur par les sutures. Il n'y a que les hommes véritablement grands, et qui sentent leur supériorité, qui puissent ainsi convenir de leurs méprises. Les génies superficiels savent qu'ils ont trop peu, pour pouvoir rien abandonner; mais c'est le propre de ceux du premier ordre, qui seront toujours assez riches d'ailleurs, d'avouer ingénument leurs fautes; surtout si l'aveu qu'ils en font peut être de quelque utilité à ceux qui exerceront après eux le même ministère, en les empêchant de se laisser tromper par les mêmes apparences. C'est la célébrité de ce grand maître qui nous a engagés à insérer ici cette observation. Les sutures peuvent tromper, en ce qu'elles sont rudes et inégales, de sorte qu'on peut les confondre avec une fissure; surtout si c'est dans un endroit où elles ont naturellement leur siège. Pour ne pas s'y méprendre, il convient de mettre l'os à découvert; car, comme je l'ai déjà dit, la situation des sutures varie; et de plus, la fissure peut se trouver dans l'endroit même de la suture, ou dans les environs. On doit même quelquefois, lorsque le coup a été très-violent, et quoi qu'on ne trouve rien avec la sonde, découvrir l'os : néanmoins si on n'y aperçoit pas de fissure, il faut verser de l'encre dessus; le racler ensuite avec une rugine; et la fissure alors, s'il y en a une, conservera l'empreinte de l'encre. Quelquefois aussi la fissure est à un endroit différent de

,est. Solet etiam evenire, ut altera parte fuerit ictus, et os altera fiderit. Itaque, si graviter aliquis percussus est, si mala indicia subsecuta sunt, neque ea parte, qua cutis discissa est, rima reperitur; non incommodum est, parte altera considerare, num quis locus mollior sit, et tumeat; eumque aperire : siquidem ibi fissum os reperietur. Nec tamen magno negotio cutis sanescit, etiamsi frustra secta est. Os fractum, nisi si succursum est, gravibus inflammationibus afficit, difficiliusque postea tractatur. Raro, sed aliquando tamen, evenit, ut os quidem totum integrum maneat, intus vero ex ictu vena aliqua in cerebri membrana rupta aliquid sanguinis mittat; isque ibi concretus magnos dolores moveat, et oculos quibusdam obcæcet. Sed fere contra id dolor est, et, eo loco cute incisa, pallidum os reperitur : ideoque id quoque os excidendum est. Quacumque autem de causa curatio hæc necessaria est, si nondum satis cutis patefacta est, latius aperienda est, donec, quidquid læsum est, in conspectu sit. In quo ipso videndum est, ne quid ex ipsa membranula, quæ sub cute calvariam cingit, super os relinquatur: siquidem hæc scalpro terebrisve lacerata vehementes febres cum inflammationibus excitat. Itaque eam commodius est ex toto ab osse diduci. Plagam, si ex vulnere est, talem necesse est habeamus, qualem acceperimus : si manu facienda est, ea fere commodissima est, quæ duabus transversis lineis literæ X figuram accipit : tum deinde a singulis procedentibus lingulis cutis subsecatur. Inter quæ, si sanguis fertur, spongia subinde in aceto tincta cohibendus est, occupandusque objectis linamentis, et caput altius excitandum. Neque id vitium ullum metum, nisi inter musculos, qui tempora continent, affert : sed ibi quoque nihil tutius fit.

celui où on a reçu le coup ; c'est pourquoi, si l'on
a reçu un coup violent ; que les symptômes qui s'en-
suivent, paraissent dangereux, et qu'il n'y ait point
de fissure à l'endroit où les tégumens sont entamés,
on fera bien de voir au côté opposé, s'il n'y a pas
quelque endroit pâteux et tuméfié ; auquel cas, on l'ouvrira, et l'on trouvera dessous qu'il y a fissure à l'os : et,
quand bien même on n'en trouverait point, on n'aurait
pas beaucoup risqué d'ouvrir ainsi la peau ; parce qu'il
est aisé de la faire reprendre ; au lieu que la fissure, si
on n'y remédie dès le commencement, excite une inflammation des plus violentes, et ne se guérit alors que
très-difficilement. Il arrive cependant quelquefois, bien
rarement, il est vrai, que l'os reste sain et entier ; mais
qu'une veine rompue dans la membrane du cerveau,
laisse échapper en dedans du sang qui s'y coagule, excite de violentes douleurs, et prive de la vue certains
blessés. Mais, le plus ordinairement, la douleur est au
côté opposé ; et, en y faisant une incision, on trouve
que l'os est pâle. On doit, dans ce cas, y appliquer aussi
le trépan. Quelle que soit la cause qui rend l'opération du
trépan nécessaire, si les tégumens ne sont point assez
écartés, il faut les détacher davantage, jusqu'à ce
que la partie offensée soit entièrement à découvert.
Mais, dans cette opération préliminaire, il faut soigneusement éviter que le péricrâne ne reste en place ;
parce que la rugine ou les dents du trépan venant à le déchirer, cet accident exciterait la fièvre, et une inflammation des plus considérables. Ainsi, il faut le séparer
entièrement de l'os. Si le coup a fait une ouverture aux
tégumens, il faut bien la prendre telle qu'elle est ; mais
si l'on est obligé de la faire avec l'instrument, l'incision
cruciale est la plus convenable, comme offrant, par
ses angles, plus de facilité pour détacher la peau. Si
un écoulement de sang a lieu, on l'arrêtera avec une
éponge trempée dans du vinaigre, et avec de la charpie sèche : on tiendra la tête du malade élevée. Cette
hémorrhagie n'a, d'ailleurs, rien de dangereux ; à moins
qu'on ne fasse l'incision sur les muscles temporaux ;
mais, dans cette supposition même, c'est l'accident le

continent affert : sed ibi quoque nihil tutius fit.
In omni vero fisso fractove osse, protinus antiquiores medici ad ferramenta veniebant, quibus id
exciderent. Sed multo melius est, ante emplastra
experiri, quæ calvariæ causa componuntur : eorumque aliquod oportet ex aceto mollitum per se
super fissum fractumve os imponere : deinde super
id, aliquanto latius, quam vulnus est, eodem medicamento illitum linteolum, et præterea succidam
lanam aceto tinctam : tum vulnus deligare, et
quotidie resolvere, similiterque curare usque ad
diem quintum. A sexto die etiam vapore aquæ calidæ per spongiam fovere : cetera eadem facere.
Quod si caruncula increscere cœperit, et febricula
aut soluta erit, aut levior, et cupiditas cibi reverterit, satisque somni accedet, in eodem medicamento erit perseverandum. Procedente deinde
tempore emolliendum id emplastrum, adjecto cerato ex rosa facto, quo facilius carnem producat :
nam per se reprimendi vim habet. Hac ratione sæpe-
rimæ callo quodam implentur; estque ea ossis velut cicatrix ; et latius fracta ossa, si qua inter se
non cohærebant, eodem callo glutinantur; estque
id aliquanto melius velamentum cerebro, quam
caro, quæ exciso osse increscit. Si vero sub prima
curatione febris intenditur, brevesque somni, et
iidem per somnia tumultuosi sunt, ulcus madet
neque alitur, et in cervicibus glandulæ oriuntur
magni dolores sunt, cibique super hæc fastidium
increscit; tum demum ad manum scalprumque
veniendum est. Duo vero sub ictu calvariæ pericula sunt; ne vel findatur, vel medium desidat. Si
fissum est, possunt oræ esse compressæ : vel quia
altera super alteram excessit; vel etiam, quia vehementer rursus se commiserunt. Ex quo evenit
ut humor ad membranam quidem descendat, exi-

moins fâcheux qui puisse arriver. Dans le cas de fissure, ou de fracture au crâne, les anciens avaient aussitôt recours à l'opération du trépan, pour emporter l'os offensé; mais il est beaucoup mieux d'essayer d'abord des emplâtres qu'on a coutume d'employer dans les blessures du crâne : on malaxe l'un de ces emplâtres avec du vinaigre, et on l'applique sur l'os fracturé ou fêlé. On étend, par-dessus cet emplâtre, un linge qui en est enduit, et qui est un peu plus large que la plaie : on recouvre le tout de laine grasse, imbibée de vinaigre, et on applique un bandage : on lève tous les jours l'appareil, et on continue de la même façon, jusqu'au cinquième jour. Le sixième, on fait, par le moyen d'une éponge, des fomentations, avec de l'eau chaude, et on continue le même pansement qu'auparavant. Alors, si les chairs repoussent; si la fièvre est dissipée, ou diminuée; si l'appétit revient; si le malade dort suffisamment, il faudra continuer la même méthode. Au bout de quelque temps, pour faciliter la régénération des chairs, on rendra l'emplâtre plus émollient, en y ajoutant du cérat fait avec l'huile rosat; car il est par lui-même astringent. Par ce moyen, la fente se remplit souvent d'une espèce de cal, qui est, pour l'os, une sorte de cicatrice; c'est aussi, de cette manière, que sont réunis les os fracturés, qui laissaient entre eux une plus ou moins grande ouverture; et ce cal est beaucoup plus propre à recouvrir le cerveau, que la chair qui repousserait, si on avait enlevé l'os. Mais si, dès le commencement de la cure, la fièvre augmente; si le malade dort peu, et s'il est troublé par des rêves tumultueux; si l'ulcère est humide, et ne se guérit point; s'il se forme des tumeurs glanduleuses au cou; si les douleurs et le dégoût vont en croissant, il faudra en venir à l'opération, et employer le ciseau. Il y a deux accidens à craindre dans les coups à la tête; la fêlure, et l'enfoncement de l'os : dans le premier cas, les bords de la fissure peuvent être extrêmement serrés, soit parce que l'un chevauche sur l'autre; soit parce qu'après avoir été séparés, ils se sont rapprochés exactement; en sorte que les humeurs qui suintent des vaisseaux brisés, tombent sur la membrane du cerveau, et ne trouvant point

tum vero non habeat; ac sic eam irritet, et graves inflammationes moveat. At ubi medium desedit, eamdem cerebri membranam os urget : interdum etiam ex fractura quibusdam velut aculeis pungentibus. His ita succurendum est, ut tamen quam minimum ex osse dematur. Ergo, si ora alteri insedit, satis est id, quod eminet, plano scalpro excidere : quo sublato, jam rima hiat quantum curationi satis est. At si oræ inter se comprimuntur, a latere ejus, interposito digiti spatio, terebra foramen faciendum est : ab eoque scalper duabus lineis ad rimam agendus, ad similitudinem literæ V, sic, ut vertex ejus a foramine, basis a rima sit. Quod si rima longius patet, ab altero foramine rursus similis sinus fieri debet : et ita nihil latens in eo osse concavo est, abundeque exitus datur intus lædentibus. Ne si fractum quidem os desedit, totum excidi necesse est : sed, sive totum perfractum est, et ab alio ex toto recessit, sive circumpositæ calvariæ inhæret exigua parte, ab eo, quod naturaliter se habet, scalpro dividendum est. Deinde in eo, quod desedit, juxta rimam, quam fecimus, foramina addenda sunt, si in angusto noxa est, duo; si latius patet, tria; septaque eorum excidenda : et tum scalper utrimque ad rimam agendus, sic, ut lunatum sinum faciat, imaque pars ejus intus ad fracturam, cornua ad os integrum spectent. Deinde, si qua labant, et ex facili removeri possunt, forfice ad id facta colligenda sunt, maximeque ea, quæ acuta membranam infestant : si id ex facili fieri non potest, subjicienda lamina est, quam custodem ejus membranæ esse proposui ; et super eam, quidquid spinosum est, et intus eminet, excidendum est : eademque lamina, quidquid deorsum insedit, attollendum. Hoc genus curationis efficit, ut, quæ

d'issue pour s'échapper, l'irritent, et y excitent une violente inflammation. Dans le second cas, l'os enfoncé presse sur la même membrane : il se détache aussi quelquefois de la fracture, des esquilles pointues, qui blessent le cerveau. On doit remédier à ces accidens, de façon qu'on emporte le moins d'os qu'il est possible. C'est pourquoi, dans la fissure chevauchante, on emportera, avec le plat du ciseau, ce qui déborde ; et, après l'avoir enlevé, il reste une petite ouverture, qui suffit pour achever le traitement. Mais, si les bords sont pressés l'un contre l'autre, on percera un trou, avec la tarière, à un travers de doigt ; puis, on fera dans l'os, avec le ciseau, une incision angulaire, dont le sommet sera tourné vers le trou, et la base vers la fissure. Si la fissure est fort étendue, on fera deux trous sur la même direction, et deux incisions dans l'os ; afin qu'il ne reste rien de caché en dessous, et que les humeurs épanchées sur la membrane du cerveau, aient une issue suffisante. Si l'os fracturé est enfoncé, il n'est pas toujours nécessaire de l'emporter entièrement ; mais s'il est brisé tout-à-fait, et absolument détaché des os circonvoisins ; ou s'il tient encore, par une légère portion, au reste du crâne, il faut, avec le ciseau, le séparer de celui qui est sain ; faire, ensuite, à côté de l'incision, deux trous dans l'os enfoncé, si la fracture est peu considérable ; trois, si elle l'est davantage, et emporter les parties de l'os, situées entre ces trous ; après quoi, on pratiquera avec le ciseau, aux deux côtés de la fente, une ouverture en forme de croissant, dont la base sera tournée vers la fracture, et les extrémités vers l'os sain. Ensuite, s'il y a quelques esquilles qui vacillent, et qu'on puisse enlever aisément, on les emportera avec une tenette faite exprès pour cela, surtout si elles sont aiguës, et qu'elles puissent blesser la dure-mère ; s'il n'est pas aisé de les avoir, on introduira, entre le crâne et la dure-mère, le *méningophylax* ; et, après avoir emporté toutes les esquilles pointues et saillantes, on relèvera, avec cet instrument, la portion de l'os enfoncée. Par cette méthode, on vient à bout de consolider les os fracturés, dans les endroits où ils ne sont pas entièrement

parte fracta ossa tamen inhærent, solidentur : qua
parte abrupta sunt, sine ullo tormento sub medicamentis tempore excidant, spatiumque inter hæc
satis illis magnum ad extrahendam saniem relinquatur ; plusque in osse propugnaculi cerebrum
habeat, quam habiturum fuit, eo exciso. His factis, ea membrana acri aceto respergenda est ; ut,
sive aliquid sanguinis ex ea profluit, cohibeatur,
sive intus concretus cruor remanet, discutiatur :
tum idem medicamentum eodem modo, qui supra
positus est mollitum, ipsi membranæ imponendum
est : ceteraque eodem modo facienda sunt, quæ
ad lenteolum illitum, et lanam succidam pertinent :
collocandusque is loco in tepido : et curandum
quotidie vulnus ; bis etiam, æstate. Quod si membrana per inflammationem intumuerit, infundenda erit rosa tepida. Si usque eo tumebit, ut super
ossa quoque emineat, coërcebit eam bene trita
lenticula, vel folia vitis contrita, et cum recenti
vel butyro, vel adipe anserino mixta : cervixque
molliri debebit liquido cerato, ex irino facto. At
si parum pura membrana videbitur, par modus ejus
emplastri et mellis miscendus erit ; idque superin-
fundendum ; ejusque continendi causa unum aut
alterum linamentum injiciendum, et super linteolo, cui emplastrum illitum sit, contegendum.
Ubi satis pura membrana est, eadem ratione adjiciendum emplastro ceratum, ut carnem producat.
Quod ad abstinentiam vero, et primos ulteriores-
que cibos potionesque pertinet, eadem, quæ in
vulneribus præcepi, servanda sunt, eo magis, quo
periculosius hæc pars afficitur. Quin etiam, cum
jam non solum sustineri, sed ali his quoque oportebit, tamen erunt vitanda, quæcumque mandenda
sunt : item fumus, et quidquid excitat sternutamentum. Spem vero certam faciunt, membrana

séparés du reste du crâne; et, dans ceux où ils sont tout-à-fait détachés des os circonvoisins, de les faire, à l'aide des médicamens, tomber au bout d'un certain temps, sans causer la moindre douleur; on procure aux humeurs épanchées une issue suffisante, pour s'échapper; et la portion de l'os, qu'on a conservée, garantit mieux le cerveau, que ce qui aurait remplacé cet os, si on l'avait emporté. L'opération faite, on verse sur la dure-mère, du vinaigre fort âcre, pour arrêter le sang, s'il en sort, ou pour résoudre celui qui peut s'être caillé dessous : on applique, ensuite, sur la membrane même, l'emplâtre que nous avons conseillé plus haut, et que l'on ramollit avec du vinaigre; puis on recouvre, comme il a été dit, avec un linge préparé et de la laine grasse; on place le blessé dans un lieu chaud; et l'on panse la plaie une fois par jour, et deux fois, quand c'est en été. Si la dure-mère vient à s'enflammer et à se tuméfier, on versera dessus, de l'huile rosat tiède ; mais, si elle se gonfle au point de faire saillie hors du crâne, il faudra la réduire, en appliquant dessus, des lentilles ou des feuilles de vigne bien broyées, mêlées avec du beurre frais, ou de la graisse d'oie récente. On ramollira le prolongement qui fait hernie, avec du cérat d'iris liquide; mais si la membrane ne paraît pas en bon état, on se servira d'un mélange de parties égales de l'emplâtre dont nous avons déjà parlé, et de miel, qu'on appliquera dessus, avec un peu de charpie pour le maintenir en place; on recouvrira le tout d'un linge enduit du même emplâtre; lorsque la dure-mère sera suffisamment détergée, on joindra du cérat à l'emplâtre, pour procurer la régénération des chairs. Quant au régime, sous le rapport de la diète, des alimens et des boissons, soit dans les premiers momens, soit plus tard, il doit être le même que dans les blessures, et encore plus exact; parce que les plaies de la tête sont plus dangereuses que les autres. Lors même qu'il sera temps de donner une nourriture plus forte au malade, on évitera tous les alimens qui ont besoin d'être mâchés; de même que la fumée, et tout ce qui pourrait exciter l'éternument. C'est une preuve certaine que la cure va

mobilis ac sui coloris, caro increscens rubicunda, facilis motus maxillæ atque cervicis. Mala signa sunt, membrana immobilis, nigra, vel livida, vel aliter coloris corrupti, dementia, acris vomitus, nervorum vel resolutio vel distentio, caro livida, maxillarum rigor, atque cervicis. Cetera, quæ ad somnum, cibi desiderium, febrem, puris colorem attinent, eadem, quæ in ceteris vulneribus, vel salutaria, vel mortifera sunt. Ubi bene res cedit, incipit ab ipsa membrana; vel, si os eo loco duplex est, inde quoque caro increscere; eaque id, quod inter ossa vacuum est, replet : nonnunquam etiam super calvariam excrescit. Quod si incidit, inspergenda squama æris est, ut id reprimat cohibeatque : ea carni superdanda, quæ ad cicatricem perducant. Omnibusque ea locis commode inducitur, excepta frontis ea parte, quæ paulum super id est, quod inter supercilia est. Ibi enim vix fieri potest, ut non per omnem ætatem sit exulceratio : quæ linteolo medicamentum habente contegenda sit. Illa utique, capite fracto, servanda sunt, ut, donec jam valida cicatrix sit, vitentur sol, ventus, frequens balneum, major vini modus.

V. In naribus vero, et os, et cartilago frangi solet, et quidem modo adversa, modo a latere. Si adversa fracta sunt, alterumve ex his, nares desidunt, difficulter spiritus trahitur. Si a latere os fractum est, is locus cavus est : si cartilago, in alteram partem nares declinantur. Quidquid in cartilagine incidit, excitanda ea leniter est, aut subjecto specillo, aut duobus digitis utrimque

bien, et que le malade guérira, si la dure-mère conserve son mouvement, si elle retient sa couleur; si les chairs qui repoussent, sont rouges, et que le malade remue facilement la mâchoire et le cou. Au contraire, c'est un très-mauvais signe si la dure-mère a perdu son mouvement; si sa couleur est noire, ou livide, ou qu'elle paraisse putréfiée; si le malade extravague; s'il y a vomissement continuel, paralysie ou convulsion; si les chairs sont livides, et si le mouvement du cou et de la mâchoire est empêché. Quant aux autres signes qui se tirent du sommeil, de l'appétit, de la fièvre, de la couleur du pus, ce sont ici, comme dans les autres blessures, précisément les mêmes, qui donnent lieu de craindre ou d'espérer. Lorsque la cure va bien, il s'élève de la membrane même, ou si l'os est composé de deux tables à cet endroit, et qu'on n'en ait enlevé qu'une, il pousse de la table intérieure, des chairs qui remplissent l'ouverture faite à l'os. Ces chairs sont quelquefois fongueuses, et s'élèvent au-dessus du crâne. En ce cas, il faut les réprimer, et les contenir avec l'écaille de cuivre, et appliquer ensuite dessus, des remèdes cicatrisans. Toutes les plaies de la tête se cicatrisent assez aisément; excepté à la partie du front, qui est un peu au-dessus de l'entre-deux des sourcils. Il n'est guère possible qu'il ne reste à cet endroit, pendant toute la vie, une ulcération, sur laquelle il faut appliquer un linge enduit de quelques médicamens convenables. Après les blessures de la tête, on doit éviter pendant long-temps, jusqu'à ce que la cicatrice soit bien affermie, l'ardeur du soleil, le vent, le bain fréquent, et l'excès dans le vin.

V. Dans les fractures du nez, il arrive quelquefois que l'os et le cartilage sont cassés, tantôt par devant, tantôt sur les côtés. S'ils le sont tous deux par devant, ou s'il n'y a que l'un ou l'autre, le nez s'affaise, et l'on respire difficilement; si l'os est cassé sur le côté, on y aperçoit un creux; si c'est le cartilage, le nez penche vers le côté opposé. Dans la fracture du cartilage, il faut relever doucement la portion qui est enfoncée, ou avec une sonde, ou avec deux doigts qu'on introduit

compressis : deinde in longitudinem implicata linamenta, et molli pellicula cincta circumsutaque, intus adigenda sunt; aut eodem modo compositum aliquid ex arido penicillo; aut grandis pinna, gummi, vel fabrili glutine illita, et molli pellicula circumdata, quae desidere cartilaginem non sinat. Sed, si adversa ea fracta est, aequaliter utraque naris implenda est : si a latere, crassius esse debet ab ea parte, in quam nasus jacet, ab altera tenuius id, quod inseritur. Extrinsecus autem circumdanda habena est mollis, media illita mixtis inter se simila et thuris fuligine: eaque ultra aures ducenda, et fronti duobus capitibus agglutinanda est. Id enim corpori quasi gluten inhaerescit, et, cum induruit, nares commode continet. Sin, quod intus inditum est, laedit, sicut maxime fit, ubi interior cartilago perfracta est, excitatae nares eadem tantummodo habena continendae sunt: deinde, post quatuordecim dies id ipsum demendum est. Resolvitur autem aqua calida : eaque tum is locus quotidie fovendus est. Sin os fractum est, id quoque digitis in suam sedem reponendum est : atque ubi adversum id ictum est, utraque naris implenda est; ubi a latere, ea, in quam os impulsum est: imponendumque ceratum, et paulo vehementius deligandum est; quia callus eo loco non ad sanitatem tantummodo, sed etiam ad tumorem increscit: a tertio die fovendum id aqua calida est: tantoque magis, quanto propius esse sanitati debet. Quod si plura erunt fragmenta, nihilominus extrinsecus singula in suas sedes digitis erunt compellenda ; imponendaque extrinsecus eadem habena, et super

dans les narines. La réduction faite, on y introduit une tente, recouverte d'une pellicule fort douce, qu'on a cousue autour, ou un bourdonnet préparé de la même façon, ou bien un gros tuyau de plume, enduit de gomme ou de colle, et recouvert également d'une pellicule fort douce, pour soutenir le cartilage redressé, et l'empêcher de retomber. Si c'est la partie antérieure du cartilage qui est brisée, on remplit également les deux narines ; s'il n'y a qu'un côté fracturé, on remplit plus la narine vers laquelle le nez penche, que celle de l'autre côté. On applique extérieurement une bande mollette, enduite, dans son milieu, d'un mélange de parties égales de fleur de farine de froment et de suie d'encens ; on fait tourner cette bande autour de la tête, et on en colle les deux bouts sur le front. Ce mélange s'attache au nez, comme de la colle, et lorsqu'il s'est durci, il maintient parfaitement le cartilage. Si ce qu'on a introduit dans les narines incommode, comme il arrive assez ordinairement, lorsque le cartilage est brisé à l'intérieur, on se contente, après l'avoir redressé, de le tenir en place, avec le bandage dont nous venons de parler. On ôte ce bandage au bout de quatorze jours, en le détachant par le moyen de l'eau chaude ; on fomente aussi, tous les jours, avec cette même eau, la partie affectée. Si c'est l'os qui est fracturé, on le redresse de la même façon, avec les doigts ; et si c'est à la partie antérieure que se trouve la fracture, on remplit les deux narines ; si c'est sur le côté, on remplit celle contre laquelle l'os du nez s'est affaissé. On applique du cérat par-dessus ; on serre le bandage un peu plus fort ; parce que le cal qui se forme, ne sert pas seulement à réunir les os du nez, mais encore occasionne, en cet endroit, une tumeur. Dès le troisième jour, on doit bassiner le nez avec de l'eau tiède, et il faut réitérer ces fomentations d'autant plus souvent, que le cal est plus près d'être entièrement formé. S'il y a plusieurs fragmens, il faudra les redresser tous, avec les doigts qu'on introduira dans les narines, et les tenir réunis avec la bande dont nous venons de parler. On appliquera par-dessus cette bande, du cérat, sans

eam ceratum ; neque ultra fascia adhibenda est. At si quod fragmentum undique resolutum cum ceteris non glutinabitur, intelligetur quidem ex humore, qui multus ex vulnere feretur; vulsella vero extrahetur ; finitisque inflammationibus, imponetur aliquod medicamentum ex iis, quæ leniter reprimunt. Pejus est, ubi aut ossi aut cartilagini fractæ cutis quoque vulnus accessit. Id admodum raro fit. Si incidit, illa quidem nihilo minus eadem ratione in suas sedes excitanda sunt: cuti vero superimponendum emplastrum aliquod ex iis, quæ recentibus vulneribus accommodata sunt: sed insuper nullo vinculo deligandum est.

VI. In aure quoque interdum rumpitur cartilago. Quod si incidit, antequam pus oriatur, imponendum glutinans medicamentum est : sæpe enim suppurationem prohibet, et aurem confirmat. Illud et in hac et in naribus ignorari non oportet, non quidem cartilaginem ipsam glutinari, circa tamen carnem increscere, solidarique cum locum. Itaque, si cum cute cartilago rupta est, cutis utrimque suitur. Nunc autem de ea dico, quæ, cute integra, frangitur. In ea vero si jam pus natum est, aperienda altera parte cutis, et ipsa cartilago contra lunata plaga excidenda est : deinde utendum est medicamento leniter supprimente, quale lycium est aqua dilutum, donec sanguis fluere desinat : tum imponendum linteolum cum emplastro, sic, ut pingue omne vitetur; et a parte posteriore lana mollis auri subjicienda est, quæ, quod est inter hanc et caput, compleat : tum ea leniter deliganda est ; et a tertio die, vapore, ut in naribus posui, fovenda. Atque in his quoque generibus abstinentia primi temporis necessaria est, donec inflammatio finiatur.

qu'il soit besoin d'autre bandage. Mais, s'il y a un fragment qui soit entièrement détaché des autres, et qui ne puisse point reprendre, ce que l'on connaîtra par la grande quantité d'humeur qui s'écoulera de la plaie, on l'emportera avec des pinces; et, lorsque l'inflammation sera passée, on appliquera sur la fracture, quelque léger astringent. Le cas le plus fâcheux de tous, c'est lorsque la fracture est accompagnée de plaie : cet accident est fort rare; mais, lorsqu'il arrive, il faut, après avoir remis l'os ou le cartilage en place, panser la plaie avec quelqu'un des emplâtres qui conviennent dans les blessures récentes, et ne point appliquer de bandage.

VI. Le cartilage de l'oreille se rompt aussi quelquefois. Lorsque cet accident arrive, il faut, avant qu'il s'y forme du pus, appliquer sur l'oreille un emplâtre agglutinatif, qui souvent la raffermit, et empêche la suppuration. Au reste, on ne doit pas ignorer que le cartilage de l'oreille, ni celui du nez, ne se reprennent point; mais il croît seulement, dans les environs de la fracture, des chairs avec lesquelles le cartilage se consolide. C'est pourquoi, si, avant la fracture du cartilage, les chairs sont aussi divisées, il faut les réunir par un point de suture. Mais je ne parle ici que de la fracture qui n'est point accompagnée de plaie aux tégumens. Dans ce cas, si la suppuration est établie, il faut faire une incision à la peau, du coté opposé à la fracture; emporter le cartilage que l'on coupera en forme de croissant; appliquer ensuite sur la plaie, des remèdes légèrement astringens, tel que le lycium délayé dans de l'eau, et continuer l'usage de ces moyens, jusqu'à ce que le sang soit entièrement arrêté. Après quoi, on étendra dessus un linge enduit d'un emplâtre, dans lequel il n'entre rien de gras : on remplira de laine mollette le vide qui se trouve entre l'oreille et la tête : on assujettira ensuite l'oreille par un bandage, qui ne soit pas trop serré. Le troisième jour, on fomentera l'oreille avec de l'eau tiède, comme dans la fracture du nez. Dans l'une et l'autre, on doit observer, les premiers jours, une diète exacte, jusqu'à ce que l'inflammation soit passée.

VII. Ab his ad maxillam venturus indicanda quædam puto communiter ad omnia ossa pertinentia, ne sæpius eadem dicenda sint. Omne igitur os, modo rectum, ut lignum in longitudinem finditur; modo frangitur transversum; interdum obliquuin; atque id ipsum nonnunquam retusa habet capita, nonnunquam acuta; quod genus pessimum est; quia neque facile committuntur, quæ nulli retuso innituntur; et carnem vulnerant, interdum nervum quoque aut musculum. Quin etiam aliquando plura fragmenta fiunt. Sed in aliis quidem ossibus ex toto sæpe fragmentum a fragmento recedit: maxillæ vero semper aliqua parte, etiam vexata ossa inter se cohærent. Igitur in primis digitis duobus utrimque prementibus, et ab ore, et ab cute, omnia ossa in suam sedem compellenda sunt. Deinde, si maxilla transversa fracta est; sub quo casu fere dens super proximum dentem excedit; ubi ea in suam sedem collocata est, duo proximi dentes, aut, si hi labant, ulteriores inter se seta deligandi sunt. Id in alio genere fracturæ supervacuum est: cetera eadem facienda sunt. Nam linteolum duplex, madens vino et oleo, superinjiciendum cum eadem simila et eadem thuris fuligine est: deinde aut fascia, aut mollis habena, media in longitudinem incisa, ut utrimque mentnm complectatur, et inde capita ejus supra caput adducta ibi deligentur. Illud quoque ad omnia ossa pertinens dictum erit, famem primum esse necessariam: deinde, a die tertio, humidum cibum: sublata inflammatione, paulo pleniorem,

VII. Au moment de passer de la fracture du nez et
de l'oreille, à celle de la mâchoire, je commencerai par
quelques remarques applicables à toutes les espèces de
fractures ; afin de n'être pas obligé de répéter trop
souvent les mêmes choses. Les fractures, en général,
se divisent en longitudinales, en transversales, et en
obliques : quelquefois les bouts des os fracturés sont
obtus ; d'autres fois, ils sont pointus, ce qui est très-
défavorable ; parce qu'il n'est pas aisé alors de les replacer et de les réunir, et qu'ils blessent les chairs, et
même quelquefois les tendons et les muscles. Dans certaines fractures, un fragment se divise quelquefois en
plusieurs ; alors quelquefois les fragmens sont entièrement séparés les uns des autres ; mais, dans celle de la
mâchoire, les os fracturés se tiennent toujours par
quelque endroit. Pour réduire les fractures de la mâchoire, il faut appliquer un doigt dans la bouche, et un
autre sur le menton, et presser fortement de part et
d'autre, afin de remettre les os fracturés dans leur situation naturelle. Si la fracture est transversale, et si
les deux portions de la mâchoire divisées chevauchent
l'une sur l'autre, comme il arrive presque toujours ;
après avoir replacé les os, il faut avec un crin, attacher l'une à l'autre, les deux premières dents qui sont
sur les côtés de la fracture, ou bien les suivantes, si ces
deux premières sont ébranlées. Dans les autres espèces
de fracture de la mâchoire, cette précaution est inutile. On remet les os en place de la manière que nous
avons dit, et on applique dessus un linge plié en deux,
et trempé dans un mélange de vin, d'huile, de suie
d'encens, et de fleur de farine de froment. On assure
le tout par le moyen d'un bandange, ou d'une espèce
de bride mollette, qu'on fend dans son milieu pour
embrasser exactement le menton ; on en ramène les
deux bouts sur le derrière de la tête, où on les lie.
Une remarque qu'il faut encore faire, et qui a lieu dans
toutes les espèces de fractures, c'est de retrancher toute
nourriture au malade les trois premiers jours ; de ne lui
donner le quatrième, que des alimens liquides ; puis,
une nourriture un peu plus copieuse et restaurante,

eumque, qui carnem alat : vinum per omne tempus esse alienum. Deinde tertio die resolvi debere; foveri per spongiam vapore aquæ calidæ : eademque, quæ primo fuerunt, superdari : idem die quinto fieri, et donec inflammatio finiatur ; quæ vel nono die, vel septimo fere solvitur. Ea sublata, rursus ossa esse tractanda, ut, si quod fragmentum loco suo non est, reponatur : neque id esse solvendum, nisi duæ partes ejus temporis, intra quod quæque ossa confervent, transierint. Fere vero inter quartumdecimum et unum et vicesimum diem sanescunt, maxilla, malæ, jugulum, pectus, latum os scapularum, costæ, spina, coxarum os, tali, calx, manus, planta : inter vicesimum et tricesimum diem, crura, brachiaque : inter septimum et vicesimum et quadragesimum, humeri et femina. Sed de maxilla illud quoque adjiciendum est, quod humidus cibus diu assumendus sit : atque etiam, cum tempus processit, in lagano similibusque aliis perseverandum est, donec ex toto maxillam callus firmarit. Itemque, utique primis diebus, habendum silentium.

VIII. 1. Jugulum vero, si transversum fractum est, nonnunquam per se rursus recte coit, et, nisi movetur, sanari sine vinctura potest : nonnunquam vero, maximeque ubi motum est, elabitur ; fereque id, quod a pectore est, super id, quod ab humero est, in posteriorem partem inclinatur. Cujus ea ratio est, quod per se non movetur, sed cum humeri motu consentit : itaque, eo subsistente, subit humerus agitatus. Raro vero admodum in

lorsque l'inflammation est passée. L'usage du vin est pernicieux pendant tout le temps que dure le traitement. On lève l'appareil au bout de trois jours : ensuite, par le moyen d'une éponge, on fomente l'endroit fracturé, avec la vapeur de l'eau chaude ; après quoi, on remet un appareil semblable à celui du premier jour : on lève celui-ci le cinquième, et on continue de faire la même chose, jusqu'à ce que l'inflammation soit entièrement dissipée ; ce qui arrive ordinairement le septième ou le neuvième. Lors donc qu'il n'y a plus d'inflammation, on examine de nouveau les os, afin de replacer les fragmens qui se trouveraient n'avoir point été remis en place. Ensuite, on ne doit point ôter le bandage, qu'il n'y ait de passé au moins les deux tiers du temps nécessaire, pour que les os fracturés se réunissent. Les os de la mâchoire, de la joue, les clavicules, le sternum, l'omoplate, les côtes, l'os des hanches, l'os du talon, le calcanéum, les os de la main, et de la plante du pied, se consolident ordinairement entre le quatorzième et le vingt-unième jour ; ceux de l'avant-bras et de la jambe, entre le vingtième et le trentième ; ceux du bras et de la cuisse, entre le vingt-septième et le quarantième. Il faut encore ajouter, au sujet de la fracture de la mâchoire, qu'on doit se borner, pendant long-temps, à ne vivre que d'alimens liquides ; s'en tenir même, lorsque la cure est déjà avancée, aux préparations culinaires les plus tendres, jusqu'à ce que le cal soit entièrement formé, et la mâchoire bien raffermie. Le malade ne doit pas non plus parler pendant les premiers jours.

VIII. 1. Lorsque la clavicule est fracturée transversalement, elle se réunit quelquefois d'elle-même ; et il n'est pas besoin de bandage, pourvu qu'on ne lui fasse éprouver aucun mouvement ; mais quelquefois, et surtout quand on ne prend pas cette précaution, il arrive qu'elle se déplace. Alors ordinairement la portion sternale se porte en dessus de la portion humérale ; et cela, parce que la clavicule étant immobile par elle-même, elle est obligée de céder au mouvement de l'humérus, qui l'entraîne après lui. Il est

priorem partem jugulum inclinatur; adeo ut magni
professores nunquam se vidisse memoriæ manda-
rint. Sed locuples tamen ejus rei auctor Hippocrates est. Verum , ut dissimilis uterque casus est,
sic quædam dissimilia requirit. Ubi ad scapulas
jugulum tendit, simul dextra manu plana propel-
lendus in posteriorem partem humerus est, et illud
in priorem attrahendum. Ubi ad pectus conversum
est, ipsum quidem retro dandum, humerus autem
in priorem partem adducendus est : ac, si is inferior est, non id , quod a pectore est, deprimendum
est, quia immobile est; sed humerus ipse attollendus : si casu superior est, id , quod a pectore
est, implendum lana, et humerus ad pectus deligandus est. Si acuta fragmenta sunt, incidi contra
cutis debet; ex ossibus ea, quæ carnem vulnerant, præcidenda ; tum retusa ossa committenda
sunt; si quod ab aliqua parte eminet, opponendum
ei triplex linteolum est, in vino et oleo tinctum.
Si plura fragmenta sunt, excipienda sunt ex ferula
facto canaliculo, eodemque intus incerato, ne fascia
diducatur ; quæ jugulo composito circumdanda
est sæpius potius, quam valentius : quod ipsum
quoque in omnibus ossibus fractis perpetuum est.
A dextro vero jugulo, si id fractum est, ad alam
sinistram; a sinistro, ad dextram, rursusque sub
ala sua fascia dari debet : post hæc, si jugulum ad
scapulas inclinatum est, brachium ad latus ; si in
partem priorem , ad cervicem deligandum est :
supinusque homo collocandus. Cetera eadem facienda , quæ supra comprehensa sunt.

2. Sunt vero plura ossa fere immobilia , vel dura , vel cartilaginosa , quæ vel franguntur , vel

très-rare, au contraire, que ce soit la partie humérale qui vienne se placer en dessus de la partie antérieure. Les plus grands maîtres en chirurgie nous assurent ne l'avoir jamais vu ; cependant Hippocrate en parle en plusieurs endroits. Comme ces deux cas sont tout-à-fait différens, ils demandent aussi un traitement différent. Il faut, si la clavicule s'est enfoncée vers l'omoplate, pousser l'humérus avec la main droite à plat, en arrière, et attirer la clavicule en devant. On poussera, au contraire, l'humérus en devant, et la clavicule en arrière, si elle s'est portée vers le sternum. Si l'humérus est tombé en arrière, il ne faut point enfoncer la partie de la clavicule qui est contigue à la poitrine, parce qu'elle est immobile ; mais il faut relever l'humérus. S'il est tombé en devant, on remplira de laine la cavité qui est du côté du sternum, et on tiendra l'humérus attaché aux côtes. Si les fragmens sont pointus, il faut faire une incision à la peau, au-dessus de l'endroit où ces fragemens répondent, et emporter toutes les esquilles qui peuvent blesser les chairs ; ensuite on fait la réduction. S'il y a quelque partie qui pousse en dehors, on applique dessus, un linge plié en trois, et trempé dans de l'huile et du vin. S'il y a plusieurs fragmens, on les maintiendra en place, par des attelles d'écorce de férule, enduites de cire en dedans, afin que le bandage ne les sépare point. On ne doit jamais serrer beaucoup le bandage, dans la fracture de la clavicule, ni des autres os ; il vaut mieux lui faire faire plusieurs circonvolutions. On applique le bandage sur la clavicule droite, si c'est elle qui est cassée ; on le fait ensuite passer au-dessous de l'aisselle gauche : on fait tout le contraire, si c'est la clavicule gauche qui est fracturée. Si la clavicule est enfoncée vers l'omoplate, on attache le bras au côté ; si c'est vers le sternum, on l'attache au cou. On fait coucher le malade sur le dos, et on se conduit, pour le reste du traitement, comme il a été dit ci-dessus.

2. On compte plusieurs os presque dépourvus de mouvement, qui sont durs, ou cartilagineux, et qui

forantur, vel colliduntur, vel finduntur; ut malæ,
pectus, latum os scapularum, costæ, spina, coxarum os, tali, calx, manus, planta. Horum omnium
eadem curatio est. Si supra vulnus est, id suis
medicamentis nutriendum est: quo sanescente,
rimas quoque ossis, aut, si quod foramen est,
callus implet. Si cutis integra est, et os læsum
esse ex dolore colligimus, nihil aliud, quam
quiescendum; imponendumque ceratum est, et
leniter deligandum, donec sanitate ossis dolor
finiatur.

IX. 1. Proprie tamen quædam de costa dicenda
sunt; quia juxta viscera est, gravioribusque periculis is locus expositus est. Hæc quoque igitur
interdum sic finditur, ut ne summum quidem os,
sed interior pars ejus, quæ rara est, lædatur:
interdum sic, ut eam totam is casus perruperit.
Si tota fracta non est, nec sanguis exspuitur, nec
febricula sequitur, nec quidquam suppurat, nisi
admodum raro, nec dolor magnus est; tactu tamen
is locus leviter indolescit. Sed abunde est eadem,
quæ supra scripta sunt, facere; et a media fascia
incipere deligare, ne in alterutram partem hæc
cutem inclinet: ab uno vero et vicesimo die, quo
utique os esse debet glutinatum, id agendum cibis uberioribus est, ut corpus quam plenissimum
fiat, quo melius os vestiat; quod illo loco tenerum
adhuc injuriæ sub tenui cute expositum est. Per

sont sujets à être fracturés, percés, contus, fendus; comme les os de la pommette, le sternum, l'omoplate, les côtes, l'os des hanches, l'os du talon, le calcanéum, les os de la main et du pied : leur cure est absolument la même. S'il y a plaie en même temps, on la traite avec les remèdes qui lui conviennent; et, à mesure qu'elle se guérit, il se forme un cal destiné à remplir la fissure ou le trou qui est à l'os. S'il n'y a point de blessure à l'extérieur, et que l'on juge néanmoins par la violence de la douleur, que l'os est offensé, il faut se contenter d'observer le repos, et d'appliquer sur l'endroit où l'on sent du mal, du cérat qu'on maintient par le moyen d'un bandage léger, jusqu'à ce que la cessation de la douleur fasse connaître que l'os est guéri.

IX. 1. Ces règles s'appliquent à tous les os mentionnés dans l'article précédent; cependant, il en est de particulières à la fracture des côtes; parce qu'elles avoisinent les viscères, et que cette région est exposée à de plus grands dangers. Les côtes se cassent quelquefois de façon que, non-seulement leur partie extérieure, mais même l'intérieure, qui est spongieuse, est offensée; quelquefois aussi la côte est totalement fracturée. Si elle ne l'est pas de part en part, le malade ne crache point de sang; il n'y a pas de fièvre, ni de suppuration, si ce n'est très-rarement; la douleur est peu vive, et ne se fait guère sentir, que quand on porte la main sur l'endroit offensé. Dans ce cas, il suffit de faire les mêmes choses que nous avons prescrites plus haut : seulement on commence à appliquer le bandage par son milieu; afin qu'il n'enfonce pas plus les tégumens d'un côté, que de l'autre. Au bout de vingt-un jours, temps auquel l'os doit s'être repris, on commence à donner au malade, une nourriture plus abondante et plus succulente, afin qu'il prenne tout l'embonpoint possible, et que la côte se trouve bien recouverte à l'endroit de la fracture; car, comme elle est encore fort tendre, il faudrait peu de chose pour la casser de nouveau, si elle était recouverte par des tégumens trop minces. Pendant tout le temps du trai-

omne autem tempus curationis, vitandus clamor;
sermo quoque, tumultus, ira, motus vehementior
corporis, fumus, pulvis, et quidquid vel tussim
vel sternutamentum movet : ne spiritum quidem
magnopere continere expedit. At si tota costa perfracta est, casus asperior est : nam et graves inflammationes, et febris, et suppuratio, et sæpe
vitæ periculum sequitur, et sanguis spuitur. Ergo, si vires patiuntur, ab eo brachio, quod super
eam costam est, sanguis mittendus est : si non
patiuntur, alvus tamen sine ullo acri ducenda est;
diutiusque inedia pugnandum. Panis vero ante
septimum diem non assumendus ; sed una sorbi-
tione vivendum : imponendumque ei loco ceratum
ex lino factum, cui cocta quoque resina adjecta
sit ; aut Polyarchi malagma ; aut panni ex vino et
rosa et oleo ; superque imponenda lana succida
mollis, et duæ fasciæ a mediis orsæ, minimeque
adstrictæ : multo vero magis omnia vitanda, quæ
supra posui ; adeo ut ne spiritus quidem sæpius
movendus sit. Quod si tussis infestabit, ad id potio
sumenda erit, vel ex trixagine, vel ex ruta, vel
ex herba stoechade, vel ex cumino et pipere. Gra-
vioribus vero doloribus urgentibus, cataplasma
imponi quoque conveniet, vel ex lolio, vel ex
hordeo, cui pinguis fici tertia pars sit adjecta. Et
id quidem interdiu superjacebit : noctu vero idem
aut ceratum, aut malagma, aut panni ; quia potest
cataplasma decidere. Ergo quotidie quoque resolvetur, donec jam cerato aut malagmate possimus
esse contenti. Et decem quidem diebus extenuabitur fame corpus : ab undecimo vero ali incipiet;

tement, le malade doit éviter de crier, de parler, de s'emporter, de faire aucun mouvement violent, de s'exposer à la fumée ou à la poussière, et généralement, à tout ce qui peut exciter la toux, ou l'éternument : il ne faut pas même qu'il retienne trop son haleine. Si la côte est totalement fracturée, le mal est bien plus grave ; car il y a crachement de sang ; il survient une inflammation des plus considérables, qui est accompagnée de fièvre, de suppuration, et qui met le malade en danger de mort. On doit, si les forces le permettent, tirer du sang au bras qui est du même côté : si l'état des forces ne le permet pas, il faut donner des lavemens émolliens, et faire faire abstinence au malade pendant long-temps. On ne doit point accorder de pain avant le septième jour : il faut s'en tenir uniquement aux crêmes farineuses. On appliquera, à l'endroit de la fracture même, du cérat fait avec l'huile de lin, auquel on ajoutera de la résine cuite ; ou l'onguent de Polyarque ; ou bien un morceau d'étoffe, trempé dans un mélange de vin, d'huile rosat, et d'huile ordinaire. On recouvre le tout de laine grasse, molle, et on applique par le milieu, deux bandages qu'il ne faut presque point serrer. On doit éviter encore, avec plus de soin, tout ce que nous avons dit plus haut ; le malade ne doit pas même reprendre trop souvent son haleine. S'il survient une toux violente, on fera prendre, pour l'adoucir, une potion faite avec la germandrée, ou la rue, ou le sthœcas, ou bien avec le cumin et le poivre. Si la douleur est fort vive, il conviendra d'appliquer un cataplasme fait avec l'ivraie, ou l'orge, et une troisième partie de figues grasses. On laissera ce cataplasme pendant le jour ; mais, pendant la nuit, on se servira du cérat, de l'onguent, ou du morceau d'étoffe dont nous avons parlé plus haut ; parce que, si on laissait le cataplasme pendant la nuit, il pourrait se déplacer. On l'ôtera donc tous les soirs, jusqu'à ce qu'il suffise d'appliquer le cérat ou l'onguent précités. On fera observer au malade une diète des plus rigoureuses, pendant les dix premiers jours ; et le onzième, on commencera à lui donner un peu plus de

idcoque etiam laxior, quam primo, fascia circum-
ligabitur. Fereque ea curatio ad quadragesimum
diem perveniet. Sub qua si metus erit suppurationis, plus malagma, quam ceratum, ad digerendum proficiet. Si suppuratio vicerit, neque per quæ
supra scripta sunt, discuti potuerit; omnis mora
vitanda erit, ne os infra vitietur : sed, qua parte
maxime tumebit, demittendum erit candens ferramentum, donec ad pus perveniat; idque effundendum. Si nusquam caput se ostendet, ubi maxime pus subsit, sic intelligemus : creta cimolia
totum locum illinemus, et siccari patiemur : quo
loco maxime humor in ea perseverabit, ibi pus
proximum erit; eaque uri debebit. Si latius aliquid abscedet, duobus aut tribus locis erit per-
forandum ; demittendumque linamentum, aut aliquid ex penicillo, quod summum lino sit devinc-
tum, ut facile educatur. Reliqua eadem, quæ in
ceteris adustis, facienda sunt. Ubi purum erit
ulcus, ali corpus debebit, ne tabes, perniciosa
futura, id malum subsequatur. Nonnunquam
etiam, levius ipso osse affecto, et inter initia ne-
glecto, non pus, sed humor quidam mucis similis, intus coit; mollescitque contra cutis : in
qua simili ustione utendum est.

2. In spina quoque est, quod proprie notemus.
Nam si id, quod ex vertebra excedit, aliquo
modo fractum est, locus quidem concavus fit ;
punctiones autem in eo sentiuntur; quia necesse
est ea fragmenta spinosa esse : quo fit, ut homo
in interiorem partem subinde nitatur. Hæc nos-

nourriture; et l'on serrera encore moins le bandage qu'auparavant : la cure dure ordinairement quarante jours. Si on a lieu de craindre la suppuration pendant le temps du pansement, l'onguent conviendra mieux que le cérat, pour procurer la résolution. Si, malgré toutes les précautions indiquées ci-dessus, il paraît des signes de suppuration, il ne faudra pas perdre de temps, de peur que l'os ne se carie en dessous : on enfoncera donc un fer chaud dans les tégumens, à l'endroit le plus élevé de la tumeur, jusqu'à ce que l'on soit parvenu au pus que l'on évacuera. Si la tumeur ne se manifeste pas extérieurement, on découvrira le foyer du pus, de la manière suivante : on appliquera au-dessus de la fracture, de la terre cimolée, délayée dans de l'eau; on la laissera sécher, et le lieu qui paraîtra encore humide en dessous, lorsqu'on l'ôtera, sera celui qui répondra au foyer de la suppuration, et où il faudra enfoncer le fer chaud. Si l'abcès est considérable, on fera deux ou trois ouvertures, dans lesquelles on introduira des tentes ou des bourdonnets, attachés par en haut avec un fil, afin qu'on puisse les retirer plus aisément. On se conduira pour le reste, comme dans les autres brûlures; et lorsque l'ulcère sera bien détergé, on rétablira les forces du malade, par une bonne nourriture ; pour empêcher qu'une consomption funeste ne survienne à la suite de ce mal. Quelquefois, lorsque l'os n'est affecté que légèrement, et qu'on a négligé d'y porter remède dans les commencemens, il se forme en dedans un amas de matière qui n'est pas purulente, mais qui ressemble à de la mucosité : les tégumens qui répondent à cette congestion, sont mous. Il faut de même y faire une ouverture avec un fer chaud.

2. La fracture de l'épine demande aussi quelques observations particulières. Si quelque apophyse des vertèbres est fracturée, il y a un creux dans cet endroit, et on y ressent des picotemens, parce que les fragmens sont nécessairement pointus : le malade est obligé de se courber en devant, pour éviter la douleur : ce sont là les choses qui font reconnaître

cendæ rei causa sunt. Medicamentis vero iisdem
opus est, quæ prima parte hujus capitis exposita
sunt.

X. 1. Similes rursus ex magna parte casus cu-
rationesque sunt humeri et femoris : communia
etiam quædam humeris, brachiis, feminibus,
cruribus, digitis. Siquidem ea minime periculose
media franguntur : quo propior fractura capiti
vel superiori vel inferiori est, eo pejor est : nam
et majores dolores affert, et difficilius curatur. Ea
maxime tolerabilis est simplex, transversa : pejor, ubi multa fragmenta, atque ubi obliqua :
pessimum, ubi eadem acuta sunt. Nonnunquam
autem fracta in his ossa in suis sedibus remanent :
multo sæpius excidunt, aliudque super aliud ef-
fertur : idque ante omnia considerari debet ; et
sunt notæ certæ. Si suis sedibus sunt mota, resima, punctionisque sensum repræsentant ; tactu
inæqualia sunt. Si vero non adversa, sed obliqua
junguntur, (quod fit, ubi loco suo non sunt)
membrum id altero latere brevius est, et musculi
ejus tument. Ergo, si hoc deprehensum est, protinus id membrum oportet extendere : nam nervi
musculique, intenti per ossa, contrahuntur ; neque
in suum locum veniunt, nisi illos per vim aliquis
intendit. Rursus, si primis diebus id omissum est,
inflammatio oritur ; sub qua et difficile, et periculose, vis nervis adhibetur : nam distentio nervorum, vel cancer sequitur ; vel certe, ut mitis-
sime agatur, pus. Itaque, si ante reposita ossa

la fracture des vertèbres. La cure est la même que celle qui a été indiquée au commencement de ce chapitre.

X. 1. Les fractures du bras et de la cuisse, ainsi que leurs traitemens, se ressemblent en grande partie ; il y a de même des choses communes aux fractures du bras et de l'avant-bras, de la cuisse et de la jambe, des doigts de l'une et de l'autre extrémité. En effet, la fracture de ces différens os est bien moins grave, lorsqu'ils se cassent dans le milieu, que lorsqu'ils se rompent dans un autre point ; et le mal est d'autant plus grand, que la fracture est plus rapprochée de l'extrémité supérieure ou inférieure de l'os. Cette espèce de fracture cause de plus vives douleurs, et se guérit plus difficilement. La moins mauvaise est celle qui est simple et transversale : celle qui est oblique, et accompagnée de fragmens, est plus fâcheuse : la pire de toutes, est celle où ces fragmens sont pointus. Quelquefois les fragmens de l'os fracturé ne sont point déplacés : plus souvent ils le sont, et passent l'un sur l'autre ; c'est ce qu'il faut d'abord examiner, et ce qu'il est aisé de reconnaître : car, s'il y a déplacement, on aperçoit une espèce de convexité à l'endroit de la fracture ; on y éprouve des picotemens, et on y sent des inégalités au toucher. Si les fragmens ne restent point vis-à-vis l'un de l'autre, mais se portent obliquement ; ce qui arrive quand ils sont déplacés, le membre où est la fracture, est plus court que celui du côté opposé, et les muscles sont tuméfiés. Lorsqu'on s'est assuré qu'il y a déplacement, il faut sur-le-champ procéder à la réduction ; car les tendons et les muscles qui sont attachés sur les os fracturés, se contractent, et on est obligé de les étendre, en leur faisant violence, pour pouvoir remettre les os dans leur situation naturelle. Si la réduction n'a pas été faite dès les premiers jours, il survient une inflammation, pendant laquelle il serait difficile et dangereux de la tenter ; car la violence qu'on ferait alors aux muscles, pourrait être suivie de convulsions, ou occasionner la gangrène, ou tout au moins un abcès, sur la partie fracturée. C'est pourquoi, si l'on n'a point replacé les os, avant que l'inflammation soit formée, il ne faut y

non sunt, postea reponenda sunt. Intendere autem digitum, vel aliud quoque membrum, si adhuc tenerum est, etiam unus homo potest; cum alteram partem dextra, alteram sinistra prehendit. Valentius membrum duobus eget, qui in diversa contendant. Si firmiores nervi sunt, ut in viris robustis, maximeque eorum feminibus et cruribus evenit; habenis quoque, vel linteis fasciis utrimque capita articulorum deliganda, et per plures in diversa ducenda sunt. Ubi paulo longius, quam naturaliter esse debet, membrum vis fecit; tum demum ossa manibus in suam sedem compellenda sunt: indiciumque ossis repositi est dolor sublatus, et membrum alteri aequatum. Involvendum duplicibus triplicibusve pannis in vino et oleo tinctis; quos linteos esse, commodius est. Fere vero fasciis sex opus est. Prima brevissima adhibenda; quæ circa fracturam ter voluta sursum versum feratur, et quasi in cochleam serpat: satisque est, eam ter hoc quoque modo circuire. Altera dimidio longior: eaque, si qua parte os eminet, ab ea; si totum æquale est, undelibet super fracturam debet incipere, priori adversa, deorsumque tendere; atque iterum ad fracturam reversa, in superiore parte ultra priorem fasciam desinere. Super has injiciendum latiore linteo ceratum est, quod eas contineat. Ac, si qua parte os eminet, triplex ea pannus objiciendus, eodem vino et oleo madens. Hæc tertia fascia comprehendenda sunt, quartaque, sic, ut semper insequens priori adversa sit, et tertia tantum in inferiore parte, tres in superiore finiant: quia satius est sæpius circuire,

procéder que lorsqu'elle est passée. Quand il n'est question que d'étendre un doigt, ou un membre qui est encore tendre, il suffit d'un seul homme, qui tire d'une main au-dessous, et de l'autre, au-dessus de la fracture; mais si le membre est plus considérable, il faut deux hommes, qui tirent en sens contraire. Si les ligamens et les muscles sont très-forts, comme ils le sont chez les hommes robustes, surtout aux cuisses et aux jambes, il faut attacher des lacs, ou des bandes de toile, à l'une et à l'autre extrémité du membre, et les faire tirer par plusieurs aides, en sens contraire. Lorsque, par l'extension, on a rendu le membre un peu plus long qu'il n'est naturellement, l'opérateur doit alors, avec ses mains, replacer les fragmens de l'os dans leur situation naturelle. On est sûr qu'ils le sont, par la cessation de la douleur, et parce que le membre se trouve égal à l'autre. Pour lors, on enveloppe le membre avec un morceau de toile, plié en deux ou trois doubles, et trempé dans du vin et de l'huile : la toile de lin est la meilleure dans ce cas. On a ordinairement besoin de six bandes. La première est la plus courte de toutes; on la fait tourner trois fois en montant, en forme de spirale, autour de la partie fracturée. La seconde est plus longue de moitié, que la première : si l'os fait une saillie quelque part, on commence par l'appliquer sur cet endroit; s'il n'en fait point, on l'applique sur tel endroit de la fracture qu'on juge à propos; on la fait tourner dans un sens contraire à la première, en descendant, tout autour de la fracture, vers laquelle on la ramène ensuite, en la faisant finir par en haut, au-delà de la première bande. Pour les contenir, on applique par-dessus, un morceau de linge fort large, enduit de cérat. Si l'os forme une éminence, on le recouvre, à cet endroit, d'une compresse pliée en trois, et trempée dans de l'huile et du vin. On assujettit le tout avec la troisième et la quatrième bande. Il faut remarquer, à ce sujet, que les bandes dont on se sert alternativement, doivent tourner en sens contraire; qu'il n'y a que la troisième, qui doit se terminer par en bas, et qu'il faut que les trois autres finissent par en haut. Il vaut mieux passer

quam adstringi : siquidem id , quod adstrictum
est, alienatur, et cancro opportunum est. Articulum autem quam minime vincire opus est : sed ,
si juxta hunc os fractum est, necesse est. Deligatum vero membrum in diem tertium continendum est : eaque vinctura talis esse debet , ut primo die nihil offenderit , non tamen laxa visa sit ;
secundo laxior ; tertio jam pæne resoluta. Ergo tum
rursum id membrum deligandum , adjiciendaque
prioribus quinta fascia est : iterumque quinto die
resolvendum est , et sex fasciis involvendum , sic ,
ut tertia et quinta infra , ceteræ supra finiantur.
Quotiescumque autem solvitur membrum , calida
aqua fovendum est. Sed , si juxta articulum fractura est , diu instillandum vinum est , exigua parte olei adjecta ; eademque omnia facienda , donec
adeo inflammatio solvatur , ut tenuius quoque ,
quam ex consuetudine , id membrum fiat : quod
si septimus dies non dedit , certe nonus exhibet :
tum facillime ossa tractantur. Rursus ergo , si
parum commissa sunt , committi debent : si qua
fragmenta eminent, in suas sedes reponenda sunt :
deinde eodem modo membrum deligandum , ferulæque super accommodandæ sunt , quæ fissæ cir-
cumpositæque ossa in sua sede contineant : et in
quam partem fractura inclinat , ab ea latior valen-
tiorque ferula imponenda est. Easque omnes circa
articulum esse opportet resimas , ne hunc lædant ;
nec ultra adstringi , quam ut ossa contineant : et
cum spatio laxentur, tertio quoque die paulum
habenis suis coarctari : ac , si nulla prurigo, nullus dolor est , sic manere , donec duæ partes ejus

plus souvent la bande autour de la partie fracturée,
que de la trop serrer ; car, par là, on courrait risque d'attirer la gangrène sur la partie. Il ne faut pas non plus
faire passer le bandage sur l'article, à moins que la fracture ne soit dans les environs. On laisse ce premier appareil pendant trois jours ; et le bandage doit être appliqué de façon, que le premier jour il ne gêne pas,
sans être cependant trop aisé ; qu'il soit un peu plus
lâche, le second ; et que le troisième, il soit presque
entièrement relâché ; alors on appliquera, de nouveau,
le bandage, en ajoutant une cinquième bande aux
quatre premières. On lèvera ce second appareil le cinquième jour, et on mettra une sixième bande ; de
façon que la troisième et la cinquième se terminent par
en bas, et les autres par en haut. Toutes les fois qu'on
lève l'appareil, il convient de fomenter la partie avec
de l'eau tiède. On la bassinera, pendant long-temps,
avec du vin, auquel on aura ajouté un peu d'huile, si
la fracture est située dans les environs de l'article ; et
on insistera sur la même méthode, jusqu'à ce que l'inflammation soit dissipée au point que la partie soit
devenue plus grêle qu'elle n'a coutume d'être ; ce qui
arrive ordinairement le sept, ou, tout au plus tard,
le neuf. Il est facile alors de toucher les fragmens de
l'os. Ainsi, s'ils ne sont plus en conctat, on les y remettra ; et, s'il y a quelques fragmens qui soient saillans, on les rétablira dans leur situation naturelle. Après
quoi, on appliquera sur la partie fracturée, le même
appareil qu'auparavant ; on arrangera, tout autour, des
attelles de férule, pour la maintenir en place ; on aura
soin que ces attelles soient plus fortes et plus larges à
l'endroit vers lequel penche la fracture. Elles doivent
être toutes un peu échancrées vers l'articulation, pour
ne point la blesser. Il ne faut les serrer qu'autant qu'il
est nécessaire, pour contenir les fragmens en place.
Mais, comme, au bout d'un certain temps, elles se re-
lâchent, il faut, tous les trois jours, les resserrer un peu
avec leurs brides. S'il ne survient ni douleur, ni dé-
mangeaison, on continue de la même façon, jusqu'à ce
qu'il y ait de passé, environ les deux tiers du temps au-

temporis, quo quodque os confervet, compleantur : postea levius aqua calida fovere, quia primo digeri materiam opus est, tum evocari. Ergo cerato quoque liquido id leniter est ungendum, perfricandaque summa cutis est; laxiusque id deligandum est : tertio quoque die solvendum, sic, ut remota calida aqua, cetera eadem fiant : tantummodo singulæ fasciæ, quoties resolutæ fuerint, subtrahantur.

2. Hæc communia sunt : illa propria. Siquidem humerus fractus, non sic, ut membrum aliud, intenditur : sed homo collocatur alto sedili, medicus autem humiliore adversus. Una fascia, brachium amplexa, ex cervice ipsius, qui læsus est, id sustinet : altera, ab altera parte super caput data, ibi accipit nodum : tertia, vincto imo humero deorsum demittitur, ibi quoque capitibus ejus inter se vinctis. Deinde ab occipitio ipsius, minister sub ea fascia, quam secundo loco posui, porrecto, si dexter humerus ducendus est, dextro, si sinister, sinistro brachio, demissum inter femina ejus, qui curatur, baculum tenet : medicus super eam fasciam, de qua tertio loco dixi, plantam injicit dextram, si sinister, sinistram, si dexter humerus curatur; simulque alteram fasciam minister attollit, alteram premit medicus : quo fit, ut leniter humerus extendatur. Fasciis vero, si medium aut imum os fractum est, brevioribus opus est; si summum, longioribus : ut ab eo sub altera quoque ala per pectus et scapulas porrigantur. Protinus vero brachium, cum deligatur, sic inclinandum est : idque efficit, ut ante

quel l'os a coutume de se reprendre : pour lors, il faudra bassiner moins souvent avec de l'eau tiède la partie fracturée; parce que si, dans le commencement, il est nécessaire de dissiper et de résoudre les humeurs qui s'amassent autour de la fracture, vers la fin, il faut y en attirer. C'est pourquoi, il sera nécessaire de l'oindre doucement avec du cérat liquide ; d'y faire quelques frictions légères, et de serrer moins le bandage. On lèvera également l'appareil tous les trois jours, et on le remettra comme les autres fois ; excepté qu'on ne fomentera plus la partie fracturée avec de l'eau tiède, et qu'on retranchera une des bandes, chaque fois qu'on les lèvera.

2. Ce que nous venons dire concerne les fractures en général : nous allons parler de chacune en particulier. Si c'est l'humérus qui est cassé, l'extension ne se fait pas comme dans la réduction d'un autre membre : on place le malade sur un siège élevé, et le chirurgien se met vis-à-vis, sur un siège plus bas. On attache au cou du malade une écharpe, dans laquelle on fait passer l'avant-bras ; ensuite on lie une bande à la partie supérieure du bras, et une autre, à la partie inférieure. Pour lors, un aide passant la main droite, si c'est le bras droit qu'il faut étendre; et la gauche, si c'est le gauche, derrière la tête du malade, et en dessous de la première bande, saisit un bâton qui est placé entre les jambes du blessé : le chirurgien appuie le pied droit ou le gauche, selon le bras qui est cassé, sur la seconde bande, tandis que l'aide élève la première. Par ce moyen, on étend le bras sans aucune violence. Si le bras est cassé vers son milieu, ou vers sa partie inférieure, les bandes dont on se servira, pour le maintenir en situation, seront plus courtes; elles seront plus longues, si la fracture est à l'extrémité supérieure ; parce qu'il est nécessaire alors qu'on les puisse faire passer par-dessus la poitrine, au-dessous de l'autre aisselle, et qu'elles viennent jusqu'à l'épaule. Dès la première fois qu'on place l'avant-bras dans l'écharpe, il faut le plier de façon que l'on puisse faire prendre avec les bandes, à la partie fracturée, la situation dans la-

fascias quoque sic figurandum sit; ne postea suspensum aliter atque cum deligabatur, humerum inclinet. Brachioque suspenso, ipse quoque humerus ad latus leniter deligandus est: per quæ fit, ut minime moveatur: ideoque ossa sic se habent, ut aliquis composuit. Cum ad ferulas ventum est, extrinsecus esse earum longissimæ debent; a lacerto breviores; sed sub ala brevissimæ: sæpiusque eæ resolvendæ sunt, ubi in vicinia cubiti humerus fractus est; ne ibi nervi rigescant, et inutile brachium efficiant. Quoties solutæ sunt, fractura manu continenda; cubitus aqua calida fovendus, et molli cerato perfricandus; ferulæque vel omnino non imponendæ contra eminentia cubiti, vel aliquanto breviores, sunt.

3. At si brachium fractum est, in primis considerandum est, alterum os, an utrumque comminutum sit: non quo alia in ejusmodi casu curatio sit admovenda; sed primum, ut valentius extendatur, si utrumque os fractum est; quia necesse est minus nervos contrahi altero osse integro, eosque intendente: deinde, ut curiosius omnia in continendis ossibus fiant, si neutrum alteri auxilio est. Nam, ubi alterum integrum est, plus opis in eo, quam in fasciis ferulisque est. Deligari autem brachium debet, paulum pollice ad pectus inclinato; siquidem is maxime brachii naturalis habitus sit: idque involutum mitella commodissime excipitur; quæ latitudine ipsi brachio, perangustis capitibus collo injicitur: atque ita commode brachium ex cervice suspensum est. Idque paulum supra cubiti alterius regionem pendere oportet.

quelle elle doit rester ; car si on est obligé de changer la position de l'avant-bras, il est à craindre qu'en
l'attachant de nouveau, les fragmens de l'os replacés
ne se dérangent. Ce n'est pas assez de suspendre ainsi
l'avant-bras au cou, par le moyen d'une écharpe, il
faut encore tenir, avec un autre bandage, le bras légèrement attaché au côté ; par ce moyen, il ne peut se
mouvoir en aucun sens, et les os replacés restent dans
leur position. Quant aux attelles, elles doivent être fort
longues à la partie extérieure du bras, moins longues à
la partie intérieure, et très-courtes sous l'aisselle. Il
faut lever l'appareil fort souvent, lorsque la fracture
est dans le voisinage du cubitus ; de crainte que les nerfs
ne se roidissent en cet endroit, et qu'on ne puisse plus
se servir de l'avant-bras. Toutes les fois qu'on lèvera
l'appareil, on aura soin de tenir en place, avec la main,
les os fracturés ; de fomenter le cubitus avec de l'eau
tiède, et de le frotter avec un cérat émollient. On ne
doit pas mettre d'attelles sur les éminences du cubitus ;
ou, si on en met, elles doivent être fort courtes.

3. Si la fracture est à l'avant-bras, il faut d'abord examiner s'il n'y a que l'un des os de cassé, ou s'ils le sont
tous deux. Ce n'est pas que la cure soit différente dans
ce dernier cas ; mais c'est que l'extension doit être plus
forte, si les deux os sont cassés ; car les muscles ne peuvent pas également se contracter, lorsqu'il y a un os
sain et entier qui les en empêche ; d'ailleurs, on doit,
lorsque les deux os sont cassés, prendre plus de précautions, pour les maintenir en place, lorsqu'on les a réduits ; parce qu'alors ils ne peuvent s'appuyer mutuellement l'un sur l'autre ; au lieu que, lorsqu'il n'y en a
qu'un de fracturé, celui qui reste entier, contient mieux
l'autre, que ne feraient les bandages et les attelles. Il
faut poser l'appareil de façon que le pouce soit un peu
tourné du côté de la poitrine ; car c'est la situation la
plus naturelle de l'avant-bras. On le place ensuite dans
une écharpe qui l'enveloppe dans toute sa longueur,
et qu'on attache avec des cordons, derrière le cou. On
le tient ainsi suspendu un peu plus haut que le coude
de l'autre bras.

4. Quod si ex summo cubito quid fractum sit, glutinare id vinciendo alienum est : fit enim brachium immobile. At si nihil aliud quam dolori occursum est, idem, qui fuit, ejus usus est.

5. In crure æque ad rem pertinet, alterum saltem os integrum manere. Commune vero ei femorique est, quod, ubi deligatum est, in canalem conjiciendum est. Is canalis et inferiore parte foramina habere debet, per quæ, si quis humor excesserit, descendat : et a planta moram, quæ simul et sustineat eam, et delabi non patiatur : et a lateribus cava, per quæ loris datis moræ quædam crus femurque, ut collocatum est, detineant. Esse etiam is debet, a planta, si crus fractum est, circa poplitem ; si femur, usque ad coxam ; si juxta superius caput femoris, sic, ut ipsa quoque ei coxa insit. Neque tamen ignorari oportet, si femur fractum est, fieri brevius; quia nunquam in antiquum statum revertitur ; summisque digitis postea cruris ejus insisti : sed multo tamen fœdior debilitas est, ubi fortunæ negligentia quoque accessit.

6. Digitum satis est ad unum surculum post inflammationem deligari.

7. His proprie ad singula membra pertinentibus, rursus illa communia sunt : primis diebus fames : deinde tum, cum jam increscere callum oportet, liberalius alimentum ; longa a vino abstinentia : fomentum aquæ calidæ, dum inflammatio est, li-

4. S'il y a quelque chose de brisé à la partie supérieure du cubitus, il ne faut pas en tenter la consolidation par le moyen du bandage ; car, par là, l'avant-bras perd son mouvement ; mais si l'on se borne à remédier à la douleur, l'usage de ce membre revient tel qu'il était auparavant.

5. Dans la fracture de la jambe, il faut également considérer s'il n'y a que l'un des os de cassé. Lorsqu'on a fait la réduction de la jambe, et il en est de même pour le fémur, quand il est fracturé, il faut, après y avoir appliqué l'appareil, le placer dans une espèce de gouttière, qui doit être percée en dessous ; afin que, s'il suinte quelque humeur de la partie fracturée, elle puisse s'échapper ; il doit y avoir au bas, une sorte de semelle qui arrête et soutienne la plante du pied. Il y aura sur les côtés, des trous dans lesquels on fera passer des cordons, pour assujettir et maintenir la jambe et la cuisse, dans la situation où on les aura mises. Si c'est la jambe qui est cassée, cette gouttière prendra depuis la plante du pied jusqu'au jarret ; si c'est la cuisse, elle montera jusqu'aux hanches ; et si la fracture est située dans les environs de la tête du fémur, elle renfermera la hanche elle-même. Au reste, on ne doit point ignorer qu'une cuisse qui a été cassée, reste toujours plus courte que l'autre ; parce qu'elle ne se rétablit jamais dans son premier état. Après cet accident, on est obligé d'appuyer sur la pointe du pied, de ce côté-là, et la démarche est moins ferme ; mais on boite beaucoup plus, si on a commis quelque négligence dans le traitement.

6. Dans la fracture d'un des doigts, il suffit, lorsqu'on en a fait la réduction, et que l'inflammation est passée, de l'attacher à une seule petite attelle.

7. Nous joindrons encore quelques observations générales, à la cure particulière des fractures dont nous venons de parler. On doit, dans tous les cas de fractures, imposer une diète exacte pendant les premiers jours ; puis, donner une nourriture plus forte, lorsqu'il est temps de songer à la formation du cal. Il faut s'abstenir de vin pendant long-temps ; faire de longues et fréquentes fomentations, avec de l'eau tiède, sur la

berale; cum ea desiit, modicum : tum etiam longior ulterioribus, e liquido cerato, membris, et mollis tamen unctio. Nec protinus exercendum id membrum, sed paulatim ad antiquos usus reducendum est. Gravius aliquanto est, cum ossis fracturæ carnis quoque vulnus accessit; maximeque, si id musculi femoris aut humeri senserint : nam et inflammationes multo graviores, et promtiores cancros habent. Ac femur quidem, si ossa inter se cesserunt, fere præcidi necesse est. Humerus vero quoque in periculum venit; sed facilius conservatur. Quibus periculis etiam magis id expositum, quod juxta ipsos articulos ictum est. Curiosius igitur agendum est; et musculus quidem per mediam plagam transversus præcidendus : sanguis vero, si parum fluxit, mittendus : corpus inedia extenuandum. Ac reliqua quidem membra lentius intendenda, et lenius in iis ossa in suam sedem reponenda sunt : his vero neque intendi nervos, neque ossa tractari, satis expedit : ipsique homini permittendum est, ut sic ea collocata habeat, quemadmodum minime lædunt. Omnibus autem his vulneribus imponendum primo linamentum est vino madens, cui rosæ paulum admodum adjectum sit : cetera eadem. Deligandaque fasciis sunt, aliquanto quam vulnus, latioribus; laxius scilicet, quam si ea plaga non esset; quanto facilius et alienari et occupari cancro vulnus potest : numero potius fasciarum id agendum est, ut laxæ quoque æque contineant. Quod in femore humeroque sic fiet, si

partie fracturée, tant que l'inflammation subsiste ; lorsqu'elle est passée, ces fomentations doivent être faites plus modérément ; il faut, ensuite, frotter long-temps et doucement, avec du cérat liquide, les parties qui sont au-delà de la fracture. On ne doit pas surtout se hâter de mouvoir le membre qui a été fracturé ; il ne doit reprendre ses fonctions que peu à peu et par dégrés. La fracture qui est accompagnée de plaie, est beaucoup plus dangereuse que celle qui a lieu sans cette circonstance ; surtout si ce sont les muscles du bras ou de la cuisse qui sont offensés ; car l'inflammation qui survient, est beaucoup plus considérable, et dégénère plus promptement en gangrène. Dans la fracture du fémur, si les fragmens chevauchent l'un sur l'autre, on est presque toujours obligé d'en venir à l'amputation. L'humérus est aussi exposé au même danger ; cependant il est plus aisé de conserver ce dernier membre. C'est surtout dans les fractures qui ont lieu près des articulations, que l'accident dont nous venons de parler est à craindre ; c'est pourquoi, il faut alors se comporter avec toute la circonspection possible : on coupera transversalement, par le milieu de la plaie, les muscles qui seront au-dessus des os fracturés : on tirera du sang, s'il s'en est peu écoulé par la plaie : on affaiblira le malade par la diète la plus rigoureuse. Dans les autres cas, on peut, en s'y prenant très-doucement, étendre les membres, et remettre les fragmens de l'os en leur place. Mais, dans celui-ci, il ne convient ni de faire l'extension des muscles, ni de porter les mains sur les fragmens de l'os ; on doit même laisser au malade la liberté de placer la partie fracturée, dans la situation qui le gêne le moins. On applique sur toutes ces blessures, de la charpie trempée dans du vin, mêlé avec un peu d'huile rosat : on se conduit, pour le reste, comme dans les autres plaies. On se servira pour l'appareil, de bandes un peu plus larges que la plaie, et on les serrera moins, que si cette plaie n'existait pas, et selon qu'elle sera plus ou moins disposée à se mortifier et à se gangrener. Il vaut mieux faire plus de circonvolutions, que de trop serrer le bandage, pour maintenir les fragmens réduits en situation. Telle est la façon dont il faut se comporter dans les fractures du

ossa forte recte concurrerint: sin aliter se habebunt, eatenus circumdari fascia debebit, ut impositum medicamentum contineat. Cetera eadem, quæ supra scripsi, facienda sunt: præterquam quod neque ferulis, neque canalibus, inter quæ vulnus sanescere non potest, sed pluribus tantummodo et latioribus fasciis opus est: ingerendumque subinde in eas est calidum oleum, et vinum; magisque in primo fame utendum; vulnus calida aqua fovendum; frigusque omni ratione vitandum, et transeundum ad medicamenta, quæ puri movendo sunt: majorque vulneri, quam ossi cura adhibenda. Ergo quotidie solvendum nutriendumque est. Inter quæ si quod parvulum fragmentum ossis eminet, id, si retusum est, in suam sedem dandum: si acutum, ante acumen ejus si longius est, præcidendum; si brevius, limandum, et utrumque scalpro lævandum: tum ipsum recondendum est: ac, si id manus facere non potest, vulsella, quali fabri utuntur, injicienda est recte se habenti capiti, ab ea parte, qua sima est; ut ea parte, qua gibba est, eminens os in suam sedem compellat. Si id majus est, membranulisque cingitur, sinere oportet eas sub medicamentis resolvi, idque os, ubi jam nudatum est, abscindere; quod maturius scilicet faciendum est: potestque ea ratione et os coire, et vulnus sanescere: illud suo tempore; hoc, prout se habet. Nonnunquam etiam in magno vulnere evenit, ut fragmenta quædam velut emoriantur, neque cum ceteris coëant: quod hic quoque ex modo fluentis humoris colligitur. Quo magis necessarium est, sæpius ulcus resolvere, atque nutrire. Sequitur vero, ut id os per se post

bras et de la cuisse , si les fragmens déplacés ont passé transversalement l'un sur l'autre ; mais s'ils sont dans une autre situation , il ne faut serrer le bandage qu'autant que cela est nécessaire , pour assujettir les médicamens qu'on applique dessus. On se conduira pour le reste, ainsi que nous avons dit plus haut ; excepté qu'on ne se servira ni d'éclisses, ni de gouttière, qui empêchent la plaie de se consolider ; mais seulement de bandes plus larges et plus multipliées. On répandra , de temps en temps, sur ces bandes, de l'huile chaude et du vin. Dans le commencement , il faut faire jeûner le malade ; fomenter la plaie avec de l'eau tiède ; prendre toutes sortes de précautions pour éviter le froid, et appliquer ensuite des médicamens propres à exciter la suppuration. Il faut enfin donner plus de soin à la plaie qu'à l'os même ; c'est pourquoi, il convient de la panser une fois chaque jour. S'il y a quelque petite esquille qui fasse saillie, on la replacera, si elle est mousse et obtuse ; mais si elle est pointue, il faudra, avant de la remettre, en retrancher la pointe , si elle est longue ; ou la limer, si elle est courte , et polir ensuite les bords avec une rugine ; puis , on tâchera d'en faire la réduction avec la main ; si on n'en peut venir à bout, on se servira de tenailles pareilles à celles des forgerons ; on saisira la pointe de l'os saillant, entre les deux extrémités arrondies des tenailles, au moyen desquelles on repoussera l'os en sa place. Si l'esquille est plus considérable, et si elle est enveloppée de membranes , il faut attendre qu'elle s'en soit dépouillée par le moyen de la suppuration , et l'emporter aussitôt. Par ce moyen, l'os pourra se consolider au bout du temps nécessaire pour cela, et la plaie se guérir dans l'intervalle que son état comporte. Quelquefois il arrive, lorsque la plaie est considérable, qu'il y a des esquilles qui se nécrosent, et qui ne se réunissent pas avec les autres. On connaît que ces sortes d'exfoliations auront lieu , par la quantité de matière qui découle de la plaie. On doit alors revenir plus souvent à la levée de l'appareil et au pansement de la plaie. Au bout de quelques jours, l'os s'exfolie, et se détache ordinairement de lui-

aliquot dies excidat. Cum tam misera antea conditio vulneris sit, tamen id interdum manus diutiusque facies. Sæpe enim integra cutis osse abrumpitur, protinusque prurigo et dolor oritur. Quæ solvere, si accidit, maturius oportet, et fovere aqua, per æstatem, frigida; per hiemem, egelida: deinde ceratum myrteum imponere. Interdum fractura quibusdam velut aculeis carnem vexat. Quo a prurigine et punctionibus cognito, aperire id medicus, eosque aculeos præcidere necesse habet. Reliqua vero curatio in utroque hoc casu eadem est, quæ, ubi plagam ictus protinus intulit. Puro jam ulcere, cibis hic quoque utendum est carnem producentibus. Si brevius adhuc membrum est, et ossa loco suo non sunt, paxillus tenuis quam lævissimi generis inter ea demitti debet, sic, ut capite paulum supra ulcus emineat; isque quotidie plenior adigendus est, donec par id membrum alteri fiat. Tum paxillus removendus: vulnus sanandum est; cicatrix inducta fovenda frigida aqua est, in qua myrtus, hedera, aliæve similes verbenæ decoctæ sint, illinendumque medicamentum est, quod siccet: et magis etiam hic quiescendum, donec id membrum confirmetur. Si quando vero ossa non conferbuerunt, quæ sæpe soluta, sæpe mota sunt, in aperto

même *. Quoique ce soit, pour toute fracture, une circonstance fâcheuse, que d'être compliquée d'une plaie, on est quelquefois obligé d'en pratiquer une soi-même et d'une certaine étendue. Car souvent la peau demeurée d'abord intacte, se trouve rompue par un fragment de l'os; ce qui excite tout à coup des démangeaisons et de la douleur. Lorsque cet accident arrive, il faut se hâter de débrider la plaie; puis, on fomente avec de l'eau froide, si c'est en été; et avec de l'eau tiède, si c'est en hiver; et on finit par appliquer du cérat de myrte. D'autres fois les os fracturés sont armés de pointes qui irritent et déchirent les chairs : on y ressent des picotemens et un prurit incommode; le chirurgien doit alors faire une incision qui réponde à l'endroit de ces pointes, et les emporter. Le reste du pansement dans l'un et l'autre de ces cas, est absolument le même que celui des fractures avec plaie. Lorsque l'ulcère sera suffisamment détergé, on donnera au malade une nourriture propre à faciliter la régénération des chairs. Mais si, après ces incisions, le membre est encore plus court que l'autre, et que les os ne soient point replacés dans leur situation naturelle, on insinuera, entre les fragmens, un petit coin fort lisse, dont la tête sorte un peu hors de la plaie, et on l'enfoncera tous les jours un peu plus, jusqu'à ce que le membre qui a été fracturé soit égal à l'autre. Pour lors, on retirera le coin, et on cicatrisera la plaie. On fomentera la cicatrice avec de l'eau froide, dans laquelle on aura fait bouillir du myrte, du lierre, de la verveine, ou d'autres plantes semblables. Après ces fomentations, on appliquera des remèdes dessiccatifs. C'est surtout ici que le malade doit garder un repos absolu, jusqu'à ce que le membre fracturé ait repris ses forces. Mais si, lorsque la plaie sera guérie, les os ne se sont pas repris, parce qu'on aura été obligé de les remuer souvent, et de lever fréquemment l'appareil, il n'est pas difficile

---

* En gardant le texte tel qu'il est dans cette phrase, on n'en peut tirer aucun sens : on a traduit comme s'il y avait *manu latiusque*.

deinde curatio est : possunt enim coire. Si vetustas,
occupavit , membrum extendendum est , ut aliquid lædatur : ossa inter se manu dividenda , ut,
concurrendo exasperentur , et , si quid pingue est ;
eradatur , totumque id quasi recens fiat : magna
tamen cura habita , ne nervi musculive lædantur.
Tum vino fovendum est , in quo malicorium decoctum sit ; imponendumque id ipsum ovi albo
mixtum : tertio die resolvendum , fovendumque
aqua , in qua verbenæ , de quibus supra dixi , decoctæ sint : quinto die idem faciendum , ferulæque
circumdandæ : cetera , et ante , et post , eadem facienda, quæ supra scripsi. Solent tamen interdum
transversa inter se ossa confervere : eoque et brevius membrum , et indecorum fit ; et , si capita
acutiora sunt, assiduæ punctiones sentiuntur. Ob
quam causam frangi rursus ossa debent. Id hoc
modo fit. Calida aqua multa membrum id fovetur
et ex cerato liquido perfricatur, intenditurque ,
inter hæc , medicus pertractans ossa , ut adhuc
tenero callo , manibus ea diducit, compellitque
id , quod eminet, in suam sedem : et , si parum
valuit, ab ea parte , in quam os se inclinat , invo-
lutam lana regulam objicit ; atque ita deligando ,
assuescere iterum vetustæ sedi cogit. Nonnunquam
autem recte quidem ossa conferbuerunt, superin-
crevit vero nimius callus ; ideoque locus intumuit.
Quod ubi incidit , diu leniterque id membrum
perfricandum est ex oleo, et sale , et nitro, multumque aqua calida salsa fovendum ; et imponendum malagma , quod digerat ; adstrictiusque alli-

après d'en procurer l'agglutination. Si la fracture est ancienne , il faudra étendre violemment le membre fracturé ; séparer les fragmens avec la main , et les faire ensuite rejoindre l'un contre l'autre , afin qu'ils s'effleurent par leur choc mutuel ; que les matières visqueuses qui peuvent s'être amassées autour , s'en détachent , et que , par ce moyen , on renouvelle , en quelque façon , la fracture : on doit , toutefois, en faisant ces sortes d'extensions et de contre-extensions, observer soigneusement de n'offenser ni les muscles, ni les nerfs. On fomentera ensuite l'endroit de la fracture avec du vin, dans lequel on aura fait bouillir de l'écorce de grenade , et on appliquera par-dessus , cette écorce même mêlée avec du blanc d'œuf. Le troisième jour, on lèvera l'appareil , et on fomentera la partie avec une décoction de verveine ; le cinquième jour , on fera la même chose, et on appliquera des éclisses tout autour de la fracture : on continuera de lever et de remettre l'appareil , ainsi que nous l'avons dit plus haut. Il arrive, néanmoins, quelquefois que les fragmens de l'os se consolident l'un sur l'autre , et que le membre reste défiguré et plus court que son pareil ; on y ressent des picotemens continuels , si les fragmens sont pointus. Dans ce cas, il faut fracturer l'os de nouveau , et procéder à sa réduction. Voici comment cela se fait. On fomente pendant long-temps , avec de l'eau chaude, la partie fracturée : on la frotte ensuite avec du cérat liquide ; puis on l'étend : pendant ce temps, le chirurgien sépare avec ses mains les fragmens dont le cal est encore tendre , et les remet dans leur situation naturelle. S'il ne peut y parvenir , il faut appliquer, du côté vers lequel l'os incline, une éclisse garnie de laine, placer ensuite l'appareil, et forcer ainsi l'os à reprendre sa première position. Quelquefois encore les os se reprennent parfaitement; mais le cal pousse trop , et le membre est gonflé à cet endroit. Lorsque cela arrive , il faut frotter la partie pendant long temps , avec de l'huile , du sel et du nitre; faire des fomentations dessus , avec de l'eau chaude salée ; y appliquer un cataplasme résolutif, et serrer le bandage plus fort. Le blessé doit vivre

gandum ; oleribusque , et præterea vomitu utendum : per quæ cum carne callus quoque extenuatur. Confertque aliquid de sinapi cum ficu in alterum par membrum impositum , donec id paulum
erodat, eoque evocet materiam. Ubi his tumor
extenuatus est, rursus ad ordinem vitæ revertendum est.

XI. Ac de fractis quidem ossibus hactenus dictum sit. Moventur autem ea sedibus suis duobus
modis. Nam modo , quæ juncta sunt inter se ,
dehiscunt : ut cum latum scapularum os ab humero recedit ; et in brachio, radius a cubito; et
in crure, tibia a sura ; interdum a saltu, calcis os
a talo ; quod raro tamen fit : modo articuli suis
sedibus excidunt. Ante de prioribus dicam. Quorum ubi aliquid incidit, protinus is locus cavus
est, depressusque digitus sinum invenit : deinde
gravis inflammatio oritur; atque in talis præcipue:
siquidem febres quoque , et cancros, et nervorum
vel distentiones, vel rigores, qui caput scapulis
annectunt, movere consuevit. Quorum vitandorum
causa, facienda eadem sunt , quæ in ossibus mobilibus læsis (aliquid ubi incidit, protinus is locus) proposita sunt ; ut dolor tumorque per ea
tollantur. Nam diducta ossa nunquam rursus inter
se junguntur ; et, ut aliquid decoris eo loco, sic
nihil usus amittitur. Maxilla vero et vertebræ ,
omnesque articuli, cum validis nervis comprehendantur, excidunt aut vi expulsi , aut aliquo casu
nervis vel ruptis, vel infirmatis; faciliusque in
pueris et adolescentulis, quam in robustioribus.
Hique elabuntur in priorem et in posteriorem , in

de légumes, et se faire vomir de temps en temps; par là, le cal diminuera à proportion que le corps perdra de son embonpoint. Il est bon aussi d'appliquer de la moutarde sur le membre correspondant, et de l'y laisser, jusqu'à ce qu'elle fasse érosion, pour attirer sur cette partie l'afflux des humeurs. Lorsqu'on aura diminué, par ces moyens, la grosseur du cal, on remettra le malade à son genre de vie ordinaire.

XI. Voilà ce que j'avais à dire sur les fractures des os. Quant à leurs luxations, elles peuvent avoir lieu de deux manières; car tantôt les os naturellement joints ensemble, se séparent; comme lorsque l'omoplate s'écarte du bras; le radius du cubitus, dans l'avant-bras; le tibia du péroné dans la jambe; et quelquefois par suite d'un saut, le calcanéum de l'os du talon; ce qui arrive rarement: d'autres fois, les os articulés les uns avec les autres, sortent de leurs articulations. Je parlerai d'abord de la première espèce de luxation. Lorsqu'elle a lieu, il se fait sur-le-champ un vide entre les deux os, et on sent une cavité en pressant dessus avec les doigts. Il survient ensuite une inflammation violente, surtout dans l'écartement des os du talon : cette sorte de luxation est ordinairement accompagnée de fièvre aiguë, et cause quelquefois la gangrène, des convulsions, et la tension rigide des muscles qui attachent la tête avec les épaules. Pour prévenir ces accidens, il faut avoir recours aux remèdes qui ont été indiqués précédemment dans la fracture des os mobiles; pour dissiper, par leur moyen, la douleur et l'engorgement; car les os, ainsi séparés, ne se rejoignent plus; mais si l'on ne peut empêcher que la partie ne soit un peu défigurée; on parviendra, néanmoins, à lui rendre son premier usage. Comme la mâchoire, les vertèbres, et toutes les articulations sont assurées par de forts ligamens, elles ne peuvent se luxer qu'à l'occasion de quelque violence externe, ou de la rupture, ou de la faiblesse de ces mêmes ligamens. Elles se luxent plus facilement chez les enfans et les jeunes gens, que chez les personnes plus robustes. Les luxations peuvent se faire en avant ou en arrière, en de-

interiorem et in exteriorem partem ; quidam omnibus modis , quidam certis : suntque quædam communia omnium signa , quædam propria cujusque. Siquidem semper ea parte tumor est, in quam os prorumpit; ea sinus, a qua recessit. Et hæc quidem in omnibus deprehenduntur : alia vero in singulis ; quæ, simulatque de quoque dicam , proponenda erunt. Sed ut excidere omnes articuli possunt, sic non omnes reponuntur. Caput enim nunquam compellitur, neque in spina vertebra , neque ea maxilla , quæ, utraque parte prolapsa , antequam reponeretur , inflammationem movit. Rursum, qui nervorum vitio prolapsi sunt , compulsi quoque in suas sedes , iterum excidunt. Ac quibus in pueritia exciderunt, neque repositi sunt, minus quam ceteri crescunt. Omniumque, quæ loco suo non sunt, caro emacrescit, magisque in proximo membro, quam in ulteriore : ut puta, si humerus loco suo non est, major in eo ipso fit, quam in brachio ; major in hoc, quam in manu , macies. Tum pro sedibus, et pro casibus, qui inciderunt, aut major aut minor usus ejus membri relinquitur : quoque in eo plus usus superest, eo minus id extenuatur. Quidquid autem loco suo motum est, ante inflammationem reponendum est. Si illa occupavit, dum conquiescat, lacessendum non est : ubi finita est, tentandum est in iis membris , quæ id patiuntur. Multum autem eo confert et corporis et nervorum habitus. Nam, si corpus tenue , si humidum est, si nervi infirmi, expeditius os reponitur : sed et primo facilius excidit, et postea

dans ou en dehors. Il est des os qui peuvent se luxer en tout sens ; il en est d'autres qui ne peuvent se luxer qu'en certains sens. Les signes des luxations sont ou communs à toutes en général, ou particuliers à chaque espèce. Il y a toujours une tumeur du côté vers lequel l'os est poussé, et une cavité à l'endroit d'où il est sorti. Ces signes se rencontrent dans toutes sortes de luxations ; il en est d'autres qui sont particuliers, et que je rapporterai en parlant de chaque espèce. Tous les os peuvent se luxer et sortir de leurs articulations ; mais on ne peut également les y replacer tous. La luxation de la tête et celle de l'épine, ne peuvent se réduire ; non plus que la luxation de la mâchoire, quand celle-ci est déplacée des deux côtés, et qu'il est survenu une inflammation avant qu'on ait entrepris de la replacer. On peut bien réduire les luxations qui proviennent de la faiblesse des ligamens ; mais on ne peut maintenir dans leur place les os réduits, et ils se déplacent de nouveau. Les membres qui ont été luxés dans l'enfance, et qui n'ont pas été replacés, croissent moins que les autres. Tout membre luxé qui n'a pas été réduit, maigrit ; et cette maigreur est plus considérable dans la partie qui est plus proche de la luxation, que dans celle qui en est plus éloignée : par exemple, si c'est le bras qui est luxé, il maigrira plus que l'avant-bras, et l'avant-bras plus que la main. L'usage de la partie luxée restera plus ou moins empêché après la réduction, selon l'article où sera située la luxation, et la violence de la cause qui l'aura produite. Plus le membre sera en état d'exercer ses fonctions, et moins il maigrira. On doit réduire les luxations avant que l'inflammation ne survienne ; si elle est une fois formée, il ne faut point fatiguer alors le malade par des tentatives inutiles ; ce n'est qu'après qu'elle est dissipée, qu'il faut entreprendre la réduction, dans les cas où elle est possible. La différence des tempéramens et le degré de force musculaire, influe ici pour beaucoup. Car, si le corps est faible et lymphatique ; si les muscles ont peu de force, l'os se réduit aisément ; mais comme il s'est luxé d'abord avec facilité, on a aussi beaucoup de peine à le retenir

minus fideliter continetur. Quæ contraria his sunt, melius continent : sed id, quod expulsum est, difficulter admittunt. Oportet autem ipsam inflammationem levare, super succida lana ex aceto imposita : a cibo, si valentioris articuli casus est, triduo; interdum etiam quinque diebus abstinere : bibere aquam calidam, dum sitim finiat.: curiosiusque hæc facere, iis ossibus motis, quæ validis plenisque musculis continentur : si vero etiam febris accessit, multo magis: deinde ex die quinto fovere aqua calida ; remotaque lana, ceratum imponere ex cyprino factum, nitro quoque adjecto, donec omnis inflammatio finiatur. Tunc infrictionem ei membro adhibere ; cibis uti bonis; uti vino modice : jamque ad usus quoque suos id membrum promovere ; quia motus, ut in dolore pestifer, sic alias saluberrimus corpori est. Hæc communia sunt : nunc de singulis dicam.

XII. Maxilla in priorem partem propellitur; sed modo altera parte, modo utraque. Si altera, in contrariam partem ipsa mentumque inclinatur : dentes paribus non respondent ; sed sub iis, qui secant, canini sunt. At si utraque, totum mentum in exteriorem partem promovetur ; inferioresque dentes longius, quam superiores, excedunt ; intentique super musculi apparent. Primo quoque tempore homo in sedili collocandus est, sic, ut minister a posteriore parte caput ejus contineat vel sic, ut juxta parietem is sedeat, subjecto inter parietem et caput ejus scorteo pulvino duro; eoque caput per ministrum urgeatur, quo sit immobiu

en place. Chez les malades qui offrent des dispositions contraires, les os replacés gardent plus fermement leur position; mais la réduction en est plus difficile, lorsqu'ils viennent à se luxer. On appaise l'inflammation, en appliquant sur la partie, de la laine grasse trempée dans du vinaigre; en s'abstenant, si l'articulation à laquelle appartient l'os luxé, est considérable, de tout aliment solide, pendant trois, et même pendant cinq jours; et en ne buvant que de l'eau chaude pour étancher sa soif. On observera ce régime avec d'autant plus d'exactitude, que l'os déplacé se trouvera entouré de muscles plus forts et plus épais. Il est d'une nécessité indispensable, si la fièvre survient. Le cinquième jour, on ôte la laine, on fomente avec de l'eau chaude; puis, on étend du cérat de souchet, dans lequel on a fait entrer un peu de nitre. On continue jusqu'à ce que l'inflammation soit dissipée, et on fait ensuite des frictions sur le membre. Alors on doit user de bons alimens, boire un peu de vin, et faire reprendre peu à peu à la partie ses fonctions : car le mouvement est aussi salutaire, après que la douleur est passée, qu'il était pernicieux lorsqu'elle subsistait. Voilà ce qui regarde les luxations en général; je vais maintenant parler de chaque espèce en particulier.

XII. La mâchoire inférieure se luxe en devant, tantôt d'un seul côté, et tantôt des deux. Dans le premier cas, elle se porte, de même que le menton, du côté opposé. Les dents pareilles ne se correspondent plus; car les canines de la mâchoire inférieure, se trouvent sous les incisives de la mâchoire supérieure. Mais, lorsque les deux branches de la mâchoire inférieure sont luxées, le menton pend et s'avance en dehors; les dents inférieures se trouvent plus en avant que les supérieures; et les muscles qui s'attachent à cet os, paraissent tendus et gonflés. On doit réduire, sur-le-champ, la luxation de la mâchoire : pour cela, on place le malade sur un siège; on met derrière lui un aide, pour lui tenir la tête ferme; ou bien, on fait asseoir le premier contre un mur; on place entre la tête et le mur, un coussin de cuir, bien rembourré, contre lequel un aide lui presse la tête, pour la rendre immobile; alors

lius : tum medici digiti pollices, linteolis vel fasciis, ne dilabantur, involuti in os ejus conjiciendi, ceteri extrinsecus admovendi sunt. Ubi vehementer maxilla apprehensa est, si una parte procidit, concutiendum mentum, et ad guttur adducendum est : tum simul et caput apprehendendum, et, excitato mento, maxilla in suam sedem compellenda, et os ejus comprimendum est, sic, ut omnia pæne uno momento fiant. Sin utraque parte prolapsa est, eadem omnia facienda ; sed æqualiter retro maxilla agenda est. Reposito osse, si cum dolore oculorum et cervicis iste casus incidit, ex brachio sanguis mittendus est. Cum omnibus vero, quorum ossa mota sunt, primo liquidior cibus conveniat, tum his præcipue : adeo ut sermo quoque, frequenti motu oris per nervos, lædat.

XIII. Caput duobus processibus in duos sinus summæ vertebræ demissis super cervicem contineri, in prima parte proposui. Hi processus interdum in posteriorem partem excidunt : quo fit, ut nervi sub occipitio extendantur, mentum pectori adglutinetur, neque bibere is, neque loqui possit, interdum sine voluntate semen emittat : quibus celerrime mors supervenit. Ponendum autem hoc esse credidi, non quo curatio ejus rei ulla sit : sed ut res indiciis cognosceretur, et non putarent sibi medicum defuisse, si qui sic aliquem perdidissent.

XIV. Idem casus manet eos, quorum in spina vertebræ exciderunt. Id enim non potest fieri, nisi et medulla, quæ per medium, et duabus membranulis, quæ per duos a lateribus processus feruntur,

le chirurgien, après avoir garni ses deux pouces de linge, ou de bandes, de crainte qu'ils ne viennent à glisser, les introduit dans la bouche du malade, et applique les autres doigts en dehors : après s'être bien assuré de la mâchoire, si elle n'est luxée que d'un côté, il secoue le menton, l'amène vers la gorge, et en même temps qu'il assujettit la tête du malade, il élève le menton, et repousse le condyle de la mâchoire dans sa cavité ; de façon que tous ces mouvemens se fassent presque en un moment. Si la mâchoire est luxée des deux côtés, on la réduira de la même manière ; avec cette différence seulement, qu'on la poussera de part et d'autre, également en arrière. La réduction faite, si le malade sent de la douleur et de la tension dans les yeux ou au cou, on lui tirera du sang au bras. Il ne prendra d'abord que des alimens liquides ; c'est une attention qu'on doit avoir dans toutes les luxations ; mais surtout dans celle de la mâchoire : il doit même s'abstenir d'abord de parler, parce que le mouvement répété de la bouche, ne manquerait pas d'offenser les muscles.

XIII. J'ai dit, au commencement de ce livre, que les deux condyles de la tête s'articulaient dans les deux cavités de la première vertèbre. Si ces condyles se portent en arrière, hors de leurs cavités, les ligamens situés sous l'occiput, s'étendent, le menton se porte sur la poitrine ; le malade ne peut ni boire, ni parler ; la semence s'échappe quelquefois involontairement : cet accident est très-promptement suivi de la mort. J'ai cru devoir faire mention de cette espèce de luxation ; non qu'il soit possible d'y apporter aucun remède ; mais afin qu'on puisse la reconnaître par les signes qui la caractérisent, et que l'on ne croie pas que ceux auxquels ce malheur arrive, périssent par la faute du chirurgien.

XIV. Le même sort arrive à ceux qui ont les vertèbres de l'épine luxées. Car cette luxation ne peut se faire, sans que la moelle épinière, les cordons de nerfs qui passent latéralement par les apophyses transverses, et les ligamens qui les assujettissent, ne se

et nervis , qui continent , ruptis. Excidunt autem
et in posteriorem partem, et in priorem ; et supra
septum transversum , et infra. In utramvis partem
exciderint , a posteriore parte vel tumor, vel sinus
erit. Si super septum id incidit , manus resolvuntur , vomitus, aut distentio nervorum insequitur ,
spiritus difficulter movetur , dolor urget , et
aures obtusæ sunt. Si sub septo , femina resolvuntur , urina supprimitur , interdum etiam sine
voluntate prorumpit. Ex ejusmodi casibus ut tardius , quam ex capitis, sic tamen intra triduum
homo moritur. Nam , quod Hippocrates dixit ,
vertebra in exteriorem partem prolapsa , pronum
hominem collocandum esse, et extendendum , tum
calce aliquem super ipsum debere consistere , et
id intus impellere : in iis accipiendum est , quæ
paulum excesserunt ; non in iis , quæ totæ loco
motæ sunt. Nonnunquam enim nervorum imbecillitas efficit, ut, quamvis non exciderit vertebra, paulum tamen in priorem partem promineat.
Id non jugulat : sed ab interiore parte ne contingit quidem posse : ab exteriore si propulsum est ,
plerumque iterum redit; nisi, quod admodum rarum est, vis nervis restituta est.

XV. Humerus autem modo in alam excidit,
modo in partem priorem. Si in alam delapsus est ,
ei junctus cubitus recedit ab latere ; rursum juxta
ejusdem partis aurem cum humero porrigi non potest ; longiusque altero id brachium est. Si in priorem partem, summum quidem brachium extenditur, minus tamen , quam naturaliter ; difficiliusque
in priorem partem , quam in posteriorem , cubitus
porrigitur. Igitur, si in alam humerus excidit, et
vel puerile adhuc est corpus, vel molle, certe im-
becillibus nervis intentum est, satis est collocare

déchirent. Les vertèbres se luxent en avant ou en arrière, au-dessus ou au-dessous du diaphragme. De quelque côté que se fasse la luxation, il y a une tumeur, ou une cavité à la partie postérieure de l'épine. Si elle est au-dessus du diaphragme, les mains se paralysent; il se déclare un vomissement, ou des convulsions; la respiration est gênée; on éprouve de vives douleurs; le sens de l'ouïe devient obtus. Si la luxation est au-dessous du diaphragme, les cuisses tombent en paralysie, et l'urine se supprime, ou bien coule involontairement. On ne périt pas, à la vérité, aussi promptement que dans la luxation de la tête; mais on ne passe guère le troisième jour. Car ce que dit Hippocrate, que, lorsqu'une vertèbre est luxée en arrière, on doit faire coucher le malade sur le ventre, et pratiquer l'extension, pendant que quelqu'un appuie le talon sur la vertèbre luxée, et la fait ainsi rentrer à sa place, doit s'entendre des luxations très-légères, et non de celles qui sont complètes. Quelquefois la faiblesse des ligamens permet à une vertèbre, de se porter un peu en devant, sans cependant se luxer. Cet accident ne fait pas mourir; mais lorsqu'il arrive, il n'est pas possible d'appuyer sur la vertèbre en dedans, pour la repousser en dehors; et lorsqu'elle est luxée en dehors, et qu'on l'a replacée, elle se luxe de nouveau; à moins (ce qui est très-rare) que les ligamens ne reprennent leur première solidité.

XV. Le bras se luxe quelquefois en dedans, sous l'aisselle, et quelquefois en dehors. Si l'humérus est tombé sous l'aisselle, le cubitus qui lui est joint, s'éloigne du corps, et l'on ne peut élever le bras vers l'oreille de ce côté : le bras luxé est plus long que l'autre. Si la luxation est en dehors, on peut bien étendre le bras, mais moins que dans l'état naturel, et le cubitus a plus de peine à se porter en devant, qu'en arrière. Si l'humérus est tombé sous l'aisselle, et que cet accident soit arrivé à un enfant, ou à une personne qui ait le tissu des fibres lâche, ou chez qui les ligamens soient très-faibles, il suffit, pour le replacer, de faire mettre le malade sur un siége; d'avoir deux

id in sedili; et ex duobus ministris alteri imperare,
ut caput lati scapularum ossis leniter reducat;
alteri, ut brachium extendat : ipsum posteriore
parte residentem, humerum sub ala ejus cogere,
simulque et latum os, et altera manu brachium
ejus ad latus impellere. At si vastius corpus, ner-
vive robustiores sunt, necessaria est spathula lignea, quæ et crassitudinem duorum digitorum habet, et longitudine ab ala usque ad digitos pervenit:
in qua summa capitulum est rotundum et leniter
cavum, ut recipere particulam aliquam ex capite
humeri possit. In ea bina foramina tribus locis
sunt, inter se spatio distantibus; in quæ lora mollia conjiciuntur. Eaque spatha, fascia involuta,
quo minus tactu lædat, ad alam a brachio dirigitur,
sic, ut caput ejus summæ alæ subjiciatur : deinde
loris suis ad brachium deligatur; uno loco, paulum infra humeri caput; altero, paulum supra
cubitum; tertio, supra manum : cui rei protinus
intervalla tunc quoque foraminum aptata sunt. Sic
brachium deligatum super scalæ gallinariæ gra-
dum trajicitur, ita alte, ut consistere homo ipse
non possit; simulque in alteram partem corpus
demittitur, in alteram brachium intenditur : eoque fit, ut capite ligni caput humeri impulsum in
suam sedem, modo cum sono, modo sine hoc compellatur. Multas alias esse rationes, scire facile est
uno Hippocrate lecto; sed non alia magis usu
comprobata est. At si in partem priorem humerus
excidit, supinus homo collocandus est; fasciaque,
aut habena media ala circumdanda est, capitaque
ejus post caput hominis ministro tradenda, brachium alteri; præcipiendumque, ut ille habenam,

aides, dont l'un tire doucement, en dehors, la tête de l'omoplate, tandis que l'autre étend le bras : pourlors, le chirurgien qui est derrière le siége, rapproche de l'omoplate l'os qui s'était logé sous l'aisselle, et, de l'autre main, pousse l'avant-bras contre le corps. Mais si le malade est un adulte robuste et vigoureux ; si les ligamens sont forts, on a besoin d'une spatule de bois, épaisse de deux doigts, et qui soit assez longue, pour s'étendre depuis l'aisselle, jusqu'aux doigts. Cette spatule se termine, par sa partie supérieure, en une tête arrondie, et un peu creuse, pour recevoir une partie de la tête de l'humérus. Elle est percée à trois endroits différens, de deux trous, dans lesquels on fait passer des courroies fort molles. On roule une bande tout autour de cette spatule, afin qu'elle ne blesse pas les parties contre lesquelles on l'applique. On la place depuis l'avant-bras, de façon que la tête se trouve au haut du creux de l'aisselle : on la lie ensuite par le moyen de ses courroies, d'abord un peu au-dessous de la tête de l'humérus, ensuite au-dessus du cubitus, et enfin au poignet. Les trous doivent être situés de façon qu'ils répondent à ces trois endroits différens. Tout étant ainsi disposé, on se servira d'une échelle qui soit assez haute, pour que les pieds du malade, entre le corps et le bras duquel on la fera passer, ne posent point à terre : alors on laisse retomber le corps d'un côté, et, en même temps, on tire fortement l'avant-bras, de l'autre : par ce moyen, la tête de la spatule repousse la tête de l'humérus dans sa cavité, où elle rentre tantôt en faisant un petit bruit, et tantôt sans en faire. Il y a plusieurs autres méthodes de réduire cette luxation, qu'on trouve toutes dans Hippocrate. Mais celle que nous venons de donner, est la meilleure, d'après l'autorité de l'expérience. Si l'humérus est luxé en dehors, il faut faire coucher le malade sur le dos ; faire passer sous l'aisselle, une bande, ou un cordon qui vienne se croiser derrière la tête du malade ; donner les deux bouts de ce cordon à un aide, faire tenir l'avant-bras par un autre, et tandis que les aides tireront, l'un,

hic brachium extendat : deinde medicus, caput
quidem hominis sinistra debet repellere ; dextra
vero cubitum cum humero attollere, et os in suam
sedem compellere : faciliusque id in hoc casu,
quam in priore, revertitur. Reposito humero, lana
alæ subjicienda est; si in interiore parte os fuit,
ut ei opponatur ; si in priore, ut tamen commodius deligetur. Tum fascia, primum sub ala obvo-
luta, caput ejus debet comprehendere, deinde per
pectus ad alteram alam, ab eaque ad scapulas rursusque ad ejusdem humeri caput tendere, sæpiusque ad eamdem rationem circumagi, donec bene
id teneat. Vinctus hac ratione humerus commodius
continetur, si adductus ad latus, ad id quoque
fascia deligatur.

XVI. In cubito autem tria coire ossa, humeri et radii et cubiti ipsius, ex iis, quæ prima
parte hujus voluminis posita sunt, intelligi potuit. Si cubitus, qui annexus humero est, ab
hoc excidit, radius, qui adjunctus est, interdum trahitur, interdum subsistit. In omnes vero
quatuor partes excidere cubitus potest : sed, si in
priorem prolapsus est, extentum brachium est,
neque recurvatur : si in posteriorem, brachium
curvum est, neque extenditur, breviusque altero
est ; interdum febrem, vomitumque bilis movet :
si in exteriorem, interioremve, brachium por-
rectum est, sed paulum in eam partem, a qua os
recessit, recurvatum. Quidquid incidit, reponendi
ratio una est ; neque in cubito tantum, sed in
omnibus quoque membris longis, quæ per articulum longa testa junguntur : utrumque membrum
in diversas partes extendere, donec spatium inter

le cordon, l'autre, l'avant-bras, le chirurgien, de sa main gauche, éloignera la tête du malade ; il élèvera avec la droite, le coude et l'humérus, qu'il repoussera dans sa cavité. Cette seconde espèce de luxation est plus facile à réduire que la première. La réduction faite, soit que l'os ait été luxé en dedans ou en dehors, on appliquera de la laine sous l'aisselle ; dans le premier cas, pour empêcher l'humérus d'y retomber ; dans le second, pour pouvoir placer le bandage plus facilement. Voici comment on doit faire ce bandage : on commence par mettre sous l'aisselle, la bande avec laquelle on enveloppe la tête de l'humérus ; on la fait passer ensuite sur la poitrine, d'où on la porte sous l'autre aisselle, et de là sur les épaules ; après quoi, on vient rejoindre la tête de l'humérus luxé : on passe et repasse plusieurs fois la bande de la même manière ; jusqu'à ce que la partie luxée soit bien assurée. Par ce moyen, on maintient parfaitement l'humérus en place ; surtout, si on l'a fixé sur le côté, avec une bande.

XVI. On a dû comprendre, par ce qui a été dit au commencement de ce livre, qu'il y a trois os qui s'articulent au coude ; savoir, l'os du bras, l'os du coude même, et le rayon. Si le cubitus qui tient avec l'humérus vient à se luxer, le rayon qui est attaché au cubitus s'en écarte quelquefois, et quelquefois aussi il reste en place. La luxation du cubitus peut se faire en quatre façons différentes. S'il se luxe en devant, l'avant-bras est tendu, et on peut le plier ; s'il se luxe en arrière, l'avant-bras est plié, et on ne peut l'étendre ; il est, de ce côté-là, plus court que celui de l'autre. Cette espèce de luxation est quelquefois accompagnée de fièvre et d'un vomissement bilieux. Si le cubitus est luxé en dehors ou en dedans, l'avant-bras est étendu, mais cependant un peu plié du côté où est la luxation. De quelque manière que se soit faite la luxation, la méthode de la réduire est toujours la même, non-seulement pour le cubitus, mais pour tous les os longs qui s'articulent ensemble par une tête allongée : il faut étendre les deux os luxés en sens contraire, jusqu'à ce

ossa liberum sit; tum id os, quod excidit, ab ea parte, in quam prolapsum est, in contrariam impellere. Extendendi tamen alia atque alia genera sunt, prout nervi valent, aut ossa huc illucve se dederunt. Ac modo manibus solis utendum est, modo quædam alia adhibenda. Ergo, si in priorem partem cubitus prolapsus est, extendi per duos manibus, interdum etiam habenis adjectis, satis est : deinde rotundum aliquid a lacerti parte ponendum est, et super id repente cubitus ad humerum impellendus est. At in aliis casibus commodissimum est eadem ratione brachium extendere, quæ fracto humero supra posita est, et tum ossa reponere. Reliqua curatio eadem est, quæ in omnibus. Celerius tantum, et sæpius id resolvendum est; multa magis aqua calida fovendum ; diutius ex oleo et nitro ac sale perfricandum. In cubito enim celerius, quam in ullo alio articulo, sive extra remansit, sive intus revertit, callus circumdatur ; isque, si per quietem increvit, flexus illius postea prohibet.

XVII. Manus quoque in omnes quatuor partes prolabitur. Si in posteriorem partem excidit, porrigi digiti non possunt : si in priorem, non inclinantur : si in alterutrum latus, manus in contrarium, id est, aut ad pollicem, aut ad minimum digitum convertitur. Reponi non difficillime potest. Super durum locum et renitentem ex altera parte intendi manus, ex altera brachium debet, sic, ut prona sit, si in posteriorem partem os excidit; supina, si in priorem ; si in interiorem exterioremve, in latus. Ubi satis nervi diducti sunt, si in alterutrum latus procidit, manibus in contra-

qu'il y ait un vide suffisant entre les os ; réduire ensuite l'os qui s'est séparé de l'autre, en le repoussant par le côté opposé à celui duquel il est tombé. Cette extension se fait différemment, eu égard à la force des muscles, et à la manière dont les os se sont luxés. Souvent les mains seules suffisent ; souvent aussi il faut avoir recours à d'autres moyens. Ainsi donc, si le cubitus s'est luxé en devant, il suffit que deux aides fassent l'extension avec les mains, auxquelles on ajoute quelquefois le secours des lacs. On applique ensuite en dessous du bras, quelque chose de rond, sur quoi on appuie, pour repousser le cubitus dans la cavité de l'humérus. Dans les autres luxations de ce même os, il vaut mieux étendre l'avant-bras de la manière qui a été prescrite pour l'humérus, lorsqu'il est fracturé, et faire ensuite la réduction. Le reste de la cure est le même que dans toutes les autres luxations ; excepté néanmoins, qu'on doit remuer plus tôt et plus souvent le cubitus, que les autres os luxés ; qu'il faut le fomenter plus fréquemment avec de l'eau chaude, et le frotter pendant plus long-temps avec de l'huile, du nitre et du sel ; car le cal est plus tôt formé dans l'articulation du coude, que dans aucune autre partie ; soit que le cubitus reste luxé, soit qu'on le réduise ; et si on laisse une fois former ce cal par le repos, le mouvement de l'articulation se trouve par la suite empêché.

XVII. La main peut aussi se luxer de quatre façons différentes : si elle se luxe en arrière, on ne peut étendre les doigts ; si elle se luxe en devant, on ne peut les fléchir ; si elle se luxe sur les côtés, elle se déplace ou du côté du pouce, ou vers le petit doigt. Il n'est pas absolument difficile d'en faire la réduction ; il faut faire poser la main sur quelque chose de dur et de rénitent ; la placer en pronation, si la luxation est en arrière ; en supination, si elle est en devant ; et sur le côté, si elle est luxée en dehors ou en dedans ; alors un aide tire la main, tandis qu'un autre tire l'avant-bras ; et lorsque l'extension est suffisante, si la luxation est sur les côtés, le chirurgien repousse avec ses mains les os luxés, vers

rium repellendum est. At iis, quæ in priorem posterioremve partem prolapsa sunt, superimponendum durum aliquid, idque supra prominens os manu urgendum est; per quod vis adjecta facilius id in suam sedem compellit.

XVIII. In palma quoque ossa interdum suis sedibus promoventur, modo in priorem partem, modo in posteriorem : in latus enim moveri, paribus ossibus oppositis, non possunt. Signum id solum est, quod omnium commune est, tumor ab ea parte, in quam os venit ; sinus ab ea, a qua recessit. Sed sine intentione, digito tantummodo bene pressum os in suam sedem revertitur.

XIX. At in digitis totidem fere casus eademque signa sunt, quæ in manibus. Sed in his extendendis non æque vi opus est; quod articuli breviores, et nervi minus validi sunt. Super mensam tantummodo intendi debent, qui vel in priorem vel in posteriorem partem exciderunt; tum jam palma compelli : at id, quod in latus elapsum est, digitis restitui.

XX. Cum de his dixerim ; de iis quoque, quæ in cruribus sunt, videri possum dixisse : siquidem etiam in hoc casu quædam similitudo est femori et humero, tibiæ et cubito, pedi et manui. Quædam tamen separatim quoque de his dicenda sunt. Femur in omnes quatuor partes promovetur : sæpissime in interiorem ; deinde in exteriorem ; raro admodum in priorem, aut posteriorem. Si in in-

le côté opposé. Mais si la main est luxée en devant ou en arrière, il faut appliquer dessus quelque chose de dur, et appuyer, avec ce corps dur, sur les os qui sont saillans. On augmente, par ce moyen, la force de la pression, et on rétablit les os dans leur situation naturelle.

XVIII. Les os de la paume de la main se luxent quelquefois, tantôt en devant, tantôt en arrière; ils ne peuvent se luxer sur les côtés, parce qu'étant placés également tout près les uns des autres, ils se servent mutuellement de point d'appui. Cette espèce de luxation ne se manifeste que par deux signes, qui sont communs à toutes les luxations en général. Il y a une tumeur vers le côté où l'os s'est porté, et une cavité dans l'endroit d'où il est sorti. Cette luxation se réduit très-aisément; il suffit d'appuyer fortement, avec le doigt, sur l'os luxé, et on le fait rentrer en sa place, sans autre appareil.

XIX. Les luxations des doigts se font comme celles de la main, et se reconnaissent par les mêmes signes. Il n'est pas nécessaire de tirer avec beaucoup de force, pour étendre les doigts; parce que leurs articulations sont peu profondes, et que leurs ligamens sont moins solides. Il suffit d'étendre les doigts luxés sur une table, si la luxation est en devant ou en arrière, et de les repousser ensuite avec la paume de la main, pour les remettre en leur place. On les réduit avec les doigts, si la luxation a eu lieu sur l'un ou sur l'autre côté.

XX. Après le détail dans lequel je viens d'entrer au sujet des luxations de l'extrémité supérieure, je pourrais me dispenser de rien dire de plus sur celles de l'extrémité inférieure; car il y a beaucoup de rapport entre la luxation de l'humérus et celle du fémur, entre celle de l'avant-bras et celle de la jambe, entre celle de la main et celle du pied. Je ferai néanmoins quelques remarques particulières sur les luxations de l'extrémité inférieure. Le fémur peut se luxer de quatre façons différentes; en dedans, en dehors, en devant et en arrière. Les luxations en dedans sont les plus fréquentes; celles qui se font en dehors, le sont moins; la luxation en devant ou en arrière, est très-rare. Si la cuisse est luxée en de-

teriorem partem prolapsum est, crus longius altero et valgius est : extra enim pes ultimus spectat. Si in exteriorem, brevius, varumque fit, et
pes intus inclinatur; calx ingressu terram non
contingit, sed planta ima; meliusque id crus superius corpus, quam in priore casu, fert, minusque baculo eget. Si in priorem, crus extensum
est, implicarique non potest; alteri cruri ad calcem par est, sed ima planta minus in priorem partem inclinatur: dolorque in hoc casu præcipuus
est, et maxime urina supprimitur. Ubi cum dolore
inflammatio quievit, commode ingrediuntur,
rectusque eorum pes est. Si in posteriorem, extendi non potest crus, breviusque est; ubi consistit, calx quoque terram non contingit. Magnum
autem femori periculum est, ne vel difficulter reponatur, vel repositum rursus excidat. Quidam
semper iterum excidere contendunt: sed Hippocrates, et Diocles, et Philotimus, et Nileus, et
Heraclides Tarentinus, clari admodum auctores,
ex toto se restituisse memoriæ prodiderunt. Neque
tot genera machinamentorum quoque, ad extendendum in hoc casu femur, Hippocrates, Andreas, Nileus, Nymphodorus, Protarchus, Heraclides, faber quoque quidam, reperissent, si id frustra esset. Sed ut hæc falsa opinio est; sic illud
verum est : cum ibi valentissimi nervi musculique
sint, si suum robur habent, vix admittere; si non
habent, postea non continere. Tentandum igitur
est, et, si tenerius membrum est, satis est habenam alteram ab inguine, alteram a genu intendi :
si validius, melius adducent, qui easdem habenas
ad valida bacula deligarint; cumque eorum fus-
tium imas partes oppositæ moræ objecerint, supe-

dans, la jambe de ce côté-là devient plus longue et plus courbée en dedans que l'autre ; le bout du pied se porte en dehors. Au contraire, lorsque la luxation est en dehors, la jambe est plus courte et plus courbée en dehors que l'autre, et le pied se porte en dedans. Le malade est obligé de marcher sur la pointe du pied : la jambe néanmoins soutient mieux le poids du corps, que lorsque la luxation est en dedans, et on a moins besoin de béquille ou de bâton. Si la luxation est en devant, le malade ne peut fléchir la jambe ; elle reste aussi longue que l'autre ; le pied est seulement moins incliné antérieurement. La douleur est des plus vives, et il survient très-souvent une suppression d'urine. Lorsque l'inflammation et la douleur sont appaisées, le malade marche sans difficulté, et le pied se remet droit. Enfin, si c'est en arrière que la cuisse est luxée, on ne peut étendre la jambe ; elle est plus courte que l'autre ; le talon, lorsqu'on veut marcher, ne pose plus à terre. Il est ordinairement très-difficile de réduire la cuisse, lorsqu'elle est luxée, et de la maintenir en place, après la réduction. Quelques-uns ont prétendu qu'elle se luxait toujours de nouveau ; mais Hippocrate, Dioclès, Philotimus, Nilée, et Héraclide de Tarente, tous médecins d'un très-grand nom, nous assurent avoir réduit la cuisse, sans que la réduction ait été suivie de rechute. D'ailleurs Hippocrate, André, Nilée, Nymphodore, Protarchus, Héraclide, et un ouvrier qui fut si célèbre en ce genre, auraient-ils inventé tant de machines, pour réduire la cuisse, si cette réduction n'eût servi à rien. Mais, quelque fausse que soit cette opinion, il n'en est pas moins vrai que, comme la cuisse est pourvue de ligamens et de muscles très-forts, la réduction sera très-difficile, si ces parties ont conservé leur force, et que, s'ils l'ont perdue, l'os ne sera pas ensuite suffisamment maintenu en place. On doit donc tenter la réduction : si le malade est très-jeune, il suffira d'attacher un cordon au haut de la cuisse, et un autre, un peu au-dessus du genou. Si c'est un adulte, il vaut mieux attacher ces cordons à de forts bâtons, dont les extrémités inférieures seront arrêtées en sens contraires : deux aides saisiront avec les mains,

riores ad se utraque manu traxerint. Etiamnum
valentius intenditur membrum super scamnum
cui ab utraque parte axes sunt, ad quos habenæ
illæ deligantur : qui ut in torcularibus, conversi,
rumpere quoque, si quis perseveraverit, non solum extendere, nervos et musculos possunt. Collocandus autem homo super id scamnum est, aut pronus aut supinus, aut in latus, sic, ut semper ea
pars superior sit, in quam os prolapsum est ; ea
etiam inferior, a qua recessit. Nervis extentis
si in priorem partem os venit, rotundum aliquid
super inguen ponendum ; subitoque super id genu
adducendum est eodem modo, eademque de causa
qua idem in brachio fit : protinusque, si compli-
cari femur potest, intus est. In ceteris vero casibus, ubi ossa per vim paulum inter se recesserunt,
medicus debet id, quod eminet, retro cogere,
minister contra coxam propellere. Reposito osse
nihil novi aliud curatio requirit, quam ut diutius
is in lecto detineatur ; ne, si motum adhuc laxio-
ribus nervis femur fuerit, rursus erumpat.

XXI. Genu vero et in exteriorem, et in interiorem, et in posteriorem partem excidere
notissimum est. In priorem non prolabi, plerique
scripserunt : potestque id vero proximum esse,
cum inde opposita patella, ipsa quoque caput
tibiæ contineat. Meges tamen eum, cui in priorem partem excidisset, a se curatum esse, memoriæ prodidit. In his casibus intendi nervi rationibus iisdem, quas in femore retuli, possunt. Et id
quidem, quod in posteriorem partem excidit,
eodem modo rotundo aliquo super poplitem imposito, adductoque eo crure, reconditur. Ceteras
vero manibus simul, dum ossa in diversas partes
compelluntur.

les extrémités supérieures de ces bâtons, et les tireront à eux. L'extension sera encore plus forte, si on se sert d'un banc qui ait à chaque bout une espèce d'axe, auquel on attache les lacs qui se replient à l'entour, au moyen d'un mouvement semblable à celui que l'on imprime aux pressoirs : ce mouvement a même tant de force, que, si on le prolongeait trop, on occasionnerait non-seulement l'extension, mais encore la rupture des ligamens et des muscles. On couche sur le banc, le malade étendu ou sur le ventre, ou sur le dos, ou de côté, de façon que la partie vers laquelle l'os s'est porté, soit par en haut, et celle d'où il est sorti, par en bas. L'extension faite, si l'os est luxé en devant, on appliquera sur l'aine, quelque chose de rond, et on appuiera promptement dessus, avec le genou, de la même manière, et pour la même raison que dans la luxation de de l'humérus. Si on peut sur-le-champ fléchir la cuisse, elle est réduite. Dans les autres luxations de cette partie, si les os ne sont pas fort écartés l'un de l'autre, le chirurgien doit pousser en arrière l'os qui est saillant, tandis qu'un aide pousse, en sens contraire, l'os des hanches. La réduction faite, le reste du traitement ne demande rien de particulier; sinon que le malade doit garder plus long-temps le lit; de crainte que, s'il venait à remuer la cuisse, avant que les ligamens ne fussent bien raffermis, elle ne se luxât de nouveau.

XXI. Tout le monde sait que le genou peut se luxer en dehors, en dedans, et en arrière. La plupart des auteurs ont écrit qu'il ne se luxe point en devant : ce sentiment paraît vraisemblable, parce que la rotule qui est située en dessus, retient la tête du tibia. Mégès, néanmoins, assure avoir guéri une personne dont le genou s'était luxé en devant. Dans les luxations du genou, on peut faire les extensions, comme dans les luxations de la cuisse : et, si l'os s'est luxé en arrière, il faut pareillement appliquer quelque chose de rond sur le jarret; le chirurgien, en ramenant la jambe sur ce corps, remet l'os en sa place. Dans les autres espèces de luxations, on se sert des mains, avec lesquelles on tire, en sens contraire, le membre luxé.

XXII. Talus in omnes partes prolabitur. Ubi in interiorem partem excidit: ima pars pedis in exteriorem partem convertitur. Ubi huic contrarius casus, contrarium etiam signum est. At si in priorem partem erumpit, a posteriore latus nervus durus et intentus est; simusque is pes est. Si in posteriorem, calx pæne conditur, planta major fit. Reponitur autem is quoque per manus; prius in diversa pede et crure diductis. Et in hoc quoque casu diutius in lectulo perseverandum est; ne is talus, qui totum corpus sustinet, parum confirmatis nervis, ferendo oneri cedat, rursusque prorumpat. Calceamentis quoque humilioribus primo tempore utendum, ne vinctura talum ipsum lædat.

XXIII. Plantæ ossa iisdem modis, quibus in manibus, prodeunt; iisdemque conduntur. Fascia tantummodo calcem quoque debet comprehendere; ne, cum mediam plantam, imumque ejus vinciri necesse est, liber talus in medio relictus, materiam pleniorem recipiat, ideoque suppuret.

XXIV. In digitis nihil ultra fieri debet, quam quod in iis, qui sunt in manu, positum est. Potest tamen conditus articulus medius aut summus canaliculo aliquo contineri.

XXV. Hæc facienda sunt in iis casibus, ubi sine vulnere ossa exciderunt. Hic quoque et ingens periculum est, et eo gravius, quo majus membrum est, quove validioribus nervis aut musculis continetur. Ideoque in humeris, femoribusque, metus mortis est: ac, si reposita ossa sunt, spes nulla est; non repositis tamen, nonnullum periculum est: eoque major in utroque timor est, quo propius vulnus articulo est. Hippocrates nihil tuto reponi posse, præter digitos, et plantas, et

XXII. Le talon peut se luxer en tout sens : si la luxation est interne, le bout du pied se jette en dehors; et en dedans, si elle est externe. Lorsque la luxation est en devant, le tendon qui est par derrière, est dur et tendu, et le pied est recourbé. Lorsqu'elle est en arrière, le calcanéum est, pour ainsi dire, caché, et la plante du pied s'allonge. Ces différentes espèces de luxations se réduisent avec les mains ; après avoir tiré la jambe et le pied en sens contraire. Dans la luxation du talon, on doit garder long-temps le lit, de peur que cette partie sur laquelle porte tout le poids du corps, ne vienne à se luxer de nouveau, si les ligamens n'étaient pas bien raffermis. Il faut même, lorsqu'on recommence à marcher, se servir de souliers dont les talons soient fort bas, pour que le bandage ne gêne point le pied.

XXIII. Les os de la plante du pié se luxent et se réduisent de la même manière, que ceux de la paume de la main. Seulement, le bandage doit envelopper tout le calcanéum ; car si on ne le posait que sur la plante du pié, et sur l'extrémité de cet os, il serait à craindre que les humeurs n'abordassent en trop grande quantité vers la portion du talon, qui serait libre, et n'y formassent un abcès.

XXIV. Lorsque les doigts du pié sont luxés, on les remet comme ceux de la main. On peut, de plus, faire entrer la partie moyenne ou supérieure de l'os luxé dans un étui, pour le mieux maintenir en place.

XXV. Voilà ce qu'il convient de faire dans les luxations qui ne sont pas accompagnées de plaie ; mais quand cette complication a lieu, le péril est grand ; et il l'est d'autant plus, que le membre luxé est plus considérable, et que les ligamens et les muscles qui l'environnent sont plus forts. C'est pourquoi, le malade court risque de la vie, lorsque l'humérus ou le fémur viennent à se luxer avec plaie ; car il n'y a plus d'espérance pour lui, lorsqu'on réduit ces os, et il est toujours en danger, supposé qu'on ne les réduise pas. Dans l'une et l'autre de ces parties, le péril augmente à proportion que la plaie est plus proche de l'articulation. Hippocrate prétend qu'il n'y a que les doigts, la plante des

manus, dixit : atque in his quoque diligenter esse agendum, ne praecipitarent. Quidam brachia quoque et crura reposuerunt; et, ne cancri, distentionesque nervorum orirentur, (sub quibus in ejusmodi casu fieri solet mors matura) sanguinem ex brachio miserunt. Verum ne digitus quidem (in quo minimum, ut malum, sic etiam periculum est) reponi debet aut in inflammatione, aut postea, cum jam vetus res est. Si quoque reposito osse nervi distenduntur, rursus id protinus expellendum est. Omne autem membrum, quod cum vulnere loco motum, neque repositum est, sic jacere convenit, ut maxime cubantem juvat; tantum ne moveatur, neve dependeat. In omnique tali morbo magnum ex longa fame praesidium est : deinde ex curatione eadem, quae proposita est ubi ossibus fractis vulnus accessit. Si nudum os eminet, impedimento semper futurum est : ideo, quod excedit, abscindendum est ; imponendaque super arida linamenta sunt, et medicamenta non pinguia ; donec, quae sola esse in ejusmodi re sanitas potest, veniat. Nam et debilitas sequitur, et tenuis cicatrix inducitur ; quae necesse est facile noxae postea pateat.

FINIS.

pieds et la main, qu'on puisse réduire sans danger; encore veut-il qu'on se conduise avec toute la circonspection possible, pour ne pas exposer les jours du malade. Quelques-uns cependant ont remis des bras et des jambes ainsi luxés, et ont saigné du bras, après la réduction, pour prévenir la gangrène et les convulsions; accidens qui, dans ce cas, amènent promptement la mort du malade. Quoique la luxation du doigt soit la plus légère et la moins dangereuse de toutes, on ne doit pas, néanmoins, en tenter la réduction, lorsqu'il y a inflammation, ni même lorsque l'inflammation est passée, si l'os est luxé depuis long-temps. Si des convulsions surviennent après la réduction, on doit luxer le membre une seconde fois. Dans les luxations qui sont compliquées de plaies, et qui n'ont point été réduites, il faut faire garder le lit au malade, dans la position qui lui convient le mieux; en observant seulement de ne pas remuer le membre luxé, et de ne le pas laisser pendre. L'abstinence, gardée pendant long-temps, est aussi, en pareil cas, un très-bon remède. Le reste de la cure est, ensuite, le même que dans les fractures qui sont accompagnées de plaies. Si l'os dénudé fait saillie, ce sera toujours un obstacle à la guérison de la plaie; ainsi, il faut le retrancher, et appliquer sur la plaie de la charpie sèche, et des médicamens où il n'entre pas de corps gras; jusqu'à ce que le malade soit aussi bien rétabli qu'il est possible de l'être en pareil cas; car la partie reste toujours plus faible, et il ne se forme qu'une cicatrice fort mince, qui peut se rouvrir aisément par la suite.

FIN.

APPENDIX.

JOANNIS LUDOVICI BIANCONII

EPISTOLA

DE

CELSI ÆTATE.

SAMUELI *et* JOANNI, *fratribus* LUCHTMANNIS *diligentissimis in Lyceo Lugduni Batavorum typographis*, Jo. Lud. BIANCONIUS, *potentissimi Electoris Saxonici ad summum Pontificem Legatus*, S. P. D.

DE vestra, quam de me, deque meis rebus geritis, opinione multum vos amo; siquidem postulatis a me epistolas illas, quas de Aulo Cornelio Celso paucis abhinc annis ad Hieronymum Tiraboschium Italicæ litterariæ historiæ conditorem dederam. Verumtamen nec rei vestræ consentaneum esset, nec eruditorum exspectationi responderet fortasse, quam animo designastis, earumdem epistolarum ex Italico in Latinum idioma conversio, ex qua veluti Prolegomena coalescerent quibus ornetur elegans, quæ nunc prela vestra exercet, Celsi nostri editio. Prolixæ enim admodum otianti mihi exciderunt, ac facile sivi abire interdum orationem meam tanquam in diverticula ad quæ veluti amicitia invitabar; ut proinde o Celso dumtaxat sollicitis extranea hæc nonnisi molestiam crearent. Eas siquidem exarandas suscepi

LETTRE

DE JEAN-LOUIS BIANCONI,

SUR

L'ÉPOQUE OÙ CELSE A VÉCU.

———

A Samuel *et* Jean Luchtmann *, frères, Impri-meurs de l'Académie de Leyde , Jean-Louis* Bianconi *, envoyé de l'Electeur de Saxe près le Souverain-Pontife ,* Salut.

Je suis très-flatté de la marque de confiance et d'es-time que vous me donnez, en me demandant de vous transmettre les lettres que j'écrivis, il y a quelques années, à Jérôme Tiraboschi, fondateur de l'Histoire littéraire de l'Italie, au sujet d'Aulus Cornélius Celsus. Mais vos vues ne seraient pas remplies, et probable-ment je répondrais mal à l'attente des savans, si je me bornais à traduire ces lettres, comme vous le désirez, de l'italien en latin; pour servir, en quelque sorte, de Prolégomènes à l'élégante édition de notre auteur, dont vous vous occupez en ce moment. Comme je jouissais d'un grand loisir, lorsque ces lettres m'échap-pèrent, je laissai facilement courir ma plume, et m'é-garai quelquefois dans des digressions, auxquelles l'ami-tié semblait m'inviter, mais dont tout lecteur empressé de connaître seulement ce qui concerne Celse, ne pour-rait être que fatigué. Quand j'entrepris de traiter cette

dum in agro Perusino rusticarer autumnalibus feriis in delicio nobilissimæ Ansideiæ gentis, in quam tunc matrimonio convenerat Friderica ex duabus meis natis major; quod vobis facile comprobabit, aliud esse animi causa amicum alloqui, aliud publice verba facere; quandoquidem, qui Prolegomena veterum auctorum editioni, quæ Batavicis typis excudatur, præfigat, universam literariam Europam alloquatur.

Hæc mecum animo versans in eam sententiam veni, ut vobis, mihique rectius consultum putaverim, si rursus ad vos ipsos brevi oratione conscriberem ea omnia, quæ unice ad Celsi historiam plenius exornandam pertinerent, quæque a vobis tradi poterunt eruditissimis, qui vobis adsunt, viris, qui ea, quæ exoptatis, Prolegomena ex peculiaribus hisce meis cogitatis conficiant.

Critici omnes usque adhuc inter argentei seculi, sive principatus Tiberii Aug., Scriptores Cornelium Celsum unanimi sententia collocarunt; qui tamen, ut ego censeo, ad florentissimum aurei seculi apicem sit referendus, ad primos nimirum Augusti annos, quibus ceteris præstabant Virgilius, Horatius, aliique his et virtute, et ætate pares. Quod ut facile agnoscatis, mecum vos convertite ad Quintilianum, auctorem sane gravissimum, et apprime accuratum, in iis præsertim, quæ artis suæ historiam attingunt, qui scilicet testatur, Cornelium Celsum Artium suarum libros ante Gallionem Patrem exarasse. [1] Gallionis Patris ætas facile se prodet, si perpendatur, ipsum fuisse jam aptum ad judicium ferendum de Romanis Oratoribus, antequam mortem oppeteret Messala

---

[1] Scripsit de eadem materia non pauca Cornificius atque

matière, c'était pendant les vacances d'automne, me trouvant, aux environs de Pérouse, dans la maison de plaisance de la noble famille des Ansidei, avec laquelle l'aînée de mes deux filles, Frédérique, venait de s'allier par mariage. Autre chose est donc, et vous le concevrez facilement, de s'amuser à causer avec un ami, autre chose d'adresser la parole au public ; car c'est avoir affaire à toute l'Europe savante, que d'attacher des Prolégomènes aux éditions d'anciens auteurs qui sortent des presses hollandaises.

Ces réflexions m'ont conduit à penser que je ferais mieux pour vous et pour moi, de m'en tenir à retracer brièvement tout ce qui a rapport à une histoire détaillée de Celse ; afin que les savans qui sont à votre disposition, puissent faire entrer ces matériaux dans les Prolégomènes qu'ils seront chargés de vous rédiger.

Tous les critiques se sont accordés jusqu'ici à ranger Celse parmi les écrivains du siècle d'argent, ou du temps de Tibère ; tandis qu'à mon avis, son époque doit remonter au point le plus brillant du siècle d'or, c'est-à-dire, aux premières années d'Auguste ; lorsque florissaient Virgile, Horace, et autres écrivains du même mérite et du même temps. Il suffira, pour vous en convaincre, de jeter, avec moi, les yeux sur Quintilien, auteur certes d'un très-grand poids, et très-exact, surtout dans les choses qui intéressent l'histoire de son art : or il atteste que Celse avait écrit ses Traités scientifiques avant Gallion le père. L'époque de celui-ci est facile à fixer, si l'on considère qu'il était déjà en état de porter un jugement sur les orateurs romains, avant

---

Stertinius, nonnihil Pater Gallio, accuratius vero Gallione Celsus et Lenas, et ætatis nostræ Virginius. *Quint. Lib.* 3. *cap.* 1.

Corvinus ; quandoquidem penes Senecam Rhetorem sermo occurrat , quem ipse cum Messala con-
seruit. [1] Verumtamen Messala , etsi Eusebii Chro-
nicon errore prorsus manifesto ejus mortem circa
postremos Augusti annos statuat , fato functus est
circa dimidium imperii Augusti , ut nobis dili-
gentissimus vetus auctor indubiam fidem facit. [2]
Ovidius ipse nobis testatur, Romæ se hujus neci
interfuisse, ejusque parentalia adspexisse. [3] Quare
si Gallio is erat , qui eloquentia claresceret ante
dimidium regni Augusti, et in vivis adhuc agente
Messala , illud sane consequitur , Celsum , qui
illum antecessit , exstitisse primis ipsis Augusti
annis, ea nempe ætate , qua Virgilius et Horatius
præcellebant.

Si hæc auctoritas tanti non est, quæ veterem
elevet opinionem , altera in medium procedat. Ex
variis Celsi ipsius locis colligitur, Artes suas ipsum concinnasse paucis prorsus annis a Themisonis ex Laodicea , qui Romæ medicinam faciebat,
interitu ; siquidem ad eum provocans non aliter
meminit, quam *nuper Themison*. [4] At si ex naturæ lege calculi ineantur , certe Themisonis obitus non multo longius, quam ad annum V. C. DCC.
amandari poterit ; atque hoc est potissimum ratio-
nis momentum. Themison præceptorem audiverat
Asclepiadem. Verum ex Ciceronis testimonio Asclepiades medicus ante illum annum occubuerat,
quo esse desiit Licinius Crassus sibi summopere

---

[1] Quærebat a Gallione Messala , quid illi visus esset Ni-
cetes ? *Seneca , Suasoria* III.

[2] Nam Corvinus in medium usque Augusti principatum ,
Asinius pæne ad extremum duravit. *Dialogus de causis corruptæ eloquentiæ.*

la mort de Messala Corvinus ; puisqu'un entretien qu'il
eut avec ce même Messala , se trouve mentionné par
Sénèque le rhéteur. C'est par une erreur manifeste, que
la Chronique d'Eusèbe place la mort de Messala vers les
dernières années d'Auguste ; elle a eu lieu réellement
vers le milieu du règne de cet empereur ; comme nous
le certifie un auteur ancien d'une extrême exactitude.
Ovide aussi nous apprend qu'il était présent à Rome,
lors de la mort de cet orateur, et qu'il fut témoin de ses
funérailles. Si donc Gallion brilla par son éloquence
avant le milieu du règne d'Auguste, et pendant que
Messala vivait encore, il s'ensuit que Celse, qui a précédé Gallion, a dû exister dans les premières années
d'Auguste, à l'époque même où Virgile et Horace pro-
duisaient leurs chefs-d'œuvre.

Cette preuve vous paraît-elle insuffisante pour renverser l'ancien système, en voici une autre que je vous présente. On voit par divers passages de Celse, qu'il écrivit
ses Traités scientifiques peu d'années après la mort de
Thémison de Laodicée, qui avait exercé la médecine à
Rome ; car, lorsqu'il le cite , c'est toujours en disant,
Dernièrement Thémison... Et, si l'on calcule d'après la
durée ordinaire de la vie, la mort de Thémison ne peut
pas être portée plus loin que l'an 700 de la fondation
de Rome ; ce qui se prouve de cette manière. Thémison
avait été disciple d'Asclépiade. Celui-ci était mort, selon le témoignage de Cicéron, avant l'année où avait
cessé de vivre Licinius Crassus, avec lequel il était lié

---

[3] Cui (*i. e. Messalæ*) nos et lacrimas , supremum in fu-
nere munus,

    Et dedimus medio scripta canenda foro.
       Ovidius ex Ponto , Liv. I. Epist. 7. *vers.* 29.

[4] Ex cujus successoribus (*id est Asclepiadis*) Themison
nuper ipse quoque quædam in senectute deflexit. *Cels.
Præfat.* 6 *et alibi.*

amicitia conjunctus, anno nempe DCLXIII. [1] Quare Themison eo temporis, quo suus præceptor interiit, annum saltem ætatis suæ xxx, ut conjici potest, agebat; quod eo verosimiliusfit, quod ante Asclepiadis obitum lucubrationes nonnullas emiserat, eique magno medicæ artis nomine Romæ successerat. [2] Non ergo absonum fuerit, Themisonis ortum statuere circa annum DCXXX. At vero, ut Celso affirmanti ipsum ad senectutem pervenisse obsecundemus, annos LXXX. eumdem mortis tempore egisse concedamus; ad quam sane ætatem paucis pertingere, ut Celsus ipse prodit, eo tempore datum erat. [3] Quare hinc consequetur, Themisonem haud serius, quam circa annum V. C. DCCX. naturæ debitum solvisse. Quod si recte stet, illud etiam stabit, Celsum ingerentem illud *nuper Themison* satis perspicue ostendere, ipsum non multo post annum DCCX. quem designavimus, Artes suas elaborasse : quod commode primis Augustei imperii annis respondet, ut etiam Quintiliani auctoritate colligi, superius declaravi.

Nec tamen sola hæc sunt rationum momenta, quæ meæ sententiæ suffragentur; quin potius alia adsunt, ad quæ vos nunc attendere æquum est. Perpendite, quæso, Celsum, contexentem in elegantissima ad suos de Medicina libros Præfatione et Græcæ, et Romanæ Medicinæ historiam, in Themisone ipsam abrumpere, neque ultra progredi; atque, ne ambigi posset, an illic revera Medicæ artis sui temporis historia cessaret, hæc

---

[1] Neque vero Asclepiades is, quo nos medico amicoque usi sumus, tum cum eloquentia vincebat ceteros medicos, in eo ipso quod ornate dicebat, medicinæ facultate utebatur, non eloquentia. *Licinius Crassus apud Cic. de Oratore. Lib.* I. *cap.* 14.

[2] Auditor ejus (*id est Asclepiadis*) Themison fuit, qui

d'une étroite amitié, c'est-à-dire, avant l'an 663. Lorsqu'il perdit son maître, Thémison devait être au moins dans sa trentième année : c'est ce que l'on peut conjecturer avec d'autant plus de vraisemblance, qu'il avait déjà publié quelques ouvrages avant la mort d'Asclépiade, et qu'il lui succéda à Rome , dans l'exercice de la médecine, avec un grand éclat de réputation. On peut donc placer d'une manière très-plausible la naissance de Thémison vers l'année 630. Comme Celse nous assure que ce médecin parvint à un âge avancé, accordons-lui qu'il a vécu quatre-vingts ans; âge que peu de personnes atteignaient alors, ainsi que Celse en convient lui-même. Il en résultera que la mort de Thémison n'a pas dû arriver plus tard, que vers l'an 710. Si ce calcul est juste, il s'ensuit que Celse, quand il se sert, à diverses reprises, de cette façon de parler, *Dernièrement Thémison...*, indique lui-même assez clairement que c'est peu après l'an 710, qu'il écrivit ses Traités scientifiques ; ce qui répond très-bien aux premières années de l'empire d'Auguste ; comme j'ai déjà montré qu'on y était conduit, d'après le témoignage de Quintilien.

Quelque concluantes que soient ces raisons à l'appui de mon sentiment, j'en ai d'autres encore à vous offrir, et sur lesquelles j'appelle votre attention. Observez, je vous prie, comment Celse, dans la préface très-élégante qui précède ses livres de la Médecine, traçant l'histoire de cet art chez les Grecs et les Romains, l'interrompt à Thémison, et ne la pousse pas plus loin; et que, pour qu'on ne doute pas qu'il termine là l'histoire de la médecine de son temps, il ajoute ces paroles remarqua-

---

quæ inter initia sua scripsit, illo mox recedente a vita, ad placita sua mutavit. *Plin. Lib.* XXIX. *c.* 1.

³ Itaque multiplex ista medicina neque olim, neque apud alias gentes necessaria, vix aliquot ex nobis ad senectutis principia perducit. *Celsus in Præfat.*

memoranda verba subdidit : *Et per hos quidem
maxime viros salutaris ista nobis professio increvit.* At vero Plinius eamdem historiam conscri-
bens , post Themisonem ponit Antonium Musam,
qui eum subsecutus est , ' egregium hominem ,
novorumque in hac arte progressuum auctorem.
Ex hoc sane fit palam , Celsum scribendo antevertisse magnam Antonii Musæ celebritatem , quemadmodum eamdem , multo tamen serius , consecutus est Plinius. Nec ante annum DCCXXXI. ad
tantum gloriæ apicem venit Antonius Musa , qui
nimirum hoc anno Augustum jecinoris vitio laborantem , et ad desperationem redactum frigidis
balineis curavit, ut ex historicorum narratione
cognovimus. Quapropter perspicuum omnino est ,
Celsum sua scriptis mandasse ante annum DCCXXXI,
quo vertente adhuc inter vivos erant Virgilius ,
Horatius, aliique aurei seculi scriptores. His addite , nunquam in Celsi operibus occurrere Antonii
nomen , etsi auctorum citationibus adeo indul-
geret Celsus, ut nimirum in VIII. , qui adhuc supersunt , ejusdem libris , c. et amplius Auctores,
huic epochæ tamen anteriores , laudentur : quo
sane momento novus opinioni meæ calculus accedit. Qui enim ipse Musam silentio præteriisset ,
quem fama jam longe celebrabat , quemque tot alii
honorifice laudabant , si ejus scriptioni suppar ,
vel posterior exstitisset ? Nota res est , statuam
Musæ viventi juxta signum Æsculapii positam
fuisse , ipsumque nova facie Romanam Medicinam
donasse , novis inductis medicamentorum a se con-
cinnatis compositionibus, quas nobis servavit præcipue Galenus.

Postremo illud insuper accedit, Celsum, ex cu-

' Auditor ejus (*id est Asclepiadis*) Themison fuit, qui

bles : *Tels sont les hommes qui ont principalement con-tribué aux progrès que l'Art de rétablir la santé a faits jusqu'à nous.* Cependant Pline, écrivant la même his-toire, place, après Thémison, Antonius Musa, qui lui succéda; homme très-distingué, qui fit faire encore à la science de nouveaux progrès. Cela prouve que Celse écrivait avant la grande célébrité d'Antonius Musa ; comme Pline n'est venu qu'après, et même à une grande distance. Ce ne peut guère être avant l'an 731, qu'Antonius Musa parvint à ce haut degré de gloire; car c'est cette année-là même, selon le récit des historiens, que, par l'emploi des bains froids, il rendit la santé à Auguste, qu'une affection au foie avait réduit à un état désespéré. Il devient donc tout-à-fait évident que Celse a composé ses ouvrages avant l'an 731 ; lorsque Virgile, Horace et les autres écrivains du siècle d'or étaient encore au nombre des vivans. Remarquez, de plus, que le nom d'Antonius Musa ne se trouve pas une seule fois dans Celse ; malgré le goût pour les citations, que celui-ci avait à tel point, que, dans les huit livres qui nous restent de lui, il fait mention de plus de cent auteurs, mais tous antérieurs à cette époque; ce qui ajoute un nou-veau poids à mon opinion. Comment, en effet, aurait-il pu passer sous silence Musa , dont la renommée s'éten-dait au loin, et que tant d'autres citaient avec éloge, s'il eût été son contemporain ou l'un de ses successeurs ? Car il est notoire qu'une statue élevée à Musa de son vivant, fut placée auprès de celle d'Esculape ; et qu'il fit prendre, dans Rome, une nouvelle face à la médecine, en y introduisant des compositions pharmaceutiques dont il était l'inventeur, et qui nous ont été conservées princi-palement par Galien.

Enfin, il faut encore ajouter que Celse, dont je cherche,

quæ inter initia scripsit, illo mox recedente a vita, ad sua placita mutavit. Sed et illa Antonius Musa ejusdem aucto-ritate divi Augusti , quem contraria Medicina gravi peri-culo exemerat. *Plin. Lib. XXIX. cap.* 1.

jus testimoniis sententiæ meæ robur adjicere nunc
enitor, luculenter prorsus monere [1], nihil esse
jecinoris morbis magis noxium, aut infestius,
quam frigidorum remediorum medicinam. At si
recens fuisset Augusti ex hepatico morbo ad salu-
tem restitutio, quam Musa frigidorum balineorum
usu obtinuit, quis adeo imprudens fuisset, ut in
Augusti conspectu et intra urbis mœnia, rei tam
memorabili, quam felix exitus comprobaverat,
quæque universo orbi innotuerat, notam inferre,
aut falsi suspicionem affundere auderet? Stet ergo,
Celsum eo tempore scripsisse, quo nondum jecinoris vitio affectus fuerat Augustus.

Forte alicui nasci suspicio posset, Celsum Antonii mentionem consulto omisisse, quod, ex Dionis
testimonio [2], ipse, paucos post menses ab Augusti
ex morbo recreatione, in magnum incidit nominis
discrimen, ob acerbo fato subreptum Marcellum,
sororis filium, et generum Augusti, quem eadem,
qua ipsum juverat, methodo, frigidis nempe balineis, sanare voluisset. At, quod Dionis pace sit,
qui duorum seculorum intervallo a re ipsa abest,
haud sane Marcellus in frigidis occubuit, sed ad
Baiarum balnea, quæ calidissima sunt; quod Pro-
pertii, auctoris synchroni, et domus Augustæ,
quam funus afflixit, familiarissimi, auctoritate
comprobatur [3]. Servius etiam fidem facit, Marcellum Baiis fato concessisse; nec ab eo, neque ab
alio quoquam vel Musæ, vel frigidorum mentionem fieri videmus [4]. Sed licet veritate ipsa susten-
taretur inclementior Dionis in Musam nota ac con-
tumelia, tamen poterat ejus saltem nomen Celsus

---

[1] Abstinendum utique est ab omnibus frigidis; neque
enim res ulla magis jecur lædit. *Celsus Lib.* IV. *cap.* 8.
Eodem loco ingeruntur potius ab ipso sorbitiones, omnesque cibi calidi.

en ce moment, à faire tourner le témoignage au profit de ma cause, avertit, en termes exprès, que rien n'est plus contraire ou plus pernicieux dans les maladies du foie, que l'usage des remèdes froids. Cependant, si Musa avait récemment guéri Auguste d'une affection hépatique, par le moyen des bains froids, quel imprudent aurait osé, sous les yeux d'Auguste et dans Rome même, jeter du blâme, ou élever des doutes sur l'emploi d'un remède dont l'effet avait été si heureux, et qui était venu à la connaissance du monde entier? Concluons qu'Auguste n'avait pas encore éprouvé de maladie au foie, lorsque Celse écrivait.

Mais peut-être quelqu'un imaginera-t-il que c'est à dessein que Celse n'a point parlé de Musa; parce que, d'après le récit de Dion, peu de mois après la guérison d'Auguste, ce même Musa était tombé dans un grand discrédit; à cause de la mort prématurée de Marcellus, neveu et gendre d'Auguste, qu'il avait voulu traiter suivant la même méthode, c'est-à-dire, par les bains froids. Mais, soit dit sans offenser Dion, qui n'est venu que deux siècles après l'évènement, Marcellus n'est certainement pas mort en prenant les bains froids, mais bien aux thermes de Baies, qui sont, au contraire, d'une température très-élevée; ce qui se prouve par le témoignage de Properce, auteur contemporain, et admis habituellement dans la maison d'Auguste, où cette mort causa tant d'affliction. Servius aussi atteste que Marcellus mourut à Baies; et nous ne voyons pas qu'à cette occasion, ni lui, ni aucun autre fasse mention soit de Musa, soit de bains froids. Supposons pourtant que l'imputation injurieuse de Dion envers Musa fût fondée en réalité; alors Celse pouvait, au moins, nom-

---

² *Dio Cassius Lib.* LIII.
³ *Propertius Lib.* III. *Elegia* IV.
⁴ *Servius Lib.* VI. *Æneidos versu* 862.

usurpare, ut ejus curam improbaret, aliosque ab ea absterreret. Præterquam quod ne de balineis quidem frigidis ex professo loquitur Celsus; ex quo sane id elicitur, nondum eorum usum, eo scribente, invaluisse; nec alius profecto, ex mea sententia, quam Musa, primus eadem vel invexit, vel commendavit. Quare non amplius Celsi de Musa silentium ad iniquum Marcelli funus, et ad Musæ infamiam referatur; quod nimirum non alii rei, quam temporis, quo Celsus scripsit, et quo Musa floruit, intervallo est tribuendum. Sed ne inaniter tempus teramus oppugnantes objectionem, quæ Dionis commento nititur, præstat potius ad alias descendere, quæ graviores videntur; ac primum eam attingere, quæ a Columella, auctore gravissimo, peti posset, qui nimirum sub Claudii imperio, cujus libertus fuit, libros suos perfecit. Ab ipso quidem Celsus vocatur *temporum nostrorum auctor*. At si recte hic locus perpendatur, facile quisque intelliget, nullum ex eo detrimentum sententiæ meæ inferri. Columella libros suos concinnavit provectiori ætate, quod non semel per se ipse innuit. Poterat igitur ipse, declinante Augusti principatu, juventute florere; et si hoc non negatur, ut revera negari non potest, quæ ratio impedit, quo minus Celsus, licet prima ætate se ad scribendum applicuerit, vitam tamen usque ad ultimos Augusti annos produxerit. Integram proinde mihi etiam fuerit, temporum meorum auctores appellare Scipionem Maffeium, et Ludovicum Antonium Muratorium, utrumque mihi necessitudine conjunctum, licet ipsi aliqua operum suorum volumina forte xxx. annos ante, quam nascerer, in publicum emisissent. Monemur ab auctore Dialogi *de causis corruptæ eloquentiæ*, Vespasianum congiarium dedisse legionibus Romanis, in quibus adhuc

mer ce médecin, pour improuver sa méthode, et en détourner les autres. Mais, loin de là, Celse ne parle pas même formellement des bains froids ; ce qui fait voir qu'on n'en connaissait pas encore l'usage, lorsqu'il écrivait ; et, en effet, ce fut, selon moi, Musa lui-même qui en imagina l'emploi, ou qui les mit en recommandation. Qu'on cesse donc d'attribuer le silence de Celse à la mort malheureuse de Marcellus, ou à la défaveur de Musa : il faut en chercher uniquement la cause dans la différence des temps où Celse écrivait, et où Musa florissait. Mais c'est trop nous arrêter à combattre une objection, qui n'a pour appui que le récit mensonger de Dion : il en est de plus graves, qui méritent, de préférence, notre examen. Et d'abord, occupons-nous de celle qu'on pourrait tirer de Columelle, écrivain d'un très-grand poids, qui acheva ses ouvrages sous le règne de Claude, dont il était l'affranchi. En parlant de Celse, il se sert de cette désignation, *auteur de notre temps*. Mais il suffit de réfléchir sur ce passage, pour reconnaître aussitôt qu'il n'infirme aucunement mon opinion. Lorsque Columelle composa ses écrits, il était d'un âge avancé ; ainsi qu'il le donne lui-même à entendre dans plus d'une occasion ; il avait donc pu, dans sa jeunesse, voir le déclin de l'empire d'Auguste ; et, si l'on m'accorde ce point, comme on ne peut véritablement s'y refuser, il n'y a pas de raison pour que Celse, après avoir employé la première moitié de sa vie à écrire, n'ait poussé sa carrière jusqu'aux dernières années d'Auguste. Je serais de même autorisé à qualifier d'auteurs de mon temps, Scipion Maffei et Louis-Antoine Muratori, avec lesquels je suis lié d'amitié, quoiqu'ils eussent publié quelques-uns de leurs ouvrages trente ans peut-être avant ma naissance. L'auteur du dialogue sur *les causes de la corruption de l'éloquence*, nous apprend que, quand Vespasien distribua une gratification aux légions

milites, qui illud et ab Augusti manibus perce-
perant, recensebantur. Neque sane erat, quod et
hos prohiberet, quo minus ab ipsis salutaretur
Augustus, si libuisset, *temporum nostrorum
Cæsar;* quod sane complectitur majus annorum in-
tervallum, quam quod inter Celsum, et Claudii tempora, quibus scribebat Columella, in-
tercessit.

Nec aliter me expediendum censerem ab objec-
tione, quam quis mihi ex Scribonii Largi, Claudio
imperante viventis, auctoritate crearet. Narrat siquidem Scribonius, sermones se conseruisse cum
eodem illo Atimeto, qui Cassio medico [1] eo ipso
tempore, quo Celsus scribendo vacabat, vita functo
remedia apparabat. Verum si juvenilem ætatem
agebat Atimetus, cum Cassius mortem oppetiit
(quæ non multum Celsi tempora antecessit), atque
si longius vitam protraxit, ut verosimile est, nihil
erit, quod impedire possit, quo minus censeamus,
Scribonium Largum adhuc juventute florentem
cum Atimeto verba fecisse. Aliud enim est, alterum
alteri ætate æqualem esse; aliud, tempore. Scilicet
Scriptor Dialogi, quem supra laudavi, *de causis
corruptæ eloquentiæ,* ait, sibi, dum in Britannia,
degeret [2], cognitum fuisse militem, qui testaba-
tur, se vidisse Julium Cæsarem, cum e navi escen-
dens hanc insulam tenuit. Videt porro unusquisque,
hæc duo temporum spatia longe majora eo, quod
inter Atimetum, et Scribonium Largum processit.
At multo validior ex Plinii loco difficultas creari
poterit, si ex prima fronte judicetur. Ubi de morbis recens [3] invectis loquitur Plinius, narrat *colum,*
Tiberio principatum tenente, Romam invectum;

---

[1] *Scribonius Largus, Comp.* XX.
[2] Ipse ego in Britannia vidi senem, qui se fateretur et

romaines, il s'y trouvait encore des soldats, qui en avaient reçu une semblable des mains d'Auguste. Ils auraient certainement bien pu, s'ils l'avaient voulu, saluer Auguste du titre d'*empereur de notre temps* : et pourtant, ces deux règnes sont séparés par un plus grand intervalle, que celui qui se trouve entre Celse et l'époque de Claude, où Columelle écrivait.

C'est avec le même raisonnement, que je repousserais l'objection que pourrait fournir un passage de Scribonius Largus, qui vivait sous le règne de Claude. Cet auteur raconte qu'il s'était entretenu avec Atimétus, le même qui préparait les médicamens pour le médecin Cassius, dont la mort coïncide avec le temps où Celse écrivait ses ouvrages. Mais si Atimétus était jeune, lorsque Cassius mourut, ce qui arriva peu avant l'époque de Celse; et si, comme il est vraisemblable, il fournit une longue carrière; qui nous empêchera de penser que Scribonius Largus, encore dans la fleur de la jeunesse, a bien pu avoir des entretiens avec Atimétus? car il est très-différent d'être du même âge que quelqu'un, ou d'être son contemporain. C'est ainsi que l'auteur, déjà cité, du dialogue sur *les causes de la corruption de l'éloquence* dit que, se trouvant dans la Grande-Bretagne, il avait connu un soldat, qui attestait avoir vu Jules-César, lorsqu'il fit une descente dans cette île, pour s'en emparer. Or, chacun peut reconnaître qu'il y a, entre ces deux évènemens, une distance bien plus grande, qu'entre Atimétus et Scribonius Largus. Mais une difficulté beaucoup plus importante résulterait d'un texte de Pline, si l'on en jugeait au premier aperçu. Dans le chapitre où cet historien parle des maladies nouvellement connues, il en nomme une *colum*, qu'il dit avoir été introduite dans Rome sous le règne de Tibère, et

---

pugnæ interfuisse, qua Cæsarem inferentem arma Britannis arcere litoribus, et pellere aggressi sunt.

[3] *Plinius, Lib.* XXVIII. *cap.* I.

immo Imperatorem ipsum omnium primum impetitum ab illo fuisse. Cum vero Plinius dolorem coli alibi colum nominet, crediderunt omnes eruditi, κωλικόν Tiberii temporibus prima vice Romam, immo Italiam expertam esse. Quare illud consequi videretur, Celsum, qui docuit [1], quibus remediis coli dolor juvetur, Tiberio jam imperante de medicina libros conscripsisse. Verumtamen quis sibi in animum inducat, morbum adeo familiarem, quem flatus, et noxiæ ciborum qualitates gignunt, haud supparem esse humanæ naturæ conditæ, ut nimirum censentur febris, stomachi infirmitas, tormina intestinalia, ceteraque id genus? Cui enim credibile fiat, coli dolorem ex Pandoræ pyxide tunc solum in hominum perniciem exsiluisse, Tiberio imperante; præsertim cum Romæ, inter strepitum, ac luxum, ciborum intemperantia, cœnarum splendor, ebrietasque multo ante invaluerit? His addite, Celsum ipsum nobis testari, hujusmodi morbum, alio licet sub nomine, a Diocle Carystio, scriptore sane antiquiore, memoratum fuisse [2]. Plinius insuper, qui pluries de Carystio loquitur, jam et illum plane noverat; quandoquidem quæ nondum innotuerunt, haud fieri possit, ut describantur. Quare illud aliquis suspicari facile poterit, textum ipsum Plinii hic vitio aliquo laborare, sed quod ad remotiorem ætatem pertineat. Neque sane mirum cuiquam videri debet, errores hujusmodi in veteres auctores, soluta oratione præsertim utentes, irrepsisse; siquidem prosodiæ leges eosdem a carminibus facilius prohibuerunt, integrioresque autographorum lectiones in veterum Poëtarum operibus servaverunt. Novimus Tullium ipsum idcirco

----

[1] *Lib. I. cap. 7.*
[2] *Celsus, Lib. IV. cap. 13.*

dont cet empereur lui-même fut attaqué tout le premier. Comme Pline appelle ailleurs *colum* les douleurs intestinales, tous les savans ont cru que la colique s'était montrée pour la première fois à Rome, ou plutôt en Italie, du temps de Tibère; et, puisque Celse enseigne les moyens de remédier aux douleurs de colique, on croirait pouvoir en conclure que c'est sous ce même Tibère, qu'il écrivait ses livres sur la médecine. Mais à qui persuadera-t-on qu'une maladie que la présence des gaz et la mauvaise qualité de la nourriture produisent si communément, n'est pas aussi ancienne que la formation du corps humain? tandis qu'on admet bien cette ancienneté pour la fièvre, la faiblesse d'estomac, la dysenterie, et autres maladies du même genre. Pourra-t-on croire, en effet, que la colique se soit élancée de la boîte de Pandore, pour tourmenter l'espèce humaine, seulement sous l'empire de Tibère; surtout lorsque, dès long-temps auparavant, l'intempérance, la somptuosité de la table et l'ivresse dominaient à Rome, au milieu du fracas et du luxe? Ajoutez à cela que Celse lui-même nous assure que cette maladie avait été mentionnée, quoique sous un autre nom, par Dioclès de Caryste, écrivain d'une grande antiquité. D'ailleurs, Pline, qui parle de Dioclès en plusieurs endroits, connaissait aussi très-bien la maladie dont il s'agit; car il est impossible de décrire une chose, à moins d'en avoir préalablement acquis la connaissance. On serait donc fondé à soupçonner qu'ici le texte de Pline recèle une faute, mais qui remonte à un temps fort éloigné. Que de pareilles erreurs se soient glissées dans les livres anciens, c'est ce qui n'étonnera personne, surtout pour les écrits en prose; car, quant aux ouvrages en vers, les règles de la prosodie les en ont préservés plus facilement, et nous ont mieux conservé les textes originaux des anciens poètes. Nous savons que Cicéron lui-même se plaignait de ce que les livres latins qu'on publiait de son temps,

questum esse, quod et ipsius ætate Latini codices circumferrentur mendis corrupti, quæ sibi, eorumdem sanandorum sollicito, molestiam creare affirmabat. Quare nil mirum, si aliter legant plures ex veteribus Plinii codicibus, et Vaticani præsertim *tolum* legendum eo loci exhibeant.

His accedit, ex quinque novis morborum generibus, quæ eo loco Plinius recenset, quatuor externa, et contagiosa esse, at vero unum esse, quod internum sit, et non contagiosum, a Plinio sub *coli* nomine designatum. Quare absonum videri poterit, Plinium, qui quam accuratissimum in naturali historia se præbet, a novis morbis externis ad internum progredi, nihil lectorem de gradu suo commonefacientem. Primus, qui ab eo describitur, recens externus morbus, lichenis est, sive mentagra, quæ Romæ innotuit Tiberio imperante, quemadmodum, ex corrupta Pliniani textus lectione, coli dolorem innotuisse contendi posset. Hic ergo animadvertere vos volo, Celsum, qui morbos multo exiliores complexus est, lichenem, quæ longe gravior erat, minime attigisse : ex quo colligi debet, ipsum hujus morbi in Urbem irruptionem scriptis suis antevertisse. Ceteri vero recentes morbi a Plinio memorati, carbunculus nempe, et elephantiasis, a Celso ipso designantur, utpote eodem antiquiores ; at reticetur gemursa, quæ cito evanuit, neque amplius vigebat, cum Celsus de re medica scriberet. Plinius siquidem auctor est, gemursæ nomen ipsum jam oblivione interceptum ; quod ætate superiore eamdem obsolevisse ostendit, ut nemo non videt. Quo ergo morbi genere, si coli dolor excludatur, omnium primum tactum Tiberiam existimabimus ? Hanc certe cognitionem nobis invidit antiquitas : at illud novimus, Tiberium habuisse vultum ulcerosum, et tumoribus fœda-

renfermaient beaucoup de fautes, dont la correction, qu'il était soigneux de faire, lui causait beaucoup de peine et d'ennui. On ne sera donc pas surpris de voir que, dans le passage de Pline qui nous occupe, plusieurs des anciens manuscrits offrent des variantes, et que particulièrement dans ceux du Vatican, *tolum* se lise au lieu de *colum*.

A ces considérations il faut ajouter que, des cinq espèces de maladies nouvelles, dont parle Pline en cet endroit, quatre sont externes et contagieuses ; tandis que la cinquième qu'il désigne sous le nom de *colum*, est interne et exempte de contagion. N'est-il pas extraordinaire que Pline, qui se pique d'une si grande exactitude dans les détails de son histoire naturelle, passe brusquement de ces nouvelles maladies externes à celle qui est interne, sans avertir le lecteur de cette transition ? La première de ces nouvelles maladies externes qu'il décrit, est le lichen ou la mentagre, qui se manifesta à Rome sous le règne de Tibère ; comme la colique y aurait aussi paru, si l'on s'en rapportait au texte altéré de Pline. Ici je vous prie de remarquer que Celse, qui a compris, dans son Traité, des maladies bien plus légères, ne dit rien du lichen qui était beaucoup plus grave ; d'où l'on peut conclure que le temps où il écrivait a précédé l'apparition de cette maladie dans Rome. Quant aux autres maladies nouvelles dont Pline fait mention, savoir le charbon et l'éléphantiasis ; comme elles étaient connues avant Celse, elles se trouvent décrites dans son ouvrage ; mais il se tait sur la gémurse, qui avait disparu promptement , et ne se remontrait plus lorsqu'il écrivait sur la médecine. Pline nous apprend que le nom même de cette maladie était tombé dans l'oubli ; ce qui prouve très-clairement que, dès l'âge précédent, elle avait cessé de se montrer. Mais enfin, puisqu'il ne peut être question de la colique dans le passage de Pline que nous examinons, quelle était donc cette maladie dont Tibère fut atteint tout le premier ? C'est une question à laquelle l'injure des temps nous a ôté les moyens de répondre. Nous savons seulement que Tibère portait à la figure des ulcères et des

tum, ipsosque humeros crustis, et cicatricibus scatentes; ut nobis prodiderunt Suetonius [1], Tacitus [2] et Julianus Imp. [3] Forte hæc omnia nil aliud fuerunt, quam vestigia recentis illius morbi, quem omnium primus Tiberius expertus est, quique nos nunc divinantes tenet. Galenus etiam meminit medicamenti cujusdam adversus Tiberii herpetes. Quare illud tandem statuatur, coli dolorem haud morbum esse posse, qui tantum Tiberii ætate Romæ emerserit, et, in vocec *clum*, mendo laborare vulgatum Plinii textum, quod tamen usquedum inobservatum tanquam in fundo suo cubavit. Incassum ergo ex hoc loco arguere quis vellet, Celsum non ante Tiberii tempora de re medica libros exarasse.

Celso ad Augustei seculi culmen restituto, illud restat, ut quæ ejusdem fuerit conditio, quæque ipse elaboraverit opera, quæ sane plura fuerunt, perquiramus. Nulla res facilius, quam nomina, quæ quis gerat, conditionem hominis patefacit. Neque quis sibi persuadeat, ipsum appellatum fuisse Aurelium Cornelium Celsum, ut produnt fere omnes codices recentes, et typis consignata volumina. Vetustior sane Celsi operum codex, qui nunc prostat in 'bibliotheca Vaticana, non aliter illius nomen profert, quam quod elegantibus Romanis literis exprimitur AULUS CORNELIUS CELSUS. Hic quidem titulus rem omnem conficere videtur. Ceterum eruditis prænomen *Aurelius* male audire debuerat, utpote quod, gentilitii nominis relicta sorte, ad prænominis vicem declinare nonnisi incondite et invito antiquitatis genio quiret; cum præsertim hominis ex Cornelia gente prænomen esse eo vel maxime repugnaret.

---

[1] *In Tiber.* cap. 68.

tumeurs qui le rendaient hideux, et qu'il avait les épaules couvertes de croûtes et de cicatrices ; comme le disent Suétone, Tacite et l'empereur Julien. Peut-être tous ces symptômes n'étaient-ils que les vestiges de cette maladie nouvelle, que Tibère éprouva le premier parmi les Romains, et que nous cherchons maintenant à deviner. Galien parle aussi d'un certain médicament qui s'employait contre les dartres de Tibère. Quoi qu'il en puisse être, il doit demeurer pour constant qu'on ne peut entendre de la colique ce qui est dit d'une maladie qui parut, pour la première fois, à Rome, du temps de Tibère ; et que, dans le mot *colum* du texte vulgaire de Pline, réside une faute, qui est restée établie là comme dans son domicile, sans avoir été aperçue jusqu'à ce jour. Ce passage ne peut donc, en rien, servir, pour prouver que ce n'est point avant le règne de Tibère, que Celse a écrit sur la médecine.

Après avoir ainsi replacé notre auteur au plus beau temps du siècle d'Auguste, il nous reste à faire des recherches sur sa condition civile, et sur les nombreux ouvrages qu'il avait composés. C'est surtout par le nom que porte un homme, qu'on peut déterminer quelle fut sa condition. Il faut bien se garder de croire que celui de l'écrivain dont il s'agit, ait été Aurélius Cornélius Celsus, comme l'indiquent presque tous les livres récens qui contiennent ses œuvres, soit manuscrits, soit imprimés. Dans un manuscrit plus ancien, qu'on voit aujourd'hui dans la bibliothèque du Vatican, ce nom se trouve tracé ainsi en lettres romaines très-bien formées, AULUS CORNELIUS CELSUS. Cette désignation formelle ne paraît pas pouvoir être contestée. D'ailleurs les savans devaient être choqués de voir transformer, contre toute règle et au mépris du génie de l'antiquité, le nom de famille Aurélius en simple prénom ; et il répugnait surtout extrêmement d'attribuer un tel prénom à un homme de la famille des Cornélius.

---

[2] *Annal. Lib.* IV. *cap.* 57.
[3] *In Cæsaribus.*

Celsum ad nobilissimam Corneliam gentem pertinuisse, monumentis, quæ nobis fidem faciant, caremus; quod etiam difficilius fit, si perpendamus, hanc ipsam gentem pluribus eidem obsequio, et amicitia conjunctis nomen suum tribuisse. Præter illum ingentem decem mille hominum numerum, quos Corneliorum nomine Sylla, qui ea gente censebatur, donaverat, sola literaria respublica plures alios, quibus forte nihil cum nobili ejusdem conditione commune erat, ostendit. Tales sunt Cornelius Balbus, Cornelius Nepos, Cornelius Gallus, Cornelius Severus, Cornelius Tacitus, ceterique. Nec forte alius, quam Cornelius aliquis, fuit etiam Verres, Siciliæ direptor potius, quam prætor; siquidem eidem objicit Tullius, Cornelios ab eo creatos perplures scelestos homines, ac inter ceteros Artemidorum sui ipsius medicum, et præclarum insuper furem, tum et alium officio lictorem, qui ipsum lenonia arte demerebat. Hic vero advertere vos moneo, minime novum in Corneliorum gente fuisse Auli prænomen, sicut et Celsi cognomen, ut ex antiquis scriptoribus, et præsertim ex fastis consularibus cognoscere licet.

Ingenuo vero, et liberali genere satum Celsum fuisse, facile evincitur ex triplicis nominis usu, qui rarior erat inter libertos. Tum magis comprobatur ex honestatis, commiserationis, ac pudoris significationibus, quas passim in suis operibus exserit, quæque liberalis educationis indicia haberi consueverunt, nec immerito. Graviter enim damnat medicorum quorumdam crudelitatem, qui hominum viscera investigaturi, adhuc spirantes, quos jam morituros Reges multo atrociores ipsis tradiderant, aperiebant. Laudat Hippocratis ingenuitatem, quem non puduisset erroris confessio, qui se nimirum a suturis deceptum fassus fuerit, dum,

Toutefois, nous n'avons pas de monumens qui certi-fient que Celse ait appartenu à cette illustre famille Cor-nélia ; et il est d'autant plus difficile de l'assurer, que nous savons qu'elle avait accordé la faveur de porter son nom à certaines personnes, avec lesquelles elle était en relation de patronage et d'amitié. Outre le nombre immense des dix mille hommes à qui Sylla, membre présumé de cette famille, permit d'en prendre le nom, la seule république des lettres en offre plusieurs, qui peut-être n'eurent rien de commun avec la noble condi-tion de cette même famille. Tels sont Cornélius Balbus, Cornélius Népos, Cornélius Gallus, Cornélius Sévérus, Cornélius Tacitus et autres. Il fut peut-être aussi un Cornélius, ce Verrès plutôt spoliateur, que préteur de la Sicile ; auquel Cicéron reproche d'avoir fait des Corné-lius, d'un grand nombre d'hommes perdus ; entre autres, de son médecin Artémidore, insigne fripon, et d'un autre, licteur de son métier, qui était chargé du soin de pourvoir à ses plaisirs. Observez ici, je vous prie, qu'il n'est pas nouveau de rencontrer, dans la famille Corné-lia, le prénom d'*Aulus* et le surnom de *Celsus* ; ce que plusieurs écrivains anciens, et surtout les fastes consu-laires, nous donnent à connaître.

Cette triple dénomination, dont l'usage était fort rare parmi les affranchis, prouve assez que Celse était né libre et d'une famille honnête ; et ce qui le prouve encore plus, c'est le ton de probité, de sensibilité et de décence qui règne dans ses écrits ; ce qu'on regarde, avec raison, comme l'indice d'une éducation libérale. C'est ainsi qu'il condamne hautement la cruauté de certains médecins, qui anatomisaient, tout vivans, des hommes destinés au supplice, que leur livraient des rois beaucoup plus cruels encore. Il cite avec éloge la franchise d'Hippocrate, qui n'a pas hésité d'avouer qu'il s'était trompé, en prenant

specillo in quosdam naturales s'nus demisso, opinionem fracti ossis in cranio frustra fecit. Veniam præfatur vocabulorum ad partes obscœnas spectantium, quæ eidem usurpare necesse foret, quæque bene moratos homines dedecere intelligebat. Ita nimirum loquitur, ut quidquid ab eo profertur, nonnisi honeste proferatur.

An Romana civitate donatus fuerit, nemo inter veteres scriptores nobis prodidit, cum nemo Romanum cum salutaverit. Romam tamen incoluisse clarissime patet, cum innotuisse sibi Themisonem, Cassium, aliosque præclaros medicinæ professores, qui Romæ morabantur, aperte testetur. Docti enim homines, ea ætate, ad imperii metropolim accedere consueverant, quam et communem patriam, et universale omnium centrum, ut fere semper habita est, existimabant.

Celsus ita se scribendo exercuit, ut fere encyclopædiam in plures libros divisam, quæ artes singulas illustrabat, confecerit. Non aliter namque libros suos inscripserat, quam *Artes*, quarum unaquæque in peculiares libros dividebatur. Certiores hac de re nos facit titulus, quem fere codices omnes servaverunt hoc modo conceptum : *Artium A. Cornelii Celsi Liber VI. Medicinæ vero primus.* De agrorum cultura erant v., qui præcedebant, libri, quemadmodum initio operis, quod est de re medica, edocemur, ubi hæc leguntur : *Ut alimenta sanis corporibus agricultura, sic sanitatem ægris medicina promittit.* Dein in operis cursu dicens, *ut de pecoribus proposui,* rusticas res se prius tractasse satis innuit. Nimirum monuerat Columella, [1] Celsi agriculturam

---

[1] Quippe Cornelius totum corpus disciplinæ (*id est, rei rusticæ*) quinque libris complexus est. *Colum. Lib.* I. *cap.* I.

pour une fracture, une des sutures du crâne que sa sonde avait rencontrée. Enfin, est-il obligé de nommer les parties de la génération ? c'est en demandant grâce , d'abord, pour des mots qu'il savait qu'un homme de bonnes mœurs ne doit pas se permettre ; et il a soin d'exprimer ce qu'il veut dire , de manière à ne point offenser l'honnêteté.

Nous ignorons si Celse fut admis à l'exercice du droit de cité, n'étant qualifié de Romain par aucun des anciens écrivains ; mais on ne peut douter qu'il n'ait demeuré à Rome, puisqu'il déclare positivement avoir connu Thémison , Cassius, et autres médecins célèbres qui habitaient cette ville. Car, à cette époque, les savans aimaient à résider dans la capitale de l'empire, qu'ils regardaient, ainsi qu'on a presque toujours fait depuis, comme leur commune patrie, et le centre de toutes les connaissances.

Comme écrivain , Celse se livra tellement à la composition, que ses ouvrages formaient une sorte d'encyclopédie, divisée en plusieurs livres où chaque science était traitée particulièrement. Il ne donnait pas d'autre titre à ses livres que celui de *Sciences*, dont chacun occupait des divisions spéciales. C'est ce que nous apprend l'intitulé de ceux de ses écrits qui sont parvenus jusqu'à nous, lequel se trouve ainsi conçu dans presque tous les manuscrits : *Livre sixième des Sciences d'A lus Cornélius Celsus, et le premier de la médecine.* Cinq livres sur l'agriculture avaient précédé le traité de la médecine : c'est ce que montre la première phrase de ce traité, qui porte : *Comme la nourriture de l'homme en santé est le but de l'agriculture, de même le rétablissement de l'homme malade est l'objet de la médecine.* Lorsqu'il dit, ensuite, dans le cours de son ouvrage, *comme je l'ai indiqué pour les bestiaux,* il fait encore assez entendre qu'il avait déjà traité de la culture des

quinque libris contineri. Rhetoricam vero septem
a Celso libris pertractatam fuisse, testatur vetus
Juvenalis Scholiastes; [1] at an octo de medicina
libros proxime subsecuta fuerit, nos omnino latet.
Quas insuper artes Celsus scriptis suis complexus
fuerit, ex quibus insignis hæc doctrinarum encyclopædia coalesceret, non ii sumus, qui, monu-
mentorum testimonio destituti, certo affirmare
possimus. Ceterum Quintilianus nobis fidem facit,
[2] Celsum de historia, de legibus, et de re militari
libros edidisse, qui tamen qua ratione ceteris Artium libris responderent, non facile assequor : cum
istæ-facultates appellari artes non possint. Fieri
potuerit fortasse, ut a ceteris sejunctæ ab ea,
quam dixi, encyclopædia, cum qua nihil ipsis
commune erat, abfuerint. Hipponensium antistes
Augustinus, inter Latinos Patres doctissimus, pro-
vocat ad historiam quamdam de Philosophorum
placitis a Celso conscriptam, eamque VI. prolixis
sane libris comprehensam. [3] Multa quidem sunt,
quæ suadeant, nemini præterea alii, quam Celso
nostro, hujusmodi opus esse tribuendum; cum
præsertim ab Augustino moneamur, nulli ipsum
adhæsisse peculiari eorumdem sententiæ, sed singulas tantum historicorum more recensuisse. Mire
enim hoc convenit judicio, quod de philosophico
Celsi opere tulit Quintilianus. [4] Horum tamen
operum omnium vel ipsum nomen intercidit, si.
id, quod ad militiam pertinet, excipiatur, cui *de
re militari* titulum præfixum fuisse, idem Rhetor
tradidit. [5] Hoc a Vegetio etiam memoratur, nec
tamen ullum ab eo fragmentum adducitur; ut

---

[1] Orator (*id est Celsus*) illius temporis, qui septem li--
bros institutionum scriptos reliquit. *Sat.* IV. *versu* 245.

[2] Cum etiam Cornelius Celsus ------ non solum de his

champs; et Columelle nous apprend que cet ouvrage était distribué en cinq livres. Un ancien scholiaste de Juvénal rapporte que Celse avait écrit sept livres sur la rhétorique; mais nous ne savons pas s'ils avaient suivi immédiatement les huit qu'il a laissés sur la médecine. Nous ne sommes pas en état, non plus, faute de monumens, de désigner quelles autres sciences Celse fit entrer dans cette mémorable encyclopédie. Quintilien nous assure bien qu'il avait écrit sur l'histoire, les lois et l'art militaire; mais j'aperçois difficilement quelque rapport entre ces livres, aux matières desquels le nom de *sciences* ne pouvait pas convenir, et ceux des *Sciences* proprement dites. Il est peut-être arrivé que ces ouvrages, n'ayant rien de commun avec l'encyclopédie dont je viens de parler, en sont toujours restés séparés. Augustin, évêque d'Hippone, l'un des plus savans pères de l'église latine, cite une histoire des dogmes des philosophes, dont l'auteur s'appelait Celse. Bien des raisons portent à croire que cet ouvrage ne doit pas être attribué à un autre qu'à notre Celse; surtout, Augustin nous avertissant que l'auteur ne se rangeait à aucune des opinions qu'il rapportait, mais se bornait à les exposer toutes, à la manière des historiens. Or, ceci cadre parfaitement avec le jugement que porte Quintilien sur un traité philosophique de Celse. Cependant, il ne nous reste rien de tous ces ouvrages, pas même leurs noms au juste, excepté celui de l'écrit sur la milice, qui, selon le même Quintilien, avait pour titre *De l'art militaire*. Végèce fait aussi mention de cet écrit; mais

---

omnibus conscripserit artibus, sed amplius rei militaris, et rusticæ etiam, et medicinæ præcepta reliquerit. *Quintilian. Lib. XII. cap. ultimo.*

[3] *Augustinus* in Prolego Libri de Hæresibus.

[4] Scripsit (*de Philosophia*) non parum multa Cornelius Celsus, Scepticos secutus, non sine cultu et nitore. *Quintil. Lib. X. cap. 1.*

[5] Cum Cornelius Celsus rei militaris ---- præcepta reliquerit. *Quintil. Lib. XII. capite ultimo.*

contra nonnulla , quæ ad Celsi Rhetoricam pertinent, a Quintiliano , tum et multa, quæ ex Agri-
culturæ libris excerpta sunt, a Columella recitata
deprehendimus.

In ea ego insuper sum sententia ut putem ,
Celsi nostri meminisse Servium , et Philargyrium in
iis ad Virgilii Georgica scholiis, quæ ad nos per-
venerunt. [1] Nimirum nomen , et argumentum ,
quod est de re agraria, et quod ab eo exornatum
novimus, ea sunt quæ efficiant, ut me judicii
mei non pœniteat ; cum præsertim minime com-
pertum sit, ullum alium , qui Celsi nomine salutaretur, de agricultura libros exarasse. Quintilianus
[2] ipse ad nos transmisit Celsi de versu quodam
Virgiliani operis Georgicorum judicium , quod
nobis indicio est, hoc ipsum poëma a Celso expen-
sum fuisse. Quod si statuatur, jam et illud pro
certo habendum erit, a Celso Artes post annum
V. C. dccxxiv. fuisse conscriptas, quo nimirum
anno hoc ipsum immortale opus a Virgilio absolu-
tum est. [3] Quare si , quemadmodum superius os-
tendi , Celsus Artes suas scriptis consignavit ante
annum dccxxxi. , quod nullam in iis de Antonio
Musa mentionem injecerit, jam sua sponte consequetur , easdem hoc septennii spatio a Celso
fuisse elaboratas.

Nunc illud perquirendum restat, utrum Celsus
Medicus revera exstiterit, an scriptor tantum en-
cyclopædicus, qui hanc, et ceteras Artes sine dis-
crimine, tanquam simplex amator, pertractaverit.
Omnes quidem , summam in eo admirantes medicæ artis peritiam , ipsum pro medico artifice habuerunt. At si ex singularum Artium , quas ipse

---

[1] Georgic. I. versu 277. II. versu 332. versu 479. III. versu
188. versu 313.

il n'en cite rien textuellement ; au lieu que, dans Quintilien, on trouve quelques passages de la rhétorique
de Celse ; et, dans Columelle, un grand nombre d'extraits
des livres de l'agriculture.

Je suis, de plus, très-persuadé que c'est de Celse
qu'ont voulu parler Servius et Philargyrius, dans les
scholies qu'ils nous ont laissées sur les Géorgiques de
Virgile. Le nom de l'auteur et le sujet de son ouvrage,
sont ce qui me le fait croire. Le sujet est l'agriculture, et
nous savons que Celse s'en était occupé : quant au nom,
nous n'avons pas de raisons de croire qu'aucun autre, du
nom de Celse, ait écrit sur cette matière. Nous trouvons
dans Quintilien un jugement porté par Celse sur un vers
des Géorgiques ; ce qui nous indique que Celse avait pris
connaissance de ce poëme. Si cela est ainsi, on peut
assurer que c'est après l'an de Rome 724, pendant
lequel cet ouvrage immortel a été achevé par Virgile,
que Celse a écrit ses traités sur les Sciences ; et, si, d'un
autre côté, il les a écrits, comme je l'ai prouvé plus
haut, avant l'an 731, puisqu'il ne fait mention nulle
part d'Antonius Musa, il s'ensuit naturellement qu'il les
a tous composés dans l'intervalle de ces sept années.

Il nous reste maintenant à examiner si Celse fut réellement médecin, ou si, en qualité d'écrivain encyclopé-
dique, il a cru devoir faire entrer dans sa collection cette
science avec les autres, sans différence, et simplement
comme amateur. Il n'est personne qui, frappé de ses
profondes connaissances en médecine, n'ait pensé qu'il
avait pratiqué cet art. Mais, s'il fallait déterminer sa

---

² *Quintilianus Lib.* VIII. *cap.* 3.
³ *Virgilius* in fine Georgicor.

exornavit, peritia ipsius professio ac munus colligendum esset, jam illum non solum medicum, sed agricolam insuper, rhetorem, et militem dicere quis posset; siquidem et de agricultura, et de rhetorica, et de re militari opera ipsum pro argumentorum dignitate concinnasse superius demonstravi. Ceterum hæc disquisitio facile cessabit, si id nobis in memoriam revocemus, veteres olim impensius, quam nostris nunc temporibus recentes, studia excoluisse, quibus universam fere literaturam sibi compararent. Quot non res, præter medicinam, agriculturam, et militiam, a Catone pertractatas fuisse novimus? Varro etiam omni literarum genere excultissimus cuncta fere, quæ sciri poterant, scriptis suis complexus est. Forte quis diceret, Celsum non admodum ab ætate doctissimi hominis disjunctum ejusdem imitatione tractum fuisse. His accedit, medicinam eam olim fuisse, quam quisque noscere præoptaret, et cujus idcirco præcepta sane egregia passim in veterum scriptorum libris occurrant. Certe Tullius, Lucretius et Horatius medicinæ placita nonnisi doctissime attingunt. Eam insuper Virgilius plene cognoverat ; multaque salutaria aphorismata, non tam ut Poëta, quam ut expertus professor, Ovidius carminibus suis admiscuit. Prostat apud Plinium Valerianum [1] medicamentum quoddam adversus ophthalmiam ab Augusto ipso concinnatum. Hadrianus singulis medicinæ partibus ex ordine operam navaverat. At quid de Plinio dicemus, quem qui medicum existimaret non defuit? Adeo accurate ea, quæ ad medicinam pertinent, persequitur. Quare rem absolventes dicemus, Celsum una cum tot aliis etiam medicam artem calluisse, minime vero mercedis

---

[1] *Ad caligines oculorum*, cap. 18.

profession, d'après l'habileté qu'il montre dans chacune des sciences qu'il a traitées, on devrait en faire non-seulement un médecin, mais aussi un agriculteur, un rhéteur et un homme de guerre ; puisque, comme il a été démontré ci-dessus, il avait écrit sur l'agriculture, la rhétorique et l'art de la guerre, des ouvrages qui n'étaient point au-dessous de leur sujet. Au reste, pour abréger cette recherche, il suffit de se rappeler que, chez les anciens, le plan des études, pour chacun, était bien plus étendu, que dans nos temps modernes, et qu'il comprenait la presque universalité des connaissances humaines. Que d'objets Caton n'avait-il pas traité dans ses écrits, outre la médecine, l'agriculture et la guerre ? Et Varron, profondément instruit en tout genre de littérature, n'avait-il pas renfermé dans les siens presque tout ce qu'on pouvait savoir alors ? Qui sait même si Celse, assez voisin de cette époque, ne s'était pas proposé de suivre, dans ses compositions, l'exemple du plus docte des Romains ? Ajoutons encore qu'autrefois la médecine était la science dont l'étude était le plus généralement suivie, et dont, par cette raison, on trouve d'importantes leçons répandues dans les écrits des anciens. C'est ainsi que quand Cicéron, Lucrèce et Horace, touchent des points de médecine, ils se montrent très-instruits dans cette partie. Virgile la connaissait à fond ; et les ouvrages d'Ovide contiennent beaucoup de préceptes relatifs à la santé, qu'il y a insérés moins comme poète, qu'en qualité de connaisseur expérimenté. Pline Valérien nous a conservé un remède contre l'ophthalmie, dont Auguste lui-même avait imaginé la composition. Adrien avait étudié méthodiquement chacune des parties de la médecine. Et que dirons-nous de Pline, qui traite, avec tant de soin et d'exactitude, ce qui a rapport à cette science, qu'il a passé pour médecin, aux yeux de beaucoup de personnes. Disons donc, pour en finir, que Celse, ainsi que tant d'autres, possédait la science de la médecine ; mais qu'il ne faisait

præcipue gratia, ut Græci idcirco Romam adventantes facere consueverant, exercuisse. Testis est Plinius, a medicina facienda Romanos se abstinuisse, qui ita loquitur : [1] *Solam hanc artium Græcarum nondum exercet Romana gravitas in tanto fructu;* at vero subdit, eidem sedulo studuisse Romanos, qui *non rem damnabant, sed artem.* [2] Nec aliter sane, si de se loqui libuisset, Celsus locutus esset, ac de se ipso locutus est Plinius : [3] *Nos ista Romana gravitate, artiumque liberalium appetentia, non ut medici, sed ut judices salutis humanæ diligenter distinguemus.* Nunc vero medicinæ studium ii dumtaxat sequuntur, qui de eadem exercenda cogitant : quod cunctos facile in eam sententiam adduxit, ut crederent, Celsum, qui illam noverat, medicum revera fuisse. Plinius, qui singulos, qui tales fuerunt, medicos nominat, cum auctores, per quos profecit, recenset, nunqam Celsum, quem toties memorat, medicum salutavit. Nec ullus præterea medicus inter antiquos ipsum citavit, quod scilicet non ut artis professorem eumdem habuerunt. Sed finis jam imponatur quæstioni, quam omnino, perpetuoque confectam censeo.

Hucusque ea vobis exposui, quæ fere certo de Cornelio Celso nobis innotuerunt. Nunc alia addam, quæ conjectando me de eodem assecutum esse ingenue profiteor. Quare mihi veniam dabitis, si ingenio meo libere vaganti, et quodammodo luxurianti me nunc indulgere intelligetis. Cum citra dubium omne visus fuerim statuisse Cornelium Celsum Horatio æqualem, facile mihi oborta dein suspicio est, Horatium de Celso verba fecisse

---

[1] Lib. XXIX. cap. 1.
[2] Ibid.

pas métier de l'exercice de cet art, comme les Grecs, venus à Rome dans cette intention, avaient coutume de faire. Pline nous apprend que les Romains s'abstenaient d'exercer la médecine : *C'est le seul art des Grecs, dit-il, dont la gravité romaine ne se permette pas encore la pratique, malgré le lucre qu'elle produit.* Mais il ajoute que, si les Romains dédaignaient l'exercice de cet art, ils estimaient l'art lui-même, et en faisaient une étude approfondie. Et Celse aurait pu s'exprimer sur son propre compte, comme Pline, lorsqu'il dit de lui-même : *Nous exposerons soigneusement ces propriétés, sans déroger à la gravité romaine, et par goût pour les arts libéraux ; non comme médecins, mais comme prenant intérêt à la santé des hommes.* Aujourd'hui la médecine n'est étudiée que par ceux qui se proposent d'en faire leur état ; ce qui a induit tout le monde à penser que, puisque Celse connaissait cette science, il était réellement médecin. Mais Pline, qui désigne comme médecins ceux qui le furent, parmi les auteurs dont il mettait à profit les ouvrages, ne donne jamais cette qualification à Celse, quoiqu'il ait si souvent occasion de le citer. Celui-ci, de plus, ne se trouve mentionné dans aucun des anciens médecins ; par la raison qu'ils ne le comptaient pas au nombre de leurs praticiens. Mais il est temps de mettre fin à une question, qui me semble maintenant complètement éclaircie, et à jamais décidée.

Les renseignemens que je vous ai jusqu'ici donnés au sujet de Celse, sont, à peu de chose près, certains. Ce que je vais ajouter, résulte uniquement, je l'avoue, de mes conjectures. Vous voudrez donc bien m'excuser, si vous voyez que je donne carrière à mon imagination, au point même de lui permettre quelques écarts. Après avoir mis, je crois, hors de doute, que Celse était contemporain d'Horace, il m'est venu naturellement à l'esprit que c'est de lui que parle ce poëte dans l'épître

---

³ Lib. XXIII. cap. 1.

in ea , quam ipse ad Julium Florum conscripsit ,
epistola , cum Tiberium adhuc juvenem comita-
retur in sua in orientem expeditione. Suspicioni ,
seu conjecturæ meæ calculum addit Horatius ipse ,
qui Celsum nobis exhibet tanquam exscriptorem
codicum bibliothecæ Palatinæ Apollinis , ex quibus dein libros suos conflaret. ' Quapropter nemo
non videt, nullum alium , præterquam Celsum
nostrum , tunc fuisse hominem, cui hæc rectius
convenirent ; quippe qui argumenta tractans tam
varia, et ab aliis jam antea exornata , cogebatur
aliorum opera expiscari , ex quibus, tanquam ex
promtuariis , amplam notionum copiam hauriret,
quam dein in suas derivaret lucubrationes. Si quis
Horatii epistolam , quam dixi , Celso contume-
liosam censeat , quod Æsopicæ corniculæ furtivis
nudatæ coloribus ipsum comparet, a vero certe
aberraverit. Siquidem Horatius Celsum singulari
prosequebatur amicitia , ac aliam insuper epistolam ad eum misit, quæ urbanam libertatem , gra-
tamque necessitudinem undique præ se ferat. ²
Nec quidquam conjecturæ meæ obesse debet Albinovani cognomen , quo ibi ipsum compellat.
Novimus enim Romanos pluribus sæpe usos fuisse
cognominibus, vel agnominibus , quamquam non
semper eadem ingererent, ut brevitati consule-
rent, et supervacanea eliminarent. Ac illud nunc
observandum venit, metri legibus fere adactum
fuisse Horatium ad Albinovani cognomen usur-
pandum , licet eumdem Floro commemorans ,
facile se ab hujusmodi cognomine temperaverit.
Sane Decimus Brutus, unus e Cæsaris interfecto-
ribus, Albinus salutabatur, ut ex Appiano Alexan

' Epistola III. Libri I.
² Lib. I. Epist. 8.

qu'il adresse à Julius Florus, pendant que celui-ci accompagnait Tibère encore jeune dans son expédition en Orient. Ce soupçon, ou cette conjecture, se trouve fortifiée par Horace lui-même, qui nous représente Celse tirant, des manuscrits de la bibliothèque Palatine, des extraits destinés à entrer dans la composition de ses ouvrages. On voit que ceci ne pouvait convenir à personne aussi proprement qu'à notre Celse ; puisque, s'occupant d'objets si variés, et déjà traités avant lui, il était obligé de parcourir les ouvrages des autres, où se trouvaient à sa disposition, comme en réserve, d'amples matériaux qu'il pouvait ensuite convertir à son usage. On se tromperait certainement, si l'on croyait que cette épître d'Horace est injurieuse pour Celse, parce qu'il y est comparé à la corneille d'Ésope. que l'on dépouille des plumes dont elle s'était parée furtivement. Horace avait, pour Celse, une amitié particulière, et il lui a encore adressé une autre épître , où respire une liberté polie et une agréable familiarité. Il est vrai qu'il lui donne le surnom d'*Albinovanus ;* mais cela ne doit pas infirmer ma conjecture. Car nous savons que les Romains avaient souvent plusieurs surnoms ; quoique , pour abréger, et retrancher ce qui était inutile, ils ne les portassent pas toujours. il est bon d'observer qu'Horace se trouvait , pour ainsi dire, forcé, par la nature du mètre, d'employer le surnom d'*Albinovanus,* tandis qu'il avait pu s'en dispenser, en parlant de ce même Celse à Florus. Décimus Brutus, un des meurtriers de César, était, selon le récit d'Appien d'Alexandrie, surnommé *Albinus ;*

drino intelligimus. Neque tamen in ejus ad Cice-
ronem epistolis, quæ adhuc supersunt, usquam
hoc nomen ostentavit. Tum Cinna, qui in Augustum conjurationem excitavit, non aliter ab his-
toricis, quam Cn. Cornelius Cinna appellatur,
quamquam et Magnus in fastis consularibus voca-
tus appareat, quod esset Pompeii Magni sororis
filius. Cur ergo quis neget, Celsum nostrum Al-
binovanum etiam dictum fuisse, quod nonnisi ab
Horatio eumdem hoc cognomine salutatum inve-
niamus?

Si hoc mihi concedatur, jam et illud consequetur, ut vos nunc primum Celsum nostrum agnoscatis et scribam et comitem Tiberii, summi Præ-
fecti bellicæ in oriente expeditionis, quocum
Horatius intima tunc jungebatur necessitudine.
Ne, quæso, id vos in admirationem adducat; siquidem ab Horatio ipso discere licet, [1] Tiberii
cohortem literatis viris, poëtis, et scriptoribus
excelluisse, inter quos facile præstare poterat A.
Cornelius Celsus; si præsertim ipsius officium in
eo fuisset, ut literas ad Augustum, et ad ceteros
nomine Tiberii conscriberet, quas sane aureus
ejusdem stilus, quem in ceteris operibus suspici-
mus, elegantissimas effecisset.

At non huc solum conjecturæ meæ procedunt:
longius progredior. Antiquitatem scrutatus depre-
hendi, postremis Augusti annis, Romæ occubuisse
Celsum quemdam, Ovidii amicum, qui certe vir
fuerit probitate et ingenio præcellens necesse est,
cum non aliter eum ab Ovidio commendari vi-
deam. [2] Memoria vos nunc repetere juvet, me
superius monuisse, ad hoc tempus Celsum neces-

---

[1] Vide *Horatii* Epistolam tertiam Lib I. ad calcem.
[2] Ex Ponto Epist. III. Lib. I.

et pourtant ce surnom ne paraît dans aucune des lettres de Brutus à Cicéron, que nous avons encore. Cinna, auteur d'une conjuration contre Auguste, n'est appelé par les historiens que Cn. Cornélius Cinna; et cependant les fastes consulaires le surnomment *Magnus*, parce qu'il était neveu du Grand Pompée. Ce n'est donc pas une raison de refuser à notre Celse le surnom d'*Albino-vanus*, parce que nous ne trouvons personne qu'Horace qui le lui ait donné.

Si ce point m'est accordé, il s'ensuivra que vous devrez reconnaître, pour la première fois, notre Celse, dans le secrétaire et le compagnon de Tibère, chef suprême de l'expédition militaire en Orient, avec lequel Horace était alors dans une grande intimité. Et cela ne doit nullement vous surprendre; car Horace lui-même nous rapporte qu'il se trouvait dans la cohorte de Tibère des savans, des poëtes et des écrivains; parmi lesquels Celse pouvait facilement tenir le premier rang; surtout, s'il avait pour fonction de rédiger la correspondance de Tibère avec Auguste et autres éminens personnages; rédaction que le style exquis que nous admirons dans ses ouvrages, n'aurait pu que rendre très-élégante.

Mais je ne borne pas là mes conjectures, et je continue. J'ai trouvé, dans mes recherches sur l'antiquité, qu'un certain Celse, ami d'Ovide, était mort à Rome, dans les dernières années d'Auguste. Ce devait être certainement un homme distingué par ses mœurs et par son esprit; car c'est sous ce double rapport qu'Ovide en fait l'éloge. Vous pouvez vous rappeler que j'ai énoncé plus haut que Celse avait, sans doute, prolongé sa car-

sario vitam produxisse , ut a Columella vir suæ
ætatis appellaretur. At vos facile mihi regerere
possetis , cur et hic ipse Celsus, non alius quam
noster sit adstruendus. Ego sane ingenue fatebor ,
minime adesse mihi argumenta , quæ rem certis-
simam faciant, at vero multa suppetere verosimi-
lia , quæ satis sint ad conjecturam minime abso-
nam ac levem constituendam. Quatuor tunc Romæ
aderant rerum rusticarum scriptores , Hyginus ,
Atticus, Græcinus, et Cornelius Celsus. Profecto
Ovidius tribus , quos primum designavi, summa
benevolentia jungebatur, cum Suetonius [1] testetur, Hyginum fuisse Ovidii familiarissimum , et
ex Ovidii epistolis, quas de amoribus, et e Ponto
conscripsit , perspicue pateat , amicitiam ipsum
inter et Atticum, atque Græcinum etiam interces-
sisse. Quare illud facillime fieri insuper potuit,
ut quartum quoque amicitia fuerit prosecutus,
Celsum nempe. Qui cum fuerit, ut video , *probitate* et *ingenio* [1] spectabilis , nec aliter Celsum
nostrum fuisse appareat , facile adducor, ut cre-
dam , nostrum , et Ovidii amicum , unum eum-
demque fuisse. Nec sane latere quemquam potest
ratio, ob quam Ovidius hisce georgicis scriptoribus benevolentia , et voluntate jungeretur; siquidem et ipse agriculturam impense coluit. Percurrite epistolam secundam libri IV. *ex Ponto*, ubi
cum Severo queritur, deesse sibi agrum , quem
colat, etsi plures rusticas exercitationes obire di-
dicisset. Percurrite epistolam octavam libri I. , ubi
narrat , se ipsum seruisse arbores , et coluisse
hortos inter Clodiam et Flaminiam viam , qui
sibi instar literarii et suburbani secessus essent.

---

[1] De illustr. Grammat. cap. 20.

rière jusqu'à cette époque ; puisque Columelle le dési-
gnait comme un homme de son âge. A la vérité, vous
êtes en droit de me demander ce qui indique que.le
Celse dont il s'agit maintenant, a dû être le même que
le nôtre. Je conviens franchement que je manque , sur
ce point, de preuves positives ; mais j'ai , pour moi,
des probabilités, qui peuvent donner beaucoup de poids
et de justesse à ma conjecture. Il se trouvait alors à Rome
quatre écrivains sur l'économie rurale ; Hygin , Atticus, Grécinus et Celse. Nous savons qu'Ovide était
lié d'amitié avec les trois premiers : c'est ce que Suétone
atteste à l'égard d'Hygin , et ce qui résulte évidemment,
pour les deux autres , des épîtres mêmes de ce poëte sur
ses amours et son exil. Il a donc pu arriver très-facilement qu'il ait eu des relations d'amitié avec le quatrième;
je veux dire avec Celse ; et, puisque celui dont il parle,
était recommandable par ses qualités morales et intellec-
tuelles, je me persuade aisément que cet ami d'Ovide
n'a été, avec notre Celse, qu'un seul et même person-
nage. Quant à la cause qui avait donné lieu à des rapports de bienveillance et d'affection entre Ovide et ces
écrivains, personne ne peut l'ignorer : c'est qu'il était
lui-même très-versé dans l'agriculture. Vous verrez, dans
la seconde des épîtres du quatrième livre, datée du lieu
de son exil, qu'il se plaint à Sévère de n'avoir pas un
champ à cultiver, lui à qui la plupart des occupations
champêtres étaient familières. Dans la huitième du premier livre, il vous apprendra qu'entre les voies Clodia et
Flaminia, il avait, de ses propres mains, planté des arbres
et cultivé des jardins , qui lui servaient de retraite pour

---

[1] *Nam probitas magnos ingeniumque facit*. Ovid. de
Celso.

His addo, hanc Ovidii cum Celso necessitudinem
in ædibus Paulli Maximi, et Fabii filii initam
fuisse, cum ibidem simul convenire solerent, et
veluti literarius cœtus ibidem cogeretur, cujus
princeps et dux erat Maximus Cotta, Fabii frater.
[1] Nec nisi ad Maximum suum Ovidius conscribit
dolorem, quo ipsum perculit Celsi obitus, de quo
Maximus Ovidium certiorem fecerat, quemadmodum et Celso Romæ justa solenniter persolverat.
Non ego sane is sum, qui me rem vobis citra omnem dubitationis aleam proposuisse existimem,
qui et id ingenue præfatus jam fuerim, quique
me probabiles, ac verosimiles dumtaxat conjectu-
ras consectari profitear. Quare si aliquo hæ conjecturæ nituntur fundamento, (quod nemo facile
negaverit,) jam historiam longe ampliorem nobis
nasci videbimus de Aulo Cornelio Celso, de quo
fere nihil usquedum innotuerat; quemadmodum
vidimus ad aureum Augusti seculum retro tractum
auctorem, e quo injuria fuerat jamdiu deturbatus...
Hæc, quæ nonnisi summatim, et cursim nunc
attigi, prolixius et uberius expensa et explanata
deprehendetis in xii. meis epistolis, quas Italica
lingua ad cl. virum Hieronymum Tiraboschium
de Celso nuper dedi, quæque Romanis typis satis
eleganter superiore anno excusæ sunt. In iis etiam
catalogum invenietis plurium mss. codicum, in
quibus Celsi opera continentur, quosque consului
in meis per Europam itineribus, tum et judicium,
quod ferendum censui de veteribus et recentibus Celsi editionibus; quæ sane omnes elegantia,
et diligentia inferiores deinceps erunt proditura

---

[1] Vide omnes elegias Ovidii ad Fabium Maximum, et
ad Maximum Cottam in Lib. ex Ponto.

l'étude, et de maison de campagne. J'ajoute que cette liaison entre Ovide et Celse avait commencé dans la de-meure de Paul Maxime et de Fabius le fils, où ils se rendaient pour assister à une réunion littéraire qui s'y tenait, sous la direction de Maxime Cotta, frère de Fa-bius. C'est à son ami Maxime, qu'Ovide exprime la douleur que lui avait causée la mort de Celse, dont ce même Maxime l'avait informé, ainsi que des funérailles solennelles qu'il lui avait fait faire à Rome. Après vous avoir prévenus que je n'avais plus à vous offrir que des conjectures basées sur la vraisemblance, je ne me flat-terai pas d'avoir mis ces particularités hors de doute. Mais si mes conjectures ne sont pas dépourvues de fon-dement, il en résulte que nous aurons une histoire beau-coup plus étendue d'Aulus Cornélius Celsus, dont nous n'avions presque rien su jusqu'ici : de même que nous l'avons vu reporté au siècle d'or d'Auguste, d'où il avait été injustement déplacé. Cette matière, que je n'ai traitée ici que sommairement et à la hâte, se trouve discutée et éclaircie plus amplement, comme vous pourrez le voir, dans les XII. lettres italiennes que j'ai écrites ré-cemment, au sujet de Celse, au célèbre Tiraboschi, et qui ont été imprimées l'année dernière à Rome, assez élégamment. Vous y trouverez un catalogue des ma-nuscrits des œuvres de Celse, que j'ai consultés lors de mes voyages dans les diverses contrées de l'Europe; et le jugement qu'on doit porter, selon moi, des éditions, tant anciennes que modernes, de cet auteur. Celle que vous vous disposez à faire sortir de vos presses si renommées, les surpassera certainement toutes en élé-

propediem ex celebratissimis prelis vestris edi-
tione, quam exspectare fas est parem ceteris, quas
peregistis, veterum scriptorum editionibus, nitore et magnificentia fore. Valete, et me, ut fa-
citis, amare pergite.

ROMÆ, *IX. Kalendas Julias.*
anno a C. N. MDCCLXXX.

gance et en exactitude ; comme il est permis de compter que, pour la netteté et la magnificence, elle ne le cèdera point aux éditions d'auteurs anciens que vous avez déjà publiées. Adieu ; continuez-moi votre amitié.

Rome , le 9 des Kalendes de juillet , l'an 1780.

INDEX CAPITUM.

TABLE DES CHAPITRES

DU TRAITÉ DE LA MÉDECINE DE CELSE.

LIVRE I.

LIVRE II.

LIVRE III.

LIBER V.

LIVRE V.

LIBER VI.

LIVRE VI.

LIBER VIII.

LIVRE VIII.

INDEX

SCRIPTORUM ET MEDICORUM

A CELSO LAUDATORUM.

Hoc in indice, prior volumen, posterior vero paginam numerus indicat.

ÆSCULAPIUS, I. 2.

Ammonius Alexandrinus chirurgus, II. 104. λιθο-τόμος dictus, II. 228.

Andreas, I. 396, 410 sq. II. 352.

Andron , I. 434. II. 86.

Apollonius, I. 6. *Mys* cognominatus, I. 596. Apollonii duo, II. 104.

Apollophanes , I. 410.

Arabs medicus, I. 414.

Archagathus , I. 432.

Aristogenes, I. 418.

Ariston , I. 420.

Asclepiades, I. 6 sq. 10 , 50 , 144 , 148 , 200 sq. 206 sq. I. 238 , 248 sq. I. 320, 330 , 336 , 576, 396. II. 50. invenit frictionem et gestationem , I. 148. nihil præcepit, quod ab Hippocrate non sit paucis verbis comprehensum , *ibid.* ejus volumen , quod de tuenda sanitate composuit, I. 50. balneo usus est audacius , I. 158.

Athenion , I. 450.

Boëthus , I. 436.

Cassius medicus, I. 366 , 452. qui febrem sanarit, I. 32.

Chrysippus medicus , I. 4, 268 , 420.

Machaon, Æsculapii filius, I. 2. vulneribus auxi-
    lium attulit, *ibid.*
Medius, I. 12.
Meges, chirurgorum eruditissimus, II. 104. cita-
    tur, II. 106, 138, 174, 226, 354.
Menemachus, II. 64.
Menophilus, II. 48.
Methodici, I. 24.
Metrodorus, Epicuri discipulus, I. 268.
Micon, I. 418.
Moschus, I. 412.
Myron, I. 548 sq.
Nileus, I. 412. II. 22, 24, 352.
Numenius, I. 420, 436.
Nymphodorus, II. 352.
Panthemus, II. 412.
Petro, I. 230.
Philippus Epirotes, medicus apud Antigonum, I.
    268.
Philo, II. 14.
Philocrates, I. 428, 492.
Philotas, I. 424.
Philotimus, II. 352.
Philoxenus, II. 102.
Plistonicus, Praxagoræ discipulus, I. 10.
Podalirius, Æsculapii filius, I. 2.
Polyarchus, I. 412. II. 310.
Polybus, I. 434, 472. II. 50.
Praxagoras, I. 4, 10.
Protarchus, I. 414, 546, 348. II. 352.
Ptolemæus chirurgus, II. 48.
Pythagoras, I. 4.
Serapion, empiricus medicus, I. 6.
Sosagoras, I. 418.
Sostratus, chirurgus, II. 104, 116, 174.
Tharrias, I. 264, 274.

INDEX RERUM.

A.

Abdomen, I. 308. abdominis membrana interior rupta, ejusque chirurgia, II. 184.

Abortit mulier, si gravidæ fuerit alvus sine modo fusa, I. 108. si mammæ subito emacuere, I. 128.

Abrotonum facultatem habet alvum moliendi, I. 270. purgandi, I. 400. discutit, I. 402.

Abscessuum curatio, I. 324 sqq. eorum chirurgia, II. 106 sq. abscessus sub lingua curatio, II. 172.

Absinthium stomacho idoneum, I. 174. urinam movet, I. 180.

Abstinentia optima, I. 190. ejus duo genera, I. 154. tempestiva juvat laborantem, I. 156. nimia inutilis, I. 40.

Acacia sanguinem supprimit, I. 398. ejus succus exedit corpus, I. 400. acacia ex aceto liquata, I. 374.

Acanthinum gummi, I. 398.

Accessionem graviorem febris nox levior sequitur, I. 208.

Acerba omnia mali succi sunt, I. 172. acerbum oleum simul reprimit et refrigerat, I. 182. sudorem cohibet, I. 260.

Acetabulum, *genus mensuræ, capiens heminæ quartam partem, i. e. drachmas* xv. *Vid. Plin. H. N. XXI extr.*

Acetum in media materia est, I. 168. mali succi

est, I. 172. refrigerat, I. 176. alvum adstringit, I. 180. reprimit et refrigerat, I. 182. odore fœdo movet, I. 264. dissipandi vim habet, I. 500. eo intinctæ oleæ albæ stomacho idoneæ, I. 174. ex eo lana succida reprimit et mollit, I. 182. in eo furfures decocti reprimunt et molliunt, I. 182. acetum scilliticum, I. 430.

Acia. Utraque (sutura et fibula) optima est ex acia molli, non nimis torta, I. 470. *i. e. filum lineum in acu.*

Acida omnia stomacho apta sunt, I. 174. refrigerant, I. 54. mali succi sunt, I. 172. crassiorem pituitam extenuant, I. 172. removenda in exulceratione stomachi, J. 340. acidæ res et austeræ extenuant corpus, I. 50.

Ἀχάριστον collyrium, II. 16.

Acopa, J. 446.

Acorum, I. 444. facultatem habet alvum moliendi, I. 270.

Acria quæ, I. 172, extenuant pituitam, I. 172. mali succi sunt, I. 172. in stomachi exulceratione removenda, I. 340.

Ἀκροχορδών, I. 80, 538 seq.

Ἀκροβύμιον, I. 538 sq.

Actio naturalis, I. 10.

Acutus morbus quis, I. 186. qui cognoscatur, I. 188.

Adeps ex fele calefacit, I. 182. adeps pus concoquit et movet, I. 398. purgat, I. 400. mollit, I, 404. liquata ex inferioribus partibus infundenda, I. 368. adeps leonina, I. 438. suilla, I. 382, 390, 432. anserina, I. 438, 446. II. 294.

Adolescentia acutis morbis patet, I. 74. adolescentium morbi, I. 80.

Adstringentia, I. 54, 62, 178.

Adustionis remedia, I. 506 sq.

Æger, de quo securus erat medicus, sæpe moritur, I. 98. ægri natura noscenda est, I. 24, 48.

176. calefacit, I. 176. alvum movet, I. 178. calorem movet, I. 236. odore fœdo movet, I. 264. rodit, I. 400. adurit, I. 402. cum allio amaræ nuces, I. 438. allium cum lacte coctum, I. 332. allii semen, I. 436. spica, I. 332.

Allobrogicum vinum, I. 342.

Aloë quibus miscetur, I. 434, 438 sq. 514. II. 16, 32, 50.

Ἀλωπεκία, II. 4.

Ἄλφος, I. 548.

Alumen lana circumdatum, I. 374. sanguinem supprimit, I. 398. vulnera aperit, I. 398. exedit corpus, I. 400. cum pice et cera mixtum, I. 390. et scissile et liquidum reprimit, I. 398 sq. rodit, I. 400. Ægyptium, I. 532. Melinum rotundum, II. 100. rotundum evocat et educit, I, 402. scissile adurit, I. 402. in foramen conjectum, dentem citat, II. 66. valens ad crustas ulceribus inducendas, II. 72.

Alvus mala, I. 90. pestifera quæ, I. 96. fusa mulieri gravidæ abortum causat, I. 108. nigra perniciosa, I. 130. juvenibus cita plerumque in senectute contrahitur, I. 56. fusior in juvene melior, I. 56. alvum quæ adstringant, I. 54, 62, 178. alvum moventia, I. 54, 178.

Amaracus (*vulgo hodie* Majorana) discutit, I. 402.

Ambrosia, antidotum, I. 444.

Ambubeia (*herba, species cichorii, erraticum scilicet s. silvestre, quæ etiam intubus erratica aut agrestis vocatur*) cui adjecta alvum adstringat, I. 178.

Ambulatio quibus convenit, quibus non, I. 480.

Amerinum malum, I. 378. stomacho idoneum, I. 174.

Ammoniacum (*gummi, de quo Plin. H. N. XII. 49.*) purgat, I. 400. discutit, I. 402. mollit,

Anser generis valentissimi est, I. 162. anserinus
adeps, I. 438, 446. II. 294.

Ἀνθηραί compositiones, II. 70, 74, 84.

Ἀντιάδες. II. 170.

Antidotorum apparatus, I. 442 sq. antidota quibus dentur, I. 442.

Aper generis valentissimi est, I. 162.

Ἄφθαι, I. 80. II. 70.

Apium urinam movet, I. 180, 354. simul reprimit et refrigerat, I. 182. apii semen rodit, I.
400. cum gummi liquatum, I. 382.

Apoplexia, I. 294.

Ἀποστήματα, I. 74.

Ἄπυρον sulphur, I. 414.

Aqua omnium imbecillissima est, I. 168. alvum
movet, I. 178. quomodo acrior fiat, I. 146.
omnibus fatigatis apta, I. 46. aqua calida oculi
fovendi, II. 18. item ulcera, I. 518. cubitus,
II. 322. dura alvum adstringit, I. 180. frigida
siccat, I. 54. prodest capiti, I. 62. repente su-
perinfusa validissime excitat, I. 264. destilla-
tione, gravedine, stomacho laborantibus prodest, I. 62, 68. item sanguini supprimendo,
I. 398. II. 88. aqua a ferrario fabro, I. 354.
aqua levissima pluvialis, fontana, ex flumine,
ex puteo, ex nive aut glacie, I. 168. aqua *pro
decocto, vel mixtura variorum cum aqua. Aqua*
ex verbenis, II. 98. ex iis aliquid erit decoquendum, eaque aqua potui danda. I. 270. *pro
aquæ potione,* I. 214. *Conf.* Marina.

Aqua inter cutem ex acuto morbo orta, raro ad
sanitatem perducitur, I. 122. aqua inter cutem
sequitur suppression. hæmorrhoid. I. 106. ea
minime terribilis, quæ nullo antecedente morbo
cœpit, I. 114.

Aquilo quos faciat morbos, I. 76.

omni sacro igne edendæ, I. 518. aves macræ lienosis edendæ, I. 354. pingues minutæ alvum
movent, I. 178. ex aucupio (*avium captarum
carne*) minima fit inflatio, I. 176.

Aurata (*piscis genus*) quamvis tenerior, tamen
dura, I. 166. minime intus vitiatur, I. 176.

Aures ex sue stomacho idoneæ, I. 174. minus alimenti præbent, I. 166.

Auripigmentum reprimit, I. 398. purgat, I. 398.
rodit, I. 400. corpus exedit, I. 400. adurit, I.
402. crustas ulceribus inducit, I. 402. cum
quibus putrem carnem contineat, I. 440.

Aurium foramina et sinus, II. 260 sq. auribus
fractis medendi modus, II. 300. aurium doloris
curatio, II. 44 sq. aurium mali odoris curatio,
II. 50 sq. aurium ulceris sordidi curatio, II.
52 sq. aurium vermes, II. 52 sq. aurium soni-
tus curatio, II. 54 sq. aurium morbi manum
exigentes, II. 158.

Auster quos morbos inducat, I. 76. austri a prima
hieme ad ultimum ver si continuarint, quos
morbos generent, I. 78.

Austera stomacho idonea, I. 174. alvum adstringunt, I. 180. austera mala refrigerant, I. 176.
austerum vinum in media materia, I. 168. stomacho idoneum, I. 174. minime intus vitiatur,
I. 178. si non est febricula, utile, I. 518. *Cf.*
Vinum.

Αὐτόπυρον triticum, I. 164.

Autumnus periculosissimus est, I. 72. qui morbi
in eum incidant, I. 76. autumnus siccus aqui-
lonibus perflatus quos inducat morbos, I. 78.

Auxilium quid agat, I. 130. anceps melius quam
nullum, I. 134. vehemens succurrit vehe-
menti malo, I. 142. auxilium etiam morbis de-
crescentibus necessarium est, I. 150.

B.

Baiæ, I. 156, 270.

Balneum quando conveniat, I. 158 sq. balneum ingressus imbecillus homo quid vitare debeat, I. 158 sq. balneum vulneri parum puro res infestissima, I. 480. obest gangrænæ, 1. 490.

Balsamum, *propriæ de arbuscula.* Balsami lacrima, I. 408. *De exstillante ejus succo.* Balsamum facultatem habet urinam movendi, I. 270. concoquit et movet pus, I. 398. vulnera aperit, I. 398. purgat, I. 398. rodit, I. 400. mollit, I. 404.

Barbarum emplastrum, I. 422.

Βασιλικόν emplastrum, I. 422. collyrium, II. 38.

Bdellium vulnera aperit, I. 398. purgat, I. 400. evocat et educit, I. 402. mollit, I. 404.

Belluæ omnes marinæ generis valentissimi sunt, I. 162.

Beta quibus firmior, I. 164. mali succi est, I. 172. acris, I. 172. refrigerat, I. 176. alvum movet, I. 178. lenticulæ adjecta adstringit alvum, I. 178. alba contrita, I. 292. betæ ex sinapi, I. 354. betæ folia, I. 486. in vino oleoque decocta, I. 506.

Bitumen pus concoquit et movet, I. 398. discutit, I. 402. cum hordeacea farina mixtum, I. 298. ex eo color nigerrimus fit emplastris, I. 422.

Brachii ossa, II. 268. brachii fracti medicina, II. 322 sqq.

Brassica quibus firmior, I. 164. mali succi est, I. 172. acris, I. 172. inflat, I. 176. subcruda alvum movet, I. 178. bis decocta alvum adstringit, I. 178. ejus folia simul reprimunt et refrigerant, I. 182. ejus semen contritum, I. 372.

Βρογχοκήλη, ejusque chirurgia, II. 172 sq.
Βουβωνοκήλη, II. 192. curatio, II. 192 sq.
Bubula inter domesticas quadrupedes gravissima,
I. 164. minime intus vitiatur, I. 176. stomacho
idonea, I. 174. qui nihil aliud concoquere possunt, bubulum coquunt, I. 342. bubulum lac, I.
142. jecur bubulum alvum adstringit, I. 178.
lienis bubulus utiliter esui datur, I. 354.
Bulbi omnes valentiores quam pastinacæ, I. 164.
mali succi, I. 172. crassiorem pituitam faciunt,
I. 172. inflant, I. 176. semen contrahere videntur, I. 384. vulnus glutinant, I. 398. bulbis
contritis corpus superillinendum, I. 262. cum
thure contriti torpentibus membris imponuntur,
I. 296.
Butyrum carnem alit et ulcus implet, I. 404. mollit, I. 404. cum rosa, I. 368, 374, 482. II. 86.

C.

Καχεξία, I. 278. curatio, I. 280.
Cachris, I. 410 sq. *Fructus aut semen, in mo-
dum pilulæ, resinaceum, hieme crescens, post-
quam folia cecidere, in abiete, picea, quercu,
tilia, platano, nuce, roremarino frugifero,
etc., Vid. Plin. H. N. XVI. 11. et XXIV.* 60.
Κακόχυλα quæ, I. 170.
Κακόηθες ulcus, I. 510.
Cadmia exedit corpus, I. 400. excepta illinire,
I. 438. ea linamentum respergendum, II. 136.
cadmiam infriare, II. 146. cadmia curata, II.
16. botryitis elota, II. 16. elota, II. 30, 32,
34. lota, II. 34.
Cæsarianum collyrium, II. 34.
Calamus Alexandrinus, I. 446.
Calceamenta humiliora talo luxato, II. 356.
Calcis os, II. 274.

Calculosi (*calculo vesicæ laborantes*) qui dignoscantur, I. 104.

Calculorum diagnostica signa, II. 224. calculi ex vesica sectio, II. 216 sqq. ex urethra, II. 216. calculi majoris in vesica fissio, II. 226. calculorum in feminis curatio, II. 228. calculo expellendo pastillus, I. 436, calculo evulso quæ facienda, II. 230.

Calefacientia, I. 176, 182.

Calli curatio, II. 332. ad callum in articulis malagma, I. 422.

Calor adjuvat, quæ frigus infestat, I. 68. calor quid efficiat, I. 68, 78.

Calvariæ (*cranii*) ossa et suturæ, II. 258. calvariæ fractæ medela, II. 286.

Calx rodit, I, 400. exedit corpus, I. 400. adurit, I. 400. calx cum cerato, I. 438.

Cancer qui oriatur, I. 484. ejus signa, I. 484. cancri oris curatio, II. 76 sq. cancri in cole curatio, II. 88 sq. cancri exsecto ex vesica calculo supervenientis signa et curatio, II. 236.

Caninæ linguæ (*cynoglossæ*) foliis adusta loca curantur, I. 506.

Canini dentes, II. 262.

Canopite collyrium, II. 32.

Cantabrica herba adversus quos ictus proficiat, I. 504. *Describitur Plinio H. N. XXV. 47.*

Cantharides adurunt, I. 402. cantharides purgatæ, I. 548. cantharidum assumtarum curatio, I. 504.

Capillorum profluvium, II. 1.

Capparis materia imbecillissima est, I. 164. alvum movet, I. 178. urinam movet, I. 180. cappari multis modis aptum in lienis morbo, I. 356. ejus radix contrita, I. 328. cortex concisus, I. 386.

* 19

Caprea generis valentissimi est, I. 162. alvum adstringit, I. 178. caprinum lac, I. 142. sevum, I. 382. stercus, I. 502. caprini jocinoris sanie inunguntur oculi, II. 42.

Capreoli vitium simul reprimunt et refrigerant, I. 182.

Caprifici lac exedit corpus, I. 400. adurit, I. 402.

Caput luxatum immedicabile, II. 340. capitis subitus dolor, I. 122. capitis dolores ex vento qui finiantur, I. 118. capitis doloris curatio, I. 310. capitis dolor ex febre levatur, I. 252. capitis dolores frictio juvat, I. 150. capitis tubercula, II. 126 sq. capiti fracto emplastrum, I. 424, capiti prodest aqua frigida, I. 60. capite infirmo laboranti quid agendum, I. 58 sq.

Carbunculi curatio, I. 508 sq. carbunculi in cole nati curatio, II. 90.

Καρκινώδη tubera, I. 414.

Carcinoma ubi proveniat, I. 510. curatio, I. 512. carcinomatis leniendis malagma, I. 416.

Cardamomum facultatem habet urinam movendi, I. 270. glutinat vulnus, I. 398. rodit, I. 400. mollit, I. 404.

Cardiacus morbus, I. 258. ejus curatio, I. 260.

Cariei ossium curatio, II. 274 sq.

Carnosa calefaciunt, I. 54.

Caro assa ex domesticis animalibus maxime juvat solutam alvum habentes, I. 64. potius quam elixa alvum adstringit, I. 180. fluore ægris danda, I. 222. assa aut elixa optima est, I. 42. bubula minime intus vitiatur, I. 176. crassa vel tenera facile intus corrumpitur, I, 176. domestica permacra mali succi est, I. 172. dura omnis minime intus vitiatur, I. 176. elixa refrigerat, I. 176. alvum movet, I. 178. febricitan-

iibus danda, I. 222. glutinosa omnis boni succi
est, I. 172. lenis, I. 172. semen contrahere videtur, I. 384. omnis jurulenta calefacit, I. 176.
alvum movet, I. 178. macra minime intus vitiatur, I. 176. pinguis omnis boni succi est, I.
172. lenis, I. 172. alvum movet, I. 178. neque nimium acris est, neque aspera, I. 330.
salsa omnis mali succi est, I. 172. minime intus vitiatur, I. 176.

Caro corrupta in pus vertitur, I. 522. ad carnem
putrem continendam compositiones, I. 438. carni
coërcendæ emplastrum, I. 428. carnem alentia,
I. 404. ad carnem supercrescentem exedendam
medicamenta, I. 438, 442.

Καρωτίδες arteriæ, I. 302.

Cartilagines in ossium omnium extremis, II. 270.
cartilaginis narium fractæ curatio, II. 296 sq.
aurium, II. 300.

Caseus generis valentissimi est, I. 162. stomacho
alienus, I. 174. inflat, I. 176. qui vehementior vetustate fit, adstringit alvum, I. 178.
caseus ex melle ad purganda ulcera interdum
recte datur, II. 72. caseus mollis boni succi
est, I. 170 sq. vetus mali succi, I. 172. et recens et vetus facile intus corrumpitur, I. 176.
recens ex melle mulsove decoctus alvum adstringit, I. 178. caseus inimicus est lienosis, I.
354.

Casia facultatem habet urinam movendi, I. 270.
discutit, I. 402. per potionem assumitur, I.
382, 502. casiæ cortex, I. 408. casia nigra,
I. 444 sq. trita, I. 434.

Castoreum odore fœdo movet, I. 264. prodest id
sorbere in aqua dilutum cum pipere etc., I.
246. dandum, si venter adstrictus est, I. 266.
ex aqua jejuno bibendum, I. 290. recte datur

cum pipere vel lasere, I. 320. potui dandum in
vulvæ morbo, I. 382. imponendum, I. 264.
in aurem infundendum, II. 54. in aurem dandum, II. 56.

Cataplasmata calefacientia, iis, quibus calculi e
vesica exsecti, noxia, II. 232.

Catapotiorum recensio, I. 448. sqq.

Καταϲταγμός, destillatio, I. 316.

Caunew (*ficus*), I. 436.

Causa veri quæ dicatur, I. 32. abditæ causæ quæ,
I. 6. evidentes quæ, I. 8.

Καυϲώδης febris, I. 118.

Cedrus discutit, I. 402.

Centaurion adversus quos ictus proficiat, I. 504.
centaurii succus, II. 48.

Cepa numeratur in bulbis, I. 164. mali succi est,
I. 172. acris, I. 172. inflat, I. 176. calefacit,
I. 176. alvum movet, I. 178. urinam movet, I.
180. sensus excitat, I. 180. odore fœdo movet,
I. 264. cepam manducare oportet in resolutione
linguæ, I. 314.

Κεφαλαία, I. 308. ejus causa et curatio, I. 310. et
pag. sq.

Κεφαλικά emplastra, I. 424.

Cera discutit, I. 402. carnem alit et ulcus implet,
I. 404. mollit, I. 404. cum pice et alumine
mixta, I. 390. cera alba, I. 382. Cretica, I.
420.

Cerasum stomacho aptum est, I. 174. cerasa refrigerant, I. 176. alvum movent, I. 178.

Cerastis ictus curatio, I. 502 sq.

Κερατοειδής oculi tunica, II. 148.

Ceratum ex irino aut cyprino factum, II. 46, 62.
ex acerbo oleo *etc.*, I. 260. lino, II. 310. lana
obtectum, II. 64. ceratum quando vitandum,
II. 236. ceratum ex rosa, I. 382, 512. ex myr-

teo, II. 98. ceratum elotum, I. 408. liquidum,
  II. 86.
Cerebellum ex sue minus alimenti præstat, I. 166.
Cerebri ejusve membranæ percussæ signa, I. 462
  sq. cerebro frigus inimicum, I. 68.
Κηρίον ulcus, I. 536. ejus duæ species, I. 536.
  curatio, I. 536.
Κερκίς, II. 268.
Cervix inversa mortem indicat, I. 94. cervicis
  morbi, eorumque curatio, I. 320 sqq.
Cerussa solani succo excepta simul reprimit et re-
  frigerat, I. 486. cerussa ex sevo vitulino *etc.*
  cocta, I. 432. cum contritæ herbæ muralis succo,
  I. 392. ex cerussa color albus fit emplastris, I.
  422. ex cerussa pustulæ ungi debent, I. 544.
  cerussa ulcera illinenda, II. 58. cerussa combusta, I. 442. elota, II. 16, 24, 80. cerussæ
  epotæ curatio, I. 506.
Cervus valentissimi generis est, I. 162. cervina
  medulla, I. 368, 424.
Cetus valentissimi generis est, I. 162.
Χαλαζίων curatio, II. 132.
Χάλκανθον, I. 398. *Vid.* Atramentum sutorium.
Chalcitis sanguinem supprimit, I. 398. reprimit,
  I. 198. purgat, I. 400. rodit, I. 400. exedit
  corpus, I. 400. adurit, I. 402. *et* II. 140. evocat
  et educit, I. 402. ad crustas ulceribus inducen-
  das valens, I. 402. II. 72. super ulcus insper-
  genda, I. 514. cocta atque contrita, II. 94.
Chamæleon, I. 420.
Chamæpitys vulnera aperit, I. 398.
Charta combusta adurit, I. 402 sq. II. 6.
Chelidonia, II. 76.
Chersydri ictus curatio, I. 502 sq.
Chiragra quibus notis indicetur, I. 102. quæ solvi
  possit, I. 116.

Chironium ulcus quale, I. 518.

Chirurgia vetustissima medicinæ pars, I. 2. ejus præstantia et origo, II. 102 sq.

Chirurgi officia, II. 104.

Χοινιχίς, modiolus, II. 278.

Cholera, I. 338. ejus curatio, I. 338.

Χόρδαψος, I. 362.

Χοριοειδής, oculi tunica, II. 148.

Chrysocolla rodit, I. 400. corpus exedit, I. 400. adurit, I. 402.

Cibi concoctio qui fiat, I. 10. cibi varii non facilius concoquuntur, I. 220. cibus unde debeat incipere, I. 40. humidus fatigatis convenit, I. 46. cibus ægro quando dandus, I. 190. febricitanti, I. 200 sq. humidus aptissimus, I. 218. ex tenuissima materia, I. 218. ciborum variæ proprietates, I. 170.

Cicatrix quomodo inducatur vulneri, I 484, 492.

Cicutæ semen mollit, I. 404. cicutam si quis bibit, quomodo curari debeat, I. 504.

Cinis rodit, I. 400. Cyprius corpus exedit, I. 400. cinis ex odoribus, II. 30. ex sarmentis, II. 106.

Cinnamomum vulnera aperit, I. 398. rodit, I. 400. discutit, I. 402. per potionem assumitur, si cerastes, aut dipsas, aut hæmorrhois percussit, I. 502.

Cinnamum urinam movet, I. 270.

Κιρσοκήλη, II. 192.

Clamor vitandus, II. 310.

Clavi oculorum, II. 146. clavus in pedibus nascitur, I. 538 sq. curatio, I. 540.

Clysteres quando conveniant et quibus, I. 144 sq.

Coacon emplastrum, I. 422 sq.

Coagulum mollit, I. 404. purgat (maxime leporinum), I. 400.

II. 28. cornu cervini ramentum, II. 62. cornu bubulum combustum, I. 438, 446.

Corporis natura noscenda, I. 48. corpus quænam calefaciant, I. 64. quænam refrigerent, I. 64. quænam humident, aut siccent, I. 64. corpus exedentia, I. 400. adurentia, I. 403 sq. corpus quid impleat, I. 48. quid extenuet, I. 50. corpus quæ commode exerceant, I. 40 sq. corpus integrum quo denotetur. I. 38. quadratum optimum, I. 74. gracile infirmum, I. 74. obesum hebes, I. 74. corporis semper aliqua imbecilla pars est, I. 48. corpora affectibus mutantur, I. 18.

Cortex capparis, I. 386. casiæ, I. 408. glandis, I. 410. hyoscyami, I. 418. mori, I. 372. papaveris, I. 390. II. 52. piperis seminis, II. 64. radicis ex populo alba, II. 62. radiculæ, II. 54. thuris, I. 400, 506.

Corvus, piscis, tener quidem sed durus, I. 166.

Corvus, ferramentum scroto incidendo, II. 198.

Κόρυζα, I. 310.

Costarum enumeratio, II. 266. fistulæ, II. 114. costis fractis opitulandi ratio, II. 308 sq.

Costum facultatem habet urinam movendi, I. 270. pus concoquit et movet, I. 398. purgat, I. 400. per potionem assumitur, I. 502.

Cotoneum malum stomacho idoneum. I. 174. reprimit, I. 442. ex eo medium utile hepaticis, I. 352. decoctum, I. 330, 380. contritum, II. 94. coctum, II. 14. cotonea mala alvum adstringunt, I. 180. simul reprimunt et refrigerant, I. 182. cocta sine frigore reprimunt, I. 182. in vino cocta atque contrita, I. 518.

Coxarum os, II. 272. dolor, I. 384. prognosis, I. 128. curatio, I. 386.

Κρεμαστῆρες nervi, II. 186.

Cucurbitulæ æneæ et corneæ, I. 140. earum usus præcipuus, I. 140 et sq. cucurbitula optime venenum extrahit, I. 498.

Cuminum mali succi est, I. 172. præcipue ad urinam movendam valet, I. 354. ad vitiliginem, I. 550. cuminum contritum, II, 90. cumini semen, I. 372.

Cupressus simul reprimit et refrigerat, I. 182. discutit, I. 402. farinæ adjecta, II. 28. decocta, II. 236. ejus semen facultatem urinam movendi, I. 270. cupressus viridis, I. 356.

Cursus commode exercet, I. 40. extenuat corpus, I. 50. inimicus hepaticis, I. 352.

Curtorum in auribus, labiis ac naribus chirurgia, II. 160.

Cutem purgantia, I. 404.

Κυαθίσκος Διοκλεῖος, II. 124.

Cyma brassicæ mali succi est, I. 172.

Κυνικὸς σπασμός, I. 312. ejus curatio, I. 314.

Κύπειρος, vid. Juncus quadratus.

Cyprinum (oleum) calefacit, I. 182. ex cyprino ceratum, I. 380. II. 90, 338. cyprinum calidum. I. 322.

Cyprus, I. 446. Idem quod cyprinum.

Cytisus ad urinam movendam valet, I. 354.

D.

Δαρτόν, II. 186.

Dauci Cretici semen, I. 444.

Defrutum generis valentissimi est, I. 168. quo magis incoctum, eo valentius, I. 168. boni succi est, I. 170. lene, I. 172. stomacho alienum, I. 174. facile intus corrumpitur, I. 176. alvum adstringit, I. 180.

Dejectio quando conveniat, I. 54. quæ bona, I. 116. periculosa phthisicis, I. 122. quæ aliis,

<h1 style="text-align:center">E.</h1>

'Ελυτροειδὴς tunica (*formam involucri habens*),
II. 186.

Emollientia, I. 182.

Emplastrorum differentia , I. 406 sq. formulæ,
I. 422 sqq. emplastra, quæ calvariæ causa com—
ponuntur, II. 290.

Ἐμπροσθότονος morbus, I. 320. curatio, I. 320.

Ἔναιμα emplastra , I. 422.

Ἔγχριστα , I. 446.

Ἐγκαυθίδος medicatio, II. 156.

Ἐννεαφάρμακον emplastrum, I. 424. II. 234. quando
optime dandum , I. 482.

Ἐντεροκήλη, II. 188. curatio , II. 202.

Ephelis, II. 6. ejus curatio , II. 6.

Ephesium emplastrum , I. 430. cui veneno optimum sit, I. 500.

Epicurus, I. 268

Epilepsia , I. 286. ejus curatio , I. 286 sq.

Ἐπινυκτίς , I. 542.

Ἐπιπλοκήλη, II. 188. ejus curatio , II. 204.

Ἐπισπαστικά malagmata , I. 408. emplastra , I.
426.

Eruca mali succi est, I. 172. acris, I. 172. urinam
movet, I. 180. lienem extenuat, I. 354. semen
contrahere videtur, I. 384. adurit, I. 402. ejus
semina corpus erodunt , I. 180.

Eruditi imbecilles, I. 38.

Ervum purgat, I. 400. cum melle cutem purgat,
I. 404. cum melle impositum, I. 508. cataplasma ex farina ervi calefacit, I. 182. ervum in
aqua coctum , I. 534. II. 78.

Erysimum ex partu laborantibus jejunis dari debet,
I. 452. aperiendi vim habet, 418.

Ἐρυσίπελας , I. 484. quomodo curandum , I. 486.

Ἐσχάραι , I. 488.

Εὔχυλα quæ , I. 170.

F

frigida subacta, II. 206. farina cum ruta *etc.*, I. 508. cum acaciæ succo, II. 22. cumini, I. 408. hordea ea, I. 386, 410, 502, 526. II. 14, 44, 202. calida, II. 252. farina lenticulæ, I. 506. triticea, I. 402. ex farina cataplasma, I. 320. II. 28, 168. ex triticea cataplasma, II. 200. farina candida quam tenuissima, II. 12.

Fascia quæ et qualis requiratur, I. 474. æstate, hieme, I. 474. fasciæ sex ad ossa fracta, II. 316.

Fatigatio animi inutilis post cibum, I. 62.

Fatigatis quid agendum, I. 44 sq. inutilis frigida potio, I. 46. fatigatis ex ambulatione quid agendum, I. 46.

Faucium morbi, I. 322 sq. exulceratio, I. 328.

ad Favum malagma, I. 414.

Febris quid secundum Erasistratum, I. 28. febrium genera, I. 192. quartanæ simpliciores sunt, I. 192. tertianarum duo genera, I. 192. quotidianarum varia genera, I. 192. febris præsentis signa pulsus et calor, I. 216 sq. alia, I. 218. febriculam instantem quid indicet, I. 100. febris nulla inordinata, I. 196. febris a cubito in posteriora delapso mota, II. 346. ardens horrore exsolvitur, I. 118. febris subito finita revertitur, I. 102. acuta periculosa, I. 90 febres malæ, I. 88 sq. febris quæ mala vulneri, I. 476. febris pestilentis curatio, I. 224. ardentis I. 224. febris sæpe prodest., I. 118. febres longas abscessus et articulorum dolores indicant, I. 108.

Fel exedit corpus, I. 400. purgat, I. 400. evocat et educit, I. 402. fel taurinum, I. 434. II. 54. rodit., I. 400.

Feminarum naturalia clausa qui aperiantur, II. 240. calculi feminarum, II. 228.

G.

stat, ut ubi diu facta inaruerunt, glutinata sint,
neque frientur, II. 16. cum trito semine apii
liquatum, et cum cyatho passi datum, coërcet
malignam purgationem uterinam, I. 382.
Gypsum simul reprimit et refrigerat, I. 182. eo
delinendus homo, si sudor vincit, I. 260.

H.

Hæmatites lapis, II. 36. purgat, I. 400. corpus
exedit, I. 402. elotus, II. 30.
Hæmorrhoidis ictus curatio, I. 502.
Αἱμοῤῥοΐδες, earumque curatio, II. 96. earum sup-
pressionem quæ sequantur, I. 106. earumdem
chirurgia, II. 250.
Halicacabi cortex, II. 434.
Hami retusi, I. 156.
Hapsus (*pulvillus glomus*) lanæ mollis, II. 232.
lanæ sulphuratæ, I. 346.
Hebenus facultatem habet urinam movendi, I. 270.
exedit corpus, I. 400. evocat et educit, I. 402.
exasperata lævat, I. 404.
Hedera simul reprimit et refrigerat, I. 182. ejus
bacca dentem findit, II. 64. hedera cum rosa et
aceto, I. 266. decocta, II. 330. nigra, I. 518.
Helenium discutit, I. 402.
Hepatis morbi, I. 350. curatio, I. 352. hepatis
vulnerati signa, I. 460.
Herba muralis (παρθένιον vel περδίκιον appellant)
simul reprimit et refrigerat, I. 182. ejus contritæ succus, I. 392. herba sanguinalis (quam
Græci πολύγονον vocant) simul reprimit et refrigerat, I. 182. sanguinem supprimit. I. 398.
hepaticis utilis, I. 352. ea epinyctis recte curatur, I. 542. ex aceto, I. 284. ejus succus, II.
52. cum rosa, II. 52. herbæ solaris (quam
ἡλιοτρόπιον Græci vocant) semen et folia, I. 502.
ex herba stœchade potio. II. 310.

Hernia, II. 188. ejus curatio, II. 192.

Hibisci radix ex vino cocta, I. 390.

Hiems sicca si septemtrionales ventos habeat, ver
 pluvias exhibeat, qui morbi subeant, I. 78.
 hiems salubris est, I. 72. senibus inimica, I. 80.
 hieme quid et quomodo esse conveniat, I. 56.

Hircini jocinoris sanies, II. 42.

Hirundinis pullus anginæ remedium, I. 326. hirundinis sanguine inungendus oculus, II. 42.

Hœdus neque lenis et glutinosus, neque acer cibus, sed inter utrumque est, I. 518. ex eo quæ
 minus alimenti præstent, I. 166. eorum petioli
 capitulaque lenia sunt, I. 172. hœdi discissi
 calida caro super vulnus morsu venenato factum
 imposita, I. 500.

Hordeum quibus infirmius, I. 164. mali succi est,
 I. 172. contritum, I. 550. ex eo cataplasma, II.
 310. ex ejus farina cataplasma calefacit, I. 182.
 ex hordeo panis fermentatus stomacho alienus
 est. I. 174.

Horror quid, I. 194. horror a biliosis, I. 236. hor-
 roris in febre curatio, I. 236 sqq.

Humeri ossa, II. 268. humerorum dolores qui
 tollantur, I. 118. humeri luxati chirurgia, II.
 342 sq. fracti curatio, II. 314, 320 sq.

Ὑαλοειδίς, II. 148.

Ὑδροκέφαλον, I. 310.

Ὑδροκήλη, II. 190. ejus curatio, II. 206.

Hydrophobiæ curatio, I. 496.

Hydrops, I. 266. ejus species, I. 266 sq. quartanæ supervenit, I. 268. hydropicis quomodo
 aqua emittatur, II. 178.

Ὑδρωψ, sanies, I. 464 sq.

Hyoscyamum simul reprimit et refrigerat, I. 182.
 in aqua decoctum, I. 252. hyoscyami folia, II.

I.

J.

Jecur, I. 304. ad jecur dolens malagma, I. 408. ad jecur sanandum catapotium, I. 450. jecinoris vomica, I. 114. *Conf.* Hepar.

Jugale os, I. 262.

Juglandes stomacho alienæ sunt, I. 174. jus juglandis ex vino contritæ adversus cerussam prodest, I. 506.

Juguli fracti sanatio, II. 304 sq.

Juncus quadratus, I. 382, 412, 446. II. 70 sq. vulnera aperit, I. 398. discutit, I. 402. quadrati et rotundi semen facultatem habet urinam movendi, I. 270. rotundum, I. 366, 408, 418, 446, 452. rotundi flos, I. 444 sq., 448. II. 50.

Jurulenta magis alunt, quam assa, I. 168. caro omnis jurulenta calefacit, I. 176. quidquid jurulentum est, facile intus corrumpitur, I 176. omnia jurulenta stomacho aliena sunt, I. 174. inflant, I. 176. alvum movent, I. 178. cibis jurulentis uti minime debent solutam alvum habentes, I. 62.

Jus assumendum, I. 322. jus, in quo porrus cum pullo gallinaceo coctus, I. 346. jure pulli gallinacei ventrem resolvere prodest, I. 244. jus anserinum, vel ovillum, vel vitulinum sorbere oportet, I. 500. jus conchularum alvum movet, I. 178. jus malvæ vel juglandis adversus cerussam prodest, I. 506.

Juvenes hieme optime valent, I. 80.

L.

Labor firmat corpus, I. 36. alvum adstringit, I. 54. vitandus, si inedia futura est, I. 42. laborem qui facile ferant, I. 42. laboris mutatio levat lassitudinem, I. 46.

Labrorum curtorum chirurgia, II. 160. fissorum curatio, II. 172.

Lævantia, I. 404.

Laganum iis, quibus maxilla perfracta est, comedendum, II. 304. lenis res est, I. 172.

Λαγωφθάλμου sanatio, II. 144.

Lana mollis, II. 14, 46. succida (*recens tonsa, necdum lota*) simul reprimit et mollit, I. 182. simul reprimit et refrigerat, I. 182. odore fœdo movet, I. 264. vel ex aqua frigida, vel ex vino, vel ex aceto expressa vulnus glutinat, I. 398. *cf.* II. 184. ex aceto et oleo reprimit, II. 106. eam circumdare non alienum, I. 474. imponenda, I. 336, 342. II. 248, 282. inflammationem repellit, II. 196. rosa et aceto tincta, I. 310. succida mollis, II. 310. sulphurata, I. 340, 346.

Lapathum mali succi est, I. 172. alienum stomacho, I. 174. alvum movet, I. 178. qualis cibus, I. 222.

Lapillus, pulex et similia, quomodo ex aure extrahantur, II. 58 sq.

Lapis lycius, II. 36. molaris discutit, I. 402. Phrygius, II. 36. exedit corpus, I. 402. pyrites, I. 414, 542. discutit, I. 402. σαρκοφάγος, I. 592. scissilis, II. 36. exedit corpus, I. 402. *Vid.* Asius *et* Hæmatites.

Lapsana stomacho aliena, I. 174. urinam movet, I. 180.

Laser (*succus silphii radicis et caulium concretus*), I. 314, 332. II. 76. adversus chersydri ictum proficit, I. 502. sorbere, I. 246. terere, II. 76. recte datur, I. 320. ex vino dandum adversus cicutam, I. 504. cum aceto bibendum, I. 504. optimum devorare, I. 562.

Lassitudinem levat laboris mutatio, I. 46.

Laterum dolores, I. 344. lateris dolor quando exspectandus, I. 106. suppuratione facta et pur-

Lentiscus inter verbenas refertur , I. 182. simul reprimit et refrigerat , I. 182. rodit , I. 400. decocta , I. 382 sq. 390. lentisci folia , II. 84.

Λεπίς , I. 142. II. 284.

Lepus ex media materia est , I. 164. alvum adstringit , I. 178. urinam movet , I. 180. leporinum coagulum purgat , I. 400.

Lethargus , I. 262. ejus curatio , I. 262 sq.

Λευκά emplastra , I. 430.

Λεύκη , I. 548.

Λευκοφλεγματία , I. 266. ejus curatio , I. 272.

Lien , I. 304. lienes magni quos causent morbos , I. 106. lienosis bona tormina , I. 118. ad lienem malagma , I. 410. lienis morbus , I. 354. curatio , II. 354. lienis icti signa , I. 460.

Lienes mali succi sunt , I. 172.

Ligustrum ejusque folia simul reprimunt et refrigerant , I. 182. ligustrum mandere oportet ; II. 74.

Lilium discutit , I. 402. ejus foliis adusta loca optime curantur , I. 506. lilii radix contrita , II. 90.

Linamentum ex rosa proficit ad implendum vulnus , I. 482. ex lucerna exstinctum , I. 380. in modum collyrii compositum , I. 534. involutum et oblongum , II. 60. ex melle , II. 134. injiciendum , II. 294. vino madens , II. 326. siccum modice reprimit , I. 482. siccum impositum cicatricem inducit , I. 484. aridum , II. 358. molle , I. 248. linamenta tincta in melle vulnus optime purgant , I. 482. superdanda , I. 514. supervacua , I. 526. siccis linamentis vulnus implendum , I. 468.

Lingua canina , *vid.* Canina.

Linguæ ulcera , II. 72. resolutio , I. 314. linguæ

Lolligo durus piscis est, et minime intus vitiatur, I. 176.

Longus morbus quis, I. 188. acuto par, I. 188. qui cognoscatur, I. 188.

Lucubratio quando conveniat, I. 40.

Lumbrici lati, teretes, I. 372. curatio, I. 372 sq.

Lunata plaga, II. 162, 300.

Lupinum in aqua decoctum, I. 372. diluitur, I. 450. lupinorum farina, I. 544. ex ea cataplasma calefacit, I. 182.

Lupus, piscis, boni succi est, I. 170. levior, I. 166.

Lycium, I. 544. II. 16 sq. 32, 50, 84 sq. 166. ex aqua, II. 300. sanguinem supprimit, I. 398. auribus purulentis infunditur, II. 48. cum lacte, II. 52 sq. ex passo aut lacte dilutum, I. 484. ex vino, II. 60.

M.

Macies stomachum infirmum indicat, I. 64. maciem facit super potionum modum profluens urina, I. 382.

Macor insuetus malum denotat, I. 82.

Macrum potius quam pingue stomacho idoneum, I. 174. macra omnia minus alimenti habent, quam pinguia, I. 166. adstringunt alvum, I. 180.

Mala quae stomacho idonea sint, I. 174. contrita simul reprimunt et refrigerant, I. 182. non permatura, II. 74. silvestria, I. 378. Scandiana, I. 378. malum Persicum, II. 46. *Conf.* Amerinum. Cotoneum. Mandragora. Orbiculatum. Punicum.

Malae immobiles, II. 262.

Malagmatum differentia, I. 406. variae formulae,

I. 408 sqq. plus malagma , quam ceratum , ad digerendum proficit, II. 312.

Malicorium , II. 50 , 100. sine frigore reprimit, I. 182. contritum , I. 440. cum aridis rosæ foliis , II. 96. in aqua coctum , I. 520. II. 98. ex vino coctum , I. 528. II. 332. cum lenticula , I. 378. cum lenticula mixtum , II. 236. ex aqua terendum , I. 438. malicorii pars interior , II. 62 , 94.

Malobathrum, I. 444 sq.

Malva boni succi est , I. 170. alvum movet , I. 178. mollis cibus est , I. 332. *cf*. 222. contrita , I. 528. decocta , II. 238. malvæ jus , I. 506.

Mandragora, I. 448. mandragoræ mala, I. 252. mala arida, I. 448. radix, II. 62. succus, II. 12.

Manuum ossa , II. 270. eorum cum ossibus pedum similitudo , II. 274. manuum dolores , I. 388. manus luxatæ chirurgia , II. 348.

Marcor in lethargo , I. 262 sq.

Marina aqua , I. 432. acris est , 146. acrior fit adjecto nitro, I. 146.

Marmor coctum , I. 442.

Marrubium , I. 508. II. 86. exedit corpus, I. 402. superdandum , I. 516. imponendum , II. 82. decoquendum , II. 84. decoctum , II. 52 , 236. marrubii succus, I. 284 , 300, 330, 332. II. 60.

Materiæ imbecillissimæ quænam, I. 164. quænam mediæ , I. 162. quænam valentissimæ , I. 162 sqq.

Maxillæ partes, II. 262. maxillæ fractæ chirurgia , II. 302. luxatæ chirurgia , II. 338.

Maxillares dentes , II. 262.

Medicina sanitatem promittit , I. 1. ea ubique est. I. 1. apud Græcos magis exculta . I. 1. medicinæ scientia sapientiæ par, I. 4. quando in tre-

partes divisa, I. 4. medicinam mutavit Asclepiades, I. 6. ea ab experimentis deducta, I. 14
sq. debet esse rationalis, I. 34. ejus genera dif-
ferunt pro natura loci, I. 14. medicina perpetua
praecepta vix habet, I. 28. ea prior inventa,
dein ratio quaesita, I. 16. medicina nihil proficit repugnante natura, I. 186. est ars conjectu-
ralis, I. 22, 98.

Medici primi philosophi, I. 4. medicus expertus
optimus, I. 18. medicus rationalis, I. 30. empiricus, I. 30. medici officium juxta Asclepiadem, I. 196. medicus non dies sed febris ac-
cessiones numerare debet, I. 204. medicus qui
pulsum explorabit, I. 216. quo loco sedebit,
I. 218. medicus amicus utilior extraneo, I. 34.
medico parum proficienti quando ignoscendum,
I. 186.

Medicamenta a Diis petita, I. 2. ea non omnibus
prosunt, I. 98, 188. medicamentorum usus ex
magna parte ab Asclepiade sublatus, I. 396.

Medulla calefacit, I. 182. omnis mollit, I. 404.
cervina, I. 368, 382. cervina, vel vitulina, vel
bubula, I. 424. vitulina, I. 446. II. 234.
medulla sensu caret, I. 306. medullæ in spina
percussæ signa, I. 462.

Mel valentissimi generis, I. 162. quo melius, eo
magis acre, I. 172. stomacho alienum, I. 174.
facile intus corrumpitur, I. 176. purgat, II.
232, 234. nec nimium acre, nec asperum est,
I. 338. exedit corpus, I. 402. discutit, I. 402.
cutem purgat, I. 404. cum quibus putrem carnem contineat, I. 438. cum galbano et resina
terebinthina coctum, I. 328. instillatur, I. 416.
adjiciendum, I. 440, 492, 502. II. 42, 50, 60,
76. illinendum, II. 68. miscetur, II. 70 sq.
coctum, alvum adstringit, I. 180. glutinat vul-

N.

Nævianum pirum stomacho aptum est, I. 174.

Napi valentiores, quam pastinaca, I. 164. mali succi sunt, I. 172.

Narcissus discutit, I. 402. ejus radix rodit, I. 400. semen rodit, I. 400. radix et semen mollit, I. 404.

Nardinum unguentum, I. 408.

Nardum facultatem habet urinam movendi, I. 270. pus concoquit et movet, I. 598. discutit, I. 402. Gallicum, I. 444 sq. 450. Indicum, I. 444. II. 16, 22. Syrum, I. 444. II. 50 sq. nardi spica, I. 270.

Narium ossa et foramina, II. 260. nares acutæ mortem indicant, I. 92. narium hæmorrhagia quid indicet, I. 106. nares exulceratæ vapore aquæ calidæ fovendæ, II. 58. narium curtarum chirurgia, II. 160.

Naso fracto medendi ratio, II. 296.

Nasturtium mali succi est, I. 172. stomacho alienum, I. 174. alvum movet, I. 178. urinam movet, I. 180. lienem extenuat, I. 354. vulnus glutinat, I. 398. ejus semen contritum, I. 374. ejus semina corpus erodunt, I. 180. ex ejus semine fit quod levet, I. 556. nasturtium album frictum, I. 328.

Natura ægri noscenda, I. 24. naturæ contemplatio aptiorem medicinæ reddit medicum, I. 22.

Nauseanti ex navigatione quid agendum, I. 48.

Nepeta, I. 420. mali succi est, I. 172. stomacho aliena, I. 174. urinam movet, I. 180. sensus excitat, I. 180. hepaticis utilis, I. 352. cum aqua mulsa decocta, I. 324. II. 26. cum teda pingui, II. 62. cum sale contrita, I. 502. adversus parulidas utilis, II. 72.

II. 72. cum aqua mulsa potui dandæ, I. 292. ad pustulas, quæ infantes male habent, utiles, I. 542. ex iis medicamentum, I. 392. humor expressus, II. 46. nuces avellanæ, I. 300. Græcæ, I. 300, 350, 356. ex iis potio, I. 332.

Nuclei pinei, II. 72. lenes sunt, I. 172 stomacho idonei, I. 174. urinam movent, I. 180. semen contrahere videntur, I. 384. non inflant, I. 176. cum melle edendi, I. 300. dandi, I. 350. nuclei ex pinu silvestri, I. 356. ex nucleo mali Persici humor expressus, II. 46 sq.

O

Obesi quo morbo intereant, I. 82.

Ὀβολός, I. 406.

Obscœnarum partium vitia, II. 80 sqq.

Ochra exedit corpus, I. 400. adurit, I. 402. ochra Attice carnem alit et ulcus implet, I. 424. miscetur, I. 416.

Ocimum acre est, I. 172. alvum movet, I. 178. urinam movet, I. 180. simul reprimit et refrigerat, I. 182. ex aceto, I. 282.

Oculata tener quidem piscis, sed durus, I. 166.

Oculi natura, II. 148. oculorum foramina, II. 260. oculi variis casibus patent, II. 8. oculorum vitia, II. 130. oculi sponte interdum sanescunt, II. 102. oculorum caliginis sanatio, II. 38. oculorum imminutio, II. 26 sq. oculorum scabrorum curatio, II. 26. oculorum suffusionis curatio, II. 40. resolutionis curatio, II. 40. imbecillitatis curatio, II. 42. oculorum ictorum curatio, II. 42. oculi tumoris notæ, II. 8 sq. oculi quibus curentur, II. 10. oculorum varia collyria, II. 14 sqq. cavorum ulcerum curatio, II. 32. oculorum imflammatio, II. 34. pituitæ fluxus cohibendus, II. 12 sq. carbun-

culi, II. 24. pustulæ, II. 24. pituitæ chirurgia,
II. 152 2q.

OEnanthe purgat, I. 400. adurit, I. 402. facultatem habet urinam movendi, I. 270.

OEsypum, I. 426. II. 94. recens, II. 92.

Olea ejusque folia simul reprimunt et refrigerant,
I. 182. ejus folia corpus exedunt, I. 402. folia
ex vino decocta, I. 438, 514. II. 82 sq. 236.

Oleæ imbecillissimæ materiæ sunt, I. 164. boni
succi I. 170. ex iis minima inflatio, I. 176. ex
muria dura edendæ, I. 354. vel albæ, vel per-
maturæ alvum adstringunt, I. 180. albæ ex dura
muria stomacho idoneæ sunt, I. 174. item nigræ,
I. 174.

Oleum, si aqua miscetur refrigerat, I. 54. mali
succi est, I. 172. in cibo inimicum, I. 338.
stomacho alienum, I. 174. pus concoquit et
movet, I. 398. purgat, I. 400. ex amaris nucibus rodit, I. 400. mollit, I. 404. cum aqua
calida mixtum, I. 222 sq. ex inferioribus partibus infunditur, I. 368, 374. sali ammoniaco
adjicitur, II. 44 oleum, in quo lumbrici cocti
sunt, II. 46. adjecto oleo acrior fit aqua marina,
I. 146. ex eo frictio salubris videtur, I. 228.
eo perfundendum corpus et caput, I. 46. corpus
ungendum, I. 222. pulvis cum oleo imponendus,
I. 358. allium cum ruta ex oleo contritum, I.
502. oleo multo epoto vomere commodum ei,
qui venenum hausit, I. 504. ex oleo si infer-
buerunt fungi inutiles, omni noxa vacant, I.
504. adurentia ex oleo, II. 6. oleum vino mixtum, I. 542. oleum acerbum simul reprimit et
refrigerat, I. 182. sudorem prohibet, I. 260.
calidum infundendum, II. 54. in fascias inge-
rendum, II. 328. in calidum oleum descendere,
I. 322. hominem demittere, I. 364. utriculi

calido oleo repleti , I. 160, 320. eo extremæ corporis partes ungendæ , si frigent , I. 360. oleum vetus vulnera aperit , I. 398. unctioni aptissimum , I. 196. oleum cicinum , I. 432, 4 6. laureum , I. 422. myrteum , I. 432, 438. II. 58. Syriacum, I. 322. *Cf*. Melinum *et* Rosa.

Olus, quodcumque ex oleo garove estur, stomacho alienum est , I. 174. omnis caulis oleris imbecillissimæ materiæ est , 164. olera boni succi sunt , I. 170. facile intus corrumpuntur, I. 176. eorum maxima pars acris , I. 172. crudi caules refrigerant, I. 176. iis uti debent febricitantes, I. 222. ab iis cibus melius incipit , I. 40. ex iis quæ valentiora , I. 164. quæ inflent , I. 177. oleribus callus extenuatur , II. 334. eorum radices vel bulbi in media materia sunt, I. 162. olera minuta adstringunt alvum , I. 178.

Omentum , I. 306. omenti a vulnere corrupti excisio, II. 182.

Ὠμοπλάται , II. 266.

Omphacium , I. 544. II. 48 , 68. purgat , I. 400. rodit , 400. evocat et educit , I. 402. adhibendum , II. 60. imponendum, II. 86. eo uva illinenda , II. 76.

Onager generis valentissimi est, I. 162.

Ὀφίασις , II. 4.

Ὀπισθότονος, I. 320. curatio, I. 320.

Opobalsamum , I. 446.

Opopanax , I. 410 , 444. II. 32 , 48.

Orbiculatum malum stomacho idoneum , I. 174.

Orestes , I. 256.

Oricularius clyster, II. 232 , 238. oricularium specillum , II. 252.

Ὀρθόπνοια, I. 326.

Oryza imbecillissimis adnumerari potest , I. 168. boni succi est, I. 170. crassiorem pituitam facit ,

P.

Pallor stomachum infirmum indicat, I. 64.

Palmæ luxatæ chirurgia, II. 350.

Palmarum nuclei, II. 16.

Palmulæ valentiores sunt quam poma, I. 164. boni succi, I. 170. stomacho idoneæ, I. 174. alvum adstringunt, I. 180. si quis stomacho parum valet, palmulas melius primo cibo assumit, I. 42. palmulæ contritæ leniter simul et reprimunt et molliunt, I. 182. decoctæ, I. 330, 380, 442.

Palpebrarum pili oculum irritantes, II. 140 sq.

Palumbus alvum adstringit, I. 178. palumbi sanguis, II. 42.

Panaces l. panax, I. 422, 428, 452. II. 62. urinam movet, I. 270. aperit vulnera, I. 398. mollit, I. 404. adversus chersydri ictum proficit, I. 502. cum lacte contusa, I. 504. cum aceto, I. 502.

ad Panem malagma, I. 416 *Cf.* I. 524.

Panicum mali succi est, I. 172. ex eo pulticula et sorbitio alvum adstringit, I. 178. ex ejus farina cataplasma calefacit, I. 182.

Panis generis valentissimi est, I. 162. in eo plus alimenti, quam in ullo alio, I. 164. ex polline infirmior, cibarius infirmissimus, I. 164. aqua madens imbecillissimis adnumerari potest, I. 168. fermentatus, idemque vel ex milio, vel ex hordeo, stomacho alienus, I. 174. fermentatus, et quisquis alius, quam qui ex tritico est, facile intus corrumpitur, I. 176. fermentatus, magisque si cibarius vel hordeaceus est, alvum movet, I. 178. sine fermento stomacho idoneus est, I. 174. sine fermento minime intus vitiatur, I. 176. sine fermento neque lenis, neque acris est, sed inter utrumque, I. 518. ex siligine,

vel ex simila alvum adstringit, I. 178. ex vino
vel aceto madens, simul reprimit et refrigerat,
I. 182. tostus, I. 222. ex aqua frigida, I. 336.
ex posca frigida, I. 344. cum papavere, I. 232.
ex vino, I. 64. ex vino Aminæo mero, I. 376.
hesternus, I. 52. calido pane fovenda crithe, II,
130. candidus, ex vino subactus, oculis super-
imponendus, II. 12.

Panni ex vino et rosa et oleo, II. 310. pannis duplicibus triplicibusve involvendum membrum, II.
316. pannus triplex, vino et oleo madens, II. 316.

Papaver somno aptum, I. 180. ejus folia simul reprimunt et refrigerant, I. 182. lacrima mollit,
I. 404. album, I. 356. nigrum, I. 382. papaveris cortices, I. 390. cortices aridi, II. 62. fricti
atque contriti, II. 46.[decocti, I, 252. papaveris
folia, II. 22. lacrima; I. 366, 420 sq. 436,
442 sq. 450 sq. 532. II. 12, 16 sq. 22, 28 sqq.
36 sq. 46 sq. 62 sq. 94. lacrima combusta, II.
16 sq. fricta, II. 16, 23. papaver silvestre, I.
448.. papaveris succus, I. 390.

[Papularum duo genera, I. 546. curatio, I. 548 sq.

[Papyri intorti usus in fistulis callosis, I. 534.

[Παρακολλητική, I. 424.

[Παράλυσις, I. 78, 294.

[Παρασυνάγχη, I. 324.

[Παρθένιον, I. 182.

[Παρωτίδες, I. 414. II. 80. ad parotidas malagma,
I. 414, 420.

[Partes corporis aliter homine mortuo apparent, aliter vivo, I. 20. parti laboranti primum succurrendum, I. 48. partium extremarum frigus mortem indicat, I. 94 sq. 162.

ex Partu laborantibus catapotium, I. 452.

[Παρουλίδες, II. 72.

Passum valentissimi generis est, I. 168. quo ex sic-

dum, I. 366 sq. 414, 418, 452. piperis semen
cortice liberatum dentem findit, II. 64.

Pirus, *arbor*. Piri surculus, I. 5o6. Pirum, *fructus*. Pirum fragile, quale Crustuminum vel Nævianum est, item pira, quæ reponuntur, Tarentina atque Signina, stomacho idonea sunt, I.
174. pira Tarentina viridia, vel Signina, l. 378.
fragilia refrigerant, I. 176. immatura alvum
adstringunt, I. 180. contrita simul reprimunt et
refrigerant, I. 182. silvestria, I. 378. non permatura, II. 74.

Pisces qui mali succi sint, I. 172. duri ex media
materia stomacho idonei sunt, l. 174. duri
maxime juvant solutam alvum habentes, I. 64.
omnes, qui salem non patiuntur, solidive saliun-
tur, ex media materia sunt, I. 164. ex media
materia gravissimi, I. 166. pisces plani qualis
facultatis sint, I. 166. in piscibus media ætas
minus alimenti præstat, I. 166. quinam valentiores quoad locum natalem, I. 166. medii inter teneros durosque pisces boni succi sunt, I.
170. ex piscibus minima inflatio, I. 176. teneri
facile intus corrumpuntur, I. 176. duri minime
intus vitiantur, I. 176. saxatiles et omnes teneri
alvum movent, I. 178. piscis neque lenis et glutinosus, neque acer cibus est, sed inter utrumque, I. 518. plani piscis aculeus, II. 64.

Pistorium opus generis valentissimi est, I. 162.
omne facile intus corrumpitur, I. 176.

Pisum infirmius, quam faba vel lenticula, I. 164.

Pituitam crassiorem quæ faciant, I. 172. pituitæ
oculorum chirurgia, II. 154.

Pix concoquit et movet pus, I. 398. mollit, I. 404.
ex ea color niger fit emplastris, I. 422. arida,
I. 412, 422, 426. cruda, I. 548. purgat, I. 4oo.
liquida, I. 44o, 544.

Plaga levis aqua frigida curatur, I. 472

Plantæ luxatæ chirurgia, II. 356.

Plantago simul reprimit et refrigerat, I. 180. lenticulæ adjecta alvum adstringit, I. 178. utilis, sed insuavis, I. 372. cam esse oportet, I. 284. contrita et illita, I. 294. contrita imponenda, II. 98. fricta, I. 178. ejus succus, I. 284, 336.

Πλευριτικός morbus, I. 344. curatio, I. 346.

Plumbum combustum, I. 412, 418. sanguinem supprimit, I. 398. elotum, I. 418. II. 24, 28, 80, 94. nigras cicatrices leniter purgat, I. 492. cum vino inungendum, II. 236. elotum combustum, I. 521. II. 16. plumbi recrementum, I. 432 sq. 506. mollit, I. 404. eo illinenda ulcera, II. 58. plumbo bene accommodato replendum foramen dentis, II. 166.

Pluvialis aqua alvum adstringit, I. 180. simul reprimit et refrigerat, I. 182.

Podagra quibus denuntietur, I. 102. podagra quæ solvatur, I. 116. ad podagras calidas malagma, I. 408.

Polenta vino adspersa, I. 358.

Polium, I. 444.

Πολύγονον, herba sanguinalis, I. 182.

Polypus narium, II. 60. strangulat hominem, II. 60. ejus curatio, II. 60, 164.

Polypus, piscis, minime intus vitiatur, I. 176.

Poma, si quis stomacho parum valet, melius primo cibo assumenda, I. 42. poma nocere quidam putant, I. 58. omnia, imbecillissima materia, I. 164. ex iis quodcumque neque acerbum, neque acidum est, boni succi est, I. 170. quodcumque acidum, vel acerbum, mali succi, I. 173. ex iis quæ stomacho idonea, I. 174. ex iis minima inflatio, I. 176. ex iis medicamentum

Propolis (*cera , quam apes præ alveari confi-ciunt*), I. 428. pus concoquit et movet, I. 398. vulnera aperit, I. 398. evocat et educit, I. 402. cum aliis mixta, I. 526.

Proprium est aliquid loci , temporis, I. 32.

Proprietates rerum quare noscendæ, I. 162.

Πρόπτωσις , II. 20.

Prurigo, I. 128.

Psoricum quid sit, II. 38 sq.

Psylli audaces potius quam periti, I. 498.

Psyllium glutinat vulnus, I. 398.

Πτερύγιον , II. 100. ejus medicatio, II. 132.

Ptisana, et ex ea sorbitio vel pulticula , imbecillissimis adnumerari potest, I. 168. boni succi est, I. 170. lenis, I. 172. crassiorem pituitam facit, I. 172. stomacho idonea est , I. 174. nec nimium acris, nec asper cibus est, I. 330. ejus cremor lævat, I. 442. dandus, I. 226. ex inferioribus partibus infundendus, I. 568. eo alvus ducenda, I. 224. eo percolato alvus ducitur, I. 364. ptisanæ sorbitio, I. 282, 348.

Ptolemæus rex, I. 444.

Pueri vere optime valent, I. 78. eorum morbi, I. 78 sq. pueri non sic curari debent , ut viri , I. 224.

Pulegium præcipue sensus excitat , I. 180. simul reprimit et refrigerat, I. 182. vulnera aperit, I. 398. ex aceto naribus admovendum , I. 358. cum uva taminia imponendum, I. 420.

Pullus cohortalis tenerior minus alimenti præstat, I. 166. gallinaceus, I. 346. ejus jus, I. 244. pullum hirundinis si quis ederit, angina toto anno non periclitatur, I. 326.

Pulmo, I. 302. pulmonis morbi, I. 348 sq. pulmonis morbi bonum signum, I. 114. pulmonis icti signa, I. 460.

Pulmonem vulpinum, recentissimum assum, edendum esse, I. 328.

Pulsus venarum res fallacissima, I. 216. quibus concitetur, I. 216. non statim explorandus, I. 216.

Pulticula lenis est, I. 172. pituitam crassiorem facit, II. 12. ex alica, oryza, ptisana, facta, imbecillissimis adnumerari potest, I. 168. ex alica, vel ex panico, vel ex milio, alvum adstringit, I. 178. a pulticula incipiendum, I. 322. pulticula cum qua paulum ex favo vetere coctum sit, edenda, I. 378.

Pultarius, I. 140. *Vasis genus pro pulte.*

Pulvis vitandus, II. 310. vel ex fæce vini, vel ex myrti foliis, sine frigore reprimit, I. 182. ex quibus sudorem cohibeat, I. 260. pulvis cum oleo imponendus, I. 358. ex contrita testa cerato adjiciendus, I. 512. contritæ rosæ pulvis, I. 382. cum resina mixtus, I. 540.

Pumex purgat, I. 398, 418. evocat et educit. I. 402.

Punicum malum (*granatum*) stomacho idoneum, I. 174. simul reprimit et refrigerat, I. 182. excavandum, *etc.* I. 378. cum corticibus seminibusque contusum, I. 380. acidi Punici mali succus cum pari modo succi ex dulci, I. 344. dulcis succus, II. 48, 66. Punica mala alvum adstringunt, I. 180. aliis adjicienda cum ipsis corticibus, I. 378. Punici mali capitula, I. 428, 434 sq. 440. flos, I. 438. succus, II. 52 sq. tenues radiculæ, I. 372.

Purgantia stomachum lædunt, I. 142.

Purgationes expulit Asclepiades, I. 50, 198. purgationes quæ perniciosæ, I. 50, 54.

Puris natura, I. 464. signa, I. 466. puris sputum suppressum malum est, I. 122. pus concoquentia

liquida ex lentisco, I. 416. pinea, I. 422 sq.
430 sq. II. 92. vulnera aperit, I. 398. carnem
alit et ulcus implet, I. 404. evocat et educit, I.
402. ex ea et triticea farina cataplasma, II. 200.
pinea liquida purgat, I. 400. terebinthina, I.
284, 328. 410 sq. 414 sq. 416 sq. 418 sq. 432,
436, 444 sq. 452 sq. 508, 536. II. 58, 82. vulnera aperit, I. 398. evocat et educit, I. 402. humida rodit, I. 400. liquida, I. 412, 426, 548.
purgat, I. 400. cum thapsia, II. 6.

Resinatum vinum stomacho idoneum est, I. 174.
minime intus vitiatur, I. 178. alvum adstringit,
I. 180.

Resolventia malagmata, I. 412 sq.

'Ραγάδια, eorumque curatio, II. 92.

Rheticum vinum quale sit, et quando adhibeatur, I. 342.

'Ρῆξις, I. 334.

'Ριζάγρα, II. 168. *Forfex radicem dentis compre-
hendens.*

Rhus, quem Syriacum vocant, II. 72.

'Ρυάς, II. 134.

'Ρυπῶδες, emplastrum, I. 428. rhypodes rosa diluendum, II. 92.

Rigor nervorum quando timendus, I. 106.

Rosa (*planta*) simul reprimit et refrigerat, I.
182. discutit, I. 402. decocta reprimit, I. 442.
cum cera, I. 412. ejus folia facultatem habent
urinam movendi, I. 270. levissima sunt, I.
270. molliunt, 404. rosæ flos contritus, II. 168.
rosæ floris folia, II. 22, 72. cocta, I. 368. folia
decocta, II. 22. cum myrrha nigra mixta, II.
22. ex passo subacta, II. 96. arida, I. 420,
444 sq. II. 72, 80, 96. contrita, II. 54. recentia,
II. 22. rosæ succus, II. 16. contritæ pulvis I.
382. Rosa (*oleum*) simul reprimit et refrigerat,

decocta , I. 264. in aqua mulsa , I. 346 sq. ex
aceto contrita , 1. 346. naribus offerenda , I. 250.
cum melle contrita , I. 380. cum chalciti et
resina mixta , I. 440. ruta silvatica , rutæ sil-
vestris semen , I. 448 sq.

S.

Sacer ignis , I. 516. ejus duæ species , I. 516. curatio , I. 516 sq.

Sagittarum eductio , II. 122.

Sagapenum, I. 444. *Gummi species.*

Sal fomentum calidum est , I, 160. calefacit , I.
176 , 182. erodit corpus, I. 180. exedit , I. 400.
adurit, I. 402. evocat et educit , I. 404. cum
aceto , 1. 440. eo duranda cutis , cum sudor
exercet , I. 222. mixtus , I. 378. cum ruta vel
nepeta contritus, I. 502. cum aceto bibendum ,
I. 506. cum radicula edendum , I. 506. ex eo
perfricandum , II. 332 , 348. in emplastro, I.
532. sal Ammoniacus , II. 44. calefactus , I.
160. bene contritus , I. 350. tostus , I. 502.
calido et humido utendum , I. 386. contrito per-
fricandæ parulides , II. 72. fossilis , II. 6 , 32.
fossilis combustus , II. 72. frictus , II. 78. humido fovendum , 1. 320 contacta sale modico
stomacho idonea sunt, 1. 174. salis calidus succus , I. 324.

Salamandra exedit corpus , I. 400. adurit, I. 402.

Salicis folia in aceto cocta , II. 98.

Salsa omnia calefaciunt, 1. 54. acria sunt, I. 172.
extenuant pituitam , I. 172. stomacho aliena
sunt , I. 174. minus alimenti habent , quam
recentia , 1. 166. oportet abstinere ab omnibus
salsis , I. 336. salsum vinum alvum movet, I.
178. solutam alvum habentibus id bibere non

expedit, I. 64. vinum salsum frigidum, I. 362. Græcum salsum, I. 222 , 246. *Cf.* Vinum.

Salsamentum omne mali succi est , I. 172. calefacit, I. 176. alvum movet , I. 178. salsamenta omnia minime intus vitiantur , I. 176. edenda sunt , I. 354. quando aliena sint, I. 441. ab iis cibus melius incipit, I. 40.

Sampsucus Cyprius discutit , I. 402.

Sandaracha (*arsenicum rubrum nativum*), I. 420, 440, 532. II. 28, 62 , 70, 100. purgat, I. 398. rodit, I. 400. exedit corpus, I. 400. adurit, I. 402. myrmeciis aptissima , I. 540. contrita, II. 52. inspergenda , II. 96.

Sanguis bonus et malus qui , I. 464. in homine celerrime vel calescit vel refrigescit, I. 320. sanguinis color habitusque attendendus, I. 138. sanguis crudo non mittendus, I. 134. quando mittendus, I. 134. quando sistendus, I. 138. sanguinem vomere pestiferum est, I. 96. sanguinis sputum , I. 332. qui spumantem sanguinem exscreant, his in pulmone vitium est , I. 104. sanguini evocando pessus, I. 436 sq. sanguinis in vesica, evulso calculo, concreti signa et curatio, II. 232. sanguis ex vulneribus exiens , I. 464. sanguinis in ventrem confluxus in pus vertitur , I. 106. in sanguinis profluvio quodnam malum, I. 130. sanguinis profluvium quæ indicent, I. 100. sanguinem supprimentia, I. 398. ei supprimendo malagma, I. 416. sanguinis profusio qui curetur, I. 466 sq. sanguis evulso calculo quomodo sistendus, II. 230. ad ejus profluvia ex cerebri membrana coërcenda medicamentum, I. 440.

Sanguis columbæ, palumbi et hirundinis purgat, I. 400. sanguis calidus jugulati gladiatoris epilepsiæ medetur , I. 290.

Sanguisuga si epota sit, quid agendum , I. 5o6.

Saniei natura, I. 464. sanies mala , I. 466.

Sanitas quando suspecta, I. 82.

Sanus homo quid agere debeat , I. 36.

Σαρκοκήλη , II. 192. ejus curatio , II. 210 sq.

Σαρκοφάγος lapis , I. 392.

ex Sarmentis cinis , II. 106.

Satietas nimia nunquam utilis, I. 4o. ex multa fame non idonea, I. 42. juxta inediam protinus satietatem esse non convenit, I. 156. post satietatem nihil agendum , I. 42.

Satureia mali succi est , I. 172. stomacho aliena, I. 174. urinam movet , I. 180 , 354. sensus excitat , I. 180. hepaticis utilis est, I. 352. multa edenda, I. 502.

Saxatilis piscis , *vid.* Pisces.

Scabies , ejusque curatio , I. 544 sq.

Scala gallinaria , II. 344.

Scalper excisorius , II. 280.

Scammonia rodit, I. 400. cum castoreo mixta , I. 266. potui danda , I. 292. adversus lumbricos latos utilis, I. 372.

Scandianum malum stomacho idoneum , I. 174. Scandiana mala , I. 378.

Scapularum ossa , II. 266 sq. scapulis frigus inimicum , I. 68.

Scarus , durus piscis , minime intus vitiatur , I. 176.

Σχιστόν alumen , *vid.* Scissilis.

Scilla cocta , et mixta cum calce, callum exest, I. 534. ea cocta utiliter delingitur, I. 272 sq. *conf.*, I. 332. contrita recte imponitur , I. 296. acetum scilla conditum , I. 354. II. 78. ex scilla pars interior, I. 418. interior scillae pars contrita , II. 60.

betæ edendæ, I. 334. sinapi ex aceto, I. 346.
cum ficu, II. 334. contritum, I. 412. sinapis
semen præcipue facultatem habet corpus ero-
dendi, I. 180.

Singultus sternutamento finitur, I. 118. frequens
jecur inflammatum significat, I. 106.

Siser mali succi est, I. 172. stomacho idoneum,
I. 174. non inflat, I. 176. simul reprimit et refrigerat, I. 182. urinam movet, I. 180.

Smaragdinum emplastrum, I. 424.

Σμίλιον collyrium, II. 30.

Solanum simul reprimit et refrigerat, I. 182. in
phrenitide utile est, I. 250. in lac demissum
commode mollire videtur duritiem, I. 382. ejus
folia contrita, I. 488. succus, I. 486. II. 80.

Somnus qui malus, I. 88 sq. phreniticis utilis,
I. 252. ad somnum arcessendum catapotia, I.
448 sq. somnifera, I. 180.

Sonus ventris inde ad inferiores partes evolutus
quando bonum signum sit, I. 86.

Sorbitio ex elotis quibusdam frumenti generibus
facta imbecillissimis adnumerari potest, I. 168.
sorbitio lenis est, I. 172, 282. stomacho aliena,
I. 174. febricitantibus aptissima, I. 218. si stomachum offendit, supervacua, I. 218. potui
adjicienda, I. 364.

Sorbum stomacho idoneum est, I. 174. sorba alvum adstringunt, I. 180. arida, I. 380. tormi-
nalia, I. 180, 378.

Sordes ex gymnasio discutiunt, I. 402. molliunt,
I. 404.

Sory, II. 64. *nineralis genus.*

Sparus tener quidem piscis, sed durus, I. 166.

Σπασμός, nervorum distentio, I. 76. κυνικός, I. 312.

Spathula lignea humero reponendo, II. 344.

Suppurationis signa, II. 112. indicia, I. 106. suppuratio pluribus morbis excitatur, I. 110 sq.
  suppurationes tolerabiles, I. 114. pessimæ, quæ
  intus tendunt, I. 120. suppurationum interna-
  rum curatio, I. 300 sq.
Sura, os, II. 272.
Surculus quomodo ejiciendus, I. 472 sq.
Surditati biliosa alvus prodest, I. 120.
Suturarum capitis numerus et locus incertus, II.
  258. a suturis se deceptum esse, Hippocrates
  memoriæ prodidit, II. 386.
Sycamini lacrimam quidam fronti inducunt somno conciliando, I. 252. hanc alias sycomorum
  vocant, I. 412.
Σύκωσις, II. 4.
Συνάγχη et Κυνάγχη, I. 324.

T.

Tabes, I. 276. ejus plures species, I. 278. seq.
  curatio, I. 278 sq. tabem quæ significent, I. 100.
  ea sequitur suppressionem hæmorrhoidum, I.
  106. nimias destillationes, I. 108. in tabe spu-
  tum, febris, alvus quomodo esse debeant, I. 114.
Talorum ossa, II. 274, 304, 308. tali luxati chi-
  rurgia, II. 356.
Tamarix simul reprimit et refrigerat, I. 182.
Taurinum sevum, I. 382.
Teda, II. 62.
Τεινεσμός, I. 374, ejus curatio, I. 374 sq.
Telorum extractio, II. 120.
Temeritas fere adjuvat, quos ratio non restituit,
  I. 230. auxilia etiam cum quadam temeritate
  rapienda sunt, I. 224.
Tempestatum optimæ æquales, I. 72.
Tempus matutinum ægris remissius est, I. 208.
  natura sua levissimum, I. 210. tempus meridia-

Transitus neque ex salubri loco in gravem , neque
ex gravi in salubrem , satis tutus est , I. 42.

Trepidatio in hepatico morbo inimica, I. 352.

Trifolium , I. 344. adversus quos ictus proficiat ,
I. 502. trifolii semen urinam movet , I. 354.

Triticum firmius est, quam milium , I. 164. boni
succi est, I. 170. in vino Aminæo decoctum , I.
380. ex ejus farina cataplasma calefacit, I. 182.
ejus farina cocta, II. 24, 90

Trixago herba (al. chamædrys) epota , I. 346.
adversus angues satis proficit, I. 504. ex ea potio, II. 310.

Τροχίσκοι, pastilli , I. 406.

Trunculi suum boni succi sunt, I. 172. lenes sunt,
I. 172. seq. summa trunculorum cibis adjicienda, I. 350.

Τρυγῶδες collyrium , II. 18.

Τρυγών, piscis genus, II. 64.

Tubercula capitis , II. 126 sq. gingivarum , II.
72. ex callo in articulis orta difficile sanantur ,
I. 124. tuberculum, quod φῦμα vocatur, I. 416.
Conf. Φύματα.

Tumorum per se ortorum medicatio, II. 106 sq.
tumoris testiculorum curatio, II. 90.

Tunicæ oculorum , II. 148. tunica abscessus invol-
vens, II. 106.

Turdus ex minutis avibus est, et infirmior, quam
grandiores , I. 164.

Tussis, I. 330. ejus curatio, I. 330. sq. in
hydrope malum signum est, I. 122. tussis in
costarum fractura infestantis medicina , II. 310
sq. ad tussim catapotium, I. 450.

Τυμπανίτης , I. 266. ejus curatio I. 272 sq.

U.

cum magno dolore consuevit, II. 100. ungues
pallidi mortem indicant, I. 94.

Ungulæ ex sue minus alimenti præstant, I. 166.
lenes sunt, I. 172. stomacho idoneæ, I. 174. ungulæ edendæ lienosis, I. 354. prioribus cibis adjiciendæ, I. 350.

Οὐρητῆρες, I. 306.

Urina sani qualis, I. 38. mala, I. 90. in vesicæ
morbo quænam bona, I. 112. quæ valetudinem
longam indicet, I. 92. quæ mortem, I. 96. crassa
et alba articulorum et viscerum dolores indicat,
I. 102. viridis, viscerum dolorem tumoremque,
I. 102. purulenta et sanguinolenta, ulcus renum
vel vesicæ, I. 102. crassa, carunculas, pilos,
bullas, malum odorem, arenam habens, renum
vitia denotat, I. 102. parum liquida, suppurationem, I. 106. urinam moventia, I. 180. adversus urinæ difficultatem catapotium, I. 452. urinæ nimia profusio, I. 382.

Urtica boni succi est, I. 170. alvum movet, I. 178.
qualis cibus sit, I. 222, 232. urticæ semen, I.
414. semen contritum, I. 298, 372.

Utriculi, aqua calida repleti, recte imponuntur in
dolore nervorum, I. 298. calido oleo replentur
pro fomento, I. 162. calido oleo repleti admoventur in tetano, I. 320.

Uvæ ex fructibus surculorum valentiores sunt, I.
164. ex olla stomacho idoneæ, I. 174. recentes
inflant, I. 176. alvum movent, I. 178. stomacho
alienæ sunt, I. 174. immaturæ uvæ succus, II.
54. uva taminia, quam σταφίδα ἀγρίαν Græci nominant, facultatem habet urinam movendi, I.
270. purgat, I. 400. vulnera aperit, I. 398. rodit, I. 400. adurit, I. 402. discutit, I. 402.
mollit, I. 404. cum pice liquida putrem carnem
continet, I. 438. cum aliis mixta, I. 436, 502.

I. 64. calidum bibere jejunus debet, si quis stomacho laborat, I. 64. frigidum assidue bibere prodest adversus tardam concoctionem, I. 66. pinguius aut dulcius febricitantibus a balneo dandum, I. 222. austerum, vel certe subausterum, fluore ægro, I. 222. calidum et meracius in febre pestilenti, I. 224. in delirio ex metu recte vinum datur, I. 258. in morbo cardiaco ad vinum festinare non oportet, I. 260. si necesse est, austerum quidem, sed tamen tenue, meraculum, egelidum, dandum, I. 260. idque neque nullarum virium, neque ingentium, I. 260. ut vinum in stomacho contineatur, quæ efficiant, I. 262. vinum naribus admovendum, I. 262. Græcum salsum, I. 292, 298. integrum, austerum, I. 298. Aminæum, I. 430. II. 30. Aminæum austerum, I. 316, 380. Aminæum merum, I. 376. merum, I. 336. dulce, I. 338, II. 68. frigidum, bene calidum, meracum, Rheticum, Allobrogicum, austerum resina conditum, quam asperrimum, Signinum, I. 342. tenue odoratum, I. 358. leve, austerum, I. 370, 374. leve, subausterum, II. 18. ex myrti baccis expressum, I. 378. meracum ore crebro continendum, II. 168. meracum quam asperrimum, I. 376. Signinum, vel resinatum austerum, vel quodlibet austerum, I. 380. austerum meracum per æstatem, frigidum; per hiemem, egelidum, I. 384. lene, I. 436. merum calidum cum ruta, I. 504. austerum cum rosa mixtum, II. 52. purum, II. 68. in quo malicorium decoctum, II. 168. si juxta articulum fractura est, diu instillandum vinum, II. 318.

Viola alba discutit, I. 402. ejus flos vulnera aperit, I. 398. viola purpurea discutit, I. 402.

Virginum calculi, II. 228.

I. 470. vulnus glutinantia, I. 398. vulneribus glutinandis pastilli, I. 432. vulnus quomodo purgandum, I. 480 sq. quomodo implendum, I. 480. profusionis sanguinis in vulneribus curatio, I. 466 sq. vulnerum inflammationis curatio, I. 468 sq. 478. collisi vulneris curatio, I. 490. vulnerato quid agendum, I. 476.

Vulpinum jecur ac pulmones asthmati sanando, I. 328.

Vulva, I. 308 sq. ejus natura mirabilis, II. 242. morbus, I. 380. curatio, I. 380. vulvæ dolenti catapotium, I. 450. vulvæ concubitum non admittentis curatio, II. 240. vulvæ procidentia, II. 98. vulvæ molliendæ pessus, I. 436. ad ejus inflammationes pessus, I. 436. ejus percussæ signa, I. 460. vulvæ frigus inimicum, I. 68.

X.

X litera: plaga si manu facienda est (*in cute cranii*), ea fere commodissima est, quæ duabus transversis lineis literæ X figuram accipit, II. 288.

Ξηροφθαλμία, genus aridæ lippitudinis, II. 36 sq.

Xylobalsamum (*balsami arboris surculi ac sarmenta*), I. 412, 446.

Z.

Zingiber, I. 446.

Ζυγῶδες, jugale os, II. 262.

FINIS.

ERRATA.

Tom.	pag.	lign.	au lieu de	lisez :
1.	3.	5.	même	mêmes
1.	9.	1.	ou	et
1.	37.	18.	d'autrefois	d'autres fois
1.	39.	19.	douleurs	douleur
1.	43.	21.	poit	point
1.	122.	10.	corpere	corpore
1.	156.	16.	peccathr	peccatur
1.	169.	11.	la gruau	le gruau
1.	270.	12.	myrtis	myrtetis
1.	286.	20.	lathargicus	lethargicus
1.	352.	19.	colombæ	columbæ
1.	352.	29.	ictus	jactus
1.	384.	6.	hiemen	hiemem
1.	408.	8.	cetcris	ceteris
1.	448.	25.	jonci	junci
1.	500.	4.	anserium	anserinum
1.	500.	9.	discussus	discissus
1.	514.	27.	proficiet	proficiet,
2.	65.	19.	efficicaces	efficaces
2.	88.	25.	sangnis	sanguis
2.	147.	20.	staphilôme	staphylôme
2.	194.	32.	illi	ibi
2.	197.	24.	cù	où
2.	198.	31.	d'opération	d'opérations
2.	200.	18.	præcipimus	præcepimus
2.	373.	27.	anssi	aussi
2.	379.	16.	tourmenter	tourmenter
2.	382.	10.	vocec *olum*	voce *colum*
2.	389.	12.	seiences	sciences
2.	405.	5.	le 9 des kalen-des	le 9ᵉ jour avant les kalendes
2.	408.	2.	MECICINÆ	MEDICINÆ